Edith Beleites

Die Hebamme von Glückstadt

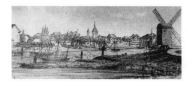

Roman

Rowohlt Taschenbuch Verlag

8. Auflage März 2005

Originalausgabe
Veröffentlicht im Rowohlt Taschenbuch Verlag,
Reinbek bei Hamburg, Februar 2003
Copyright © 2003
by Rowohlt Verlag
GmbH, Reinbek bei Hamburg
Abbildungsnachweis Seite 282
Umschlaggestaltung any.way, Andreas Pufal
(Abbildung: «Junge Frau mit Wasserkrug»,
Jan Vermeer/Archiv für Kunst
und Geschichte, Berlin)
Satz Janson PostScript bei
Pinkuin Satz und Datentechnik, Berlin
Druck und Bindung Clausen & Bosse, Leck
Printed in Germany
ISBN 3 499 22674 x

Ich meine dich, du Stadt, am Elbestrom erbaut,
Die Christian der Held dem Glück hat anvertraut,
Die sich mit ihrem Glantz so prächtig thut herfür,
Daß sie jetzt billig heißt des Landes größte Zier.

Gedicht zur Hochzeit des ältesten Sohnes
von König Christian IV., Prinz Friedrich, 1643

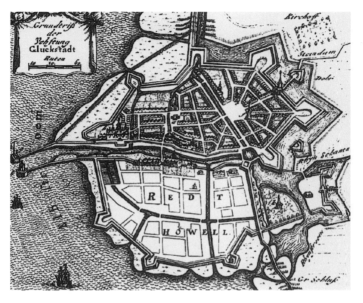

«Grundriß der Vehstung Glückstadt» 1642/44

Die Vorgeschichte

LONDON
6. Juni 1612

Als die Hamburger Hebamme Henriette Cordes kurz nach Mitternacht zu einer Geburt gerufen wurde, wunderte sie sich sehr. Denn während ihres Aufenthalts in London widmete sie sich nur dem Studium des größten Heilkräutergartens Europas, und überdies durfte sie hier gar nicht praktizieren, weil sie dafür keine Zulassung hatte. Sie wunderte sich nicht nur, sie erschrak: Eine fremde junge Frau, durchnässt, mit wirrem Haar und zerzausten Kleidern, kam in die geräumige Dachkammer gestürmt, während Henriette am Fenster stand und nach draußen blickte.

Schon gegen Abend war heftiger Wind aufgekommen, und Stunde um Stunde war er stärker geworden. Sturmböen trieben Regenschwaden an die Fensterscheiben, und als sich nach Einbruch der Dunkelheit auch noch ein gewaltiges Gewitter entlud, hatte Henriette den Versuch aufgegeben, sich in den Schlaf zu lesen. Sie war aufgestanden und hatte sich angekleidet. Von ihrer sicheren, trockenen Kammer aus genoss sie nun das Naturschauspiel, das sich ihr bot. Sie war nicht die Einzige, die in dieser Nacht nicht schlief. Etliche Fenster in der Umgebung waren beleuchtet, schemenhaft zeichneten sich menschliche Umrisse hinter den vom Regen verschmierten Scheiben ab. Sobald die Blitze die Nacht für Sekunden zum Tag machten, konnte Henriette erkennen, wie sich die Menschen angstvoll duckten, einander umklammerten oder um Beistand bittend die Arme hochrissen. Sie war sich sicher, dass viele ein Kreuz in den Händen hielten. Doch eine Nacht wie diese muss viele schlichte Gemüter wohl geradezu in den Aberglauben treiben, dachte sie. Wer weiß, welche Hexen und Belzebuben die braven Londoner jetzt durch die Lüfte toben sehen, als wären die Gelehrten nicht längst dabei, diese Unwetter als das zu erforschen, was sie sind: Naturphänomene. Ärgerlich schüttelte sie den Kopf, wie so oft, wenn sie Unverstand und altem Denken begegnete, und voller Ungeduld wünschte sie, die Wissenschaftler kämen mit ihren Arbeiten schneller voran und würden ihre Erkenntnisse vor allem schneller unters Volk bringen, statt sie erst endlos mit anderen Gelehrten zu diskutieren. John Gerard, dessen Kräutergarten und Rezepturen sie hier in Holborn studierte, war jemand, der so praktisch gearbeitet hatte, wie sie es sich von einem Arzt und Gelehrten wünschte. Schon allein, dass er in seinem Haus Gästezimmer für Leute wie sie eingerichtet hatte und sie ihnen für die Dauer ihres Aufenthalts zur Verfügung stellte, zeichnete ihn als jemanden aus, dem Standesdünkel und akademische Eigenbrötlerei fremd gewesen waren. Glücklicherweise hielten es seine Nachfolger seit seinem Tod genauso. Henriette blickte in die Richtung, in der der Garten lag, aber durch den heftigen Regen hindurch sah sie nur eine schwarze Fläche.

Wieder blitzte es. Henriette blinzelte in die schier unendliche Weite, die sich für Sekunden auftat, und zuckte zusammen, als gleich darauf ein gewaltiger Donner direkt über ihr krachte und in der Ferne widerhallte. So bemerkte sie nicht die Kutsche, die sich dem Haus näherte und schließlich anhielt, ebenso wenig wie die Frau, die eilig ausstieg. Auch niemand anders im Haus hörte in dem Sturmgetöse das Klopfen und Rufen und kurz darauf das Gepolter auf der Treppe.

Die junge Frau erschrak nicht minder, als sie nach dem Aufstieg durch den dunklen Treppenturm plötzlich einem leibhaftigen Wesen gegenüberstand. Sie schrie auf, als sei die Gestalt am Fenster ein Dämon. Henriette drehte sich schnell um. Offenbar ist jemand in Not, dachte sie und bat die Fremde herein. Dann ging alles sehr schnell. Die Fremde stellte sich als die erste Magd des George Inn vor, einer Herberge in Southwark. Annie sei ihr Name, Annie Baxter, und Henriette müsse schnell mitkommen, sehr schnell, eine deutsche Hebamme werde gebraucht, dringend.

«Dies hier ist doch das Haus von Dr. Gerard?», fragte sie und sah sich zweifelnd in Henriettes schlicht und spärlich möbliertem Zimmer um. Dann blickte sie Henriette wieder angstvoll an und setzte, ohne eine Antwort abzuwarten, in flehendem Ton hinzu: «Und Sie? Sie sind doch die deutsche Hebamme, nicht wahr?»

«Ja, ja», sagte Henriette und wollte fragen, wer denn hier und jetzt eine deutsche Hebamme brauche – und warum. Doch dazu kam sie nicht.

«Kommen Sie! Schnell!», drängte Annie erneut.

Henriette war die Dringlichkeit einer solchen Situation zu vertraut und Annie Baxter zu aufgelöst, als dass sie jetzt gezögert und das Anliegen abgelehnt hätte. Für Fragen und Zweifel war unterwegs noch Zeit. Was jetzt zählte, war promptes Handeln. Der Gedanke, dass sie sich strafbar machte, wenn sie ohne örtliche Hebammenlizenz tätig wurde, kam ihr nicht in den Sinn.

Auf dem Weg nach Southwark erzählte Annie von der schwangeren Deutschen, die Hilfe brauchte. Ganz plötzlich hätten bei ihr die Wehen eingesetzt, und so heftig, dass eine Geburt wohl unmittelbar bevorstehe. Die Frau habe sich tags zuvor lange mit einer anderen deutschen Frau in der Herberge unterhalten, die wohl …

Annie verhedderte sich bei der Schilderung all der deutschen Frauen und ihrer Beziehungen zueinander, aber Henriette begriff plötzlich: Natürlich, das George Inn! Ihre Schwester Theodore war Kostümschneiderin am Globe Theatre, unweit der Herberge, und aß dort, wie viele Theaterleute, fast täglich zu Mittag. Typisch Theodore, dachte Henriette, hört eine Frau deutsch reden, sieht, dass sie hochschwanger ist, und eröffnet ein Gespräch mit den Worten «Meine Schwester ist Hebamme», und schon hat für sie eine neue Freundschaft begonnen.

Nach Theodore befragt, bestätigte Annie Henriettes Vermutung. Allerdings, sagte Annie, so hochschwanger sei ihr die Deutsche, also nicht Theodore, sondern die andere, gar nicht vorgekommen. Die Schwangere und auch sie selbst, also Annie, habe noch gar nicht mit der Geburt gerechnet. Aber die Wehen hätten mit einer solchen Wucht eingesetzt ... und in der Fremde ... und die Frau halb von Sinnen, sodass sie immer nur nach der «deutschen Hebamme» geschrien habe ... und als man schließlich begriffen habe, was sie wollte, sei sie, also Annie, sofort losgefahren.

Henriette verstand. Sie lehnte sich in der heftig ruckenden Kutsche zurück, während Annie etwas durcheinander weiterredete und schilderte, wie dramatisch die Geburt bei der Deutschen vom ersten Moment an ausgesehen habe. Was sie berichtete, war in der Tat ungewöhnlich. Henriette hatte einen solchen Geburtsbeginn erst einmal erlebt – bei einer Frau, die von ihrem Mann geschlagen worden war. Sie fragte nach der Frau, wer sie sei und ob sie allein in der Herberge wohne. Die sonst so auskunftsfreudige Annie sagte zögerlich, sie wisse nur, dass sie vor vier Tagen zusammen mit einem deutschen Kaufmann ins George Inn gekommen sei, einem gewissen Baron von Stetten. Aus Annies vorsichtigen Worten schloss Henriette, dass man die Deutsche im

George Inn offenbar nicht für die Gattin des Barons hielt. Da Annie wohl fürchtete, die Hebamme würde einer Ledigen ihren Dienst verweigern, verzichtete Henriette darauf, Annie mit weiteren Fragen nach der Frau noch mehr in Verlegenheit zu bringen. Stattdessen erkundigte sie sich nach dem Baron. Auch über ihn schien Annie nichts Genaues zu wissen, was sie aber nicht daran hinderte, sich in einer Flut von Wörtern zu ergehen: groß, imposant, reich, elegant gekleidet, aufbrausend, herrisch, laut und immer wieder reich, sehr, sehr reich sei er.

Ein Donnerschlag unterbrach Annies Redestrom. Sturm und Gewitter hatten während der fast einstündigen Fahrt unvermindert weitergetobt. Der Kutscher konnte das Gefährt kaum lenken. Von Osten her peitschte der Wind die Wassermassen der Themse flussaufwärts, wie Henriette auf der London Bridge feststellte. Gottlob ist es nicht mehr weit, dachte sie beim Blick aus dem regennassen Kutschenfenster. Von den Schilderungen ihrer Schwester wusste sie, dass das George Inn gleich hinter dieser Brücke lag. Fröstelnd rieb sie sich die Arme. In der Eile hatte sie sich nicht einmal ein Tuch um die Schultern gelegt und …

«Himmel!», stieß sie plötzlich hervor, als ihr einfiel, dass sie nichts, aber auch gar nichts dabei hatte, was eine Geburtshelferin für gewöhnlich brauchte. Sie hatte ja nichts davon mit nach London gebracht. Aber wenigstens die Öle und Tinkturen, die sie erst gestern nach Gerards Rezepten hergestellt hatte, hätte sie mitnehmen können. Besorgt klagte sie Annie ihr Versäumnis.

Mit großer Geste legte ihr Annie eine Hand aufs Knie. Es sei nicht das erste Mal, dass bei einer Reisenden die Geburtswehen just im George Inn eingesetzt hätten. Darauf sei man in der Herberge eingerichtet. Dennoch begann sie sich darüber zu ereifern, dass man schon genug zu tun habe, auch ohne Frauen, die in einem solchen Zustand zu Hause bleiben sollten, statt die Herberge mit Geschrei und Blut zu füllen.

Erleichtert über den ruckartigen Halt der Kutsche, stieg Henriette hastig aus und eilte durch den Hof auf die Herberge zu. Da der Sturmwind immer noch eine Regenwand vor sich hertrieb, war Henriette nach dem kurzen Weg ins Haus gänzlich durchnässt. Aber das spielte jetzt keine Rolle. Wichtig war nur noch die Gebärende.

Doch schon als sie die geräumige Gästekammer betrat, erkannte sie, dass sie zu spät gekommen war. Alle Annehmlichkeiten dieser Kammer, das wärmende Feuer im Kamin, ein gutes Dutzend brennender Kerzen und selbst die Bemühungen der Wirtin und der zweiten Magd konnten der zierlichen Frau, die blass und reglos in ihrem Nachtrock auf einem großen Bett in der Mitte des Zimmers lag, nicht mehr nützen. Sie hatte viel Blut verloren, zu viel, das sah Henriette mit einem kurzen Blick auf das Bettlaken.

Die Wirtin berichtete mit knappen Worten, was sich während Annies Abwesenheit ereignet hatte, von der ungeheuren Wucht der Wehen, von den Schmerzen, die der Gebärenden alle Kraft geraubt und sie ein ums andere Mal in eine Ohnmacht gestürzt hatten. «Alles ging so schnell, und das Kind wollte schon kommen, obwohl die Frau es gar nicht mehr austreiben konnte», beendete die Frau ihre Schilderung. «Das Köpfchen des Kindes war schon zu fühlen, aber es ist wieder zurückgerutscht.» Hilflos breitete die Wirtin die Arme aus, um sogleich wieder auf die Gebärende einzureden und an ihr zu rütteln, während die zweite Magd, offenbar selbst einer Ohnmacht nahe, ihr abwechselnd Riechsalz und eine verbrannte Feder unter die Nase hielt, um sie wiederzubeleben.

Henriette stand vor dem Bett und sah, dass die Schwangere nicht mehr atmete. Am Handgelenk prüfte sie das Pulsieren ihres Blutes, aber da pulsierte nichts mehr. «Wie lange ist es her, dass das Köpfchen kam und wieder zurückrutschte?», fragte sie.

Die Wirtin zuckte mit der Schulter. «Kurz bevor Sie kamen», sagte sie dann.

Henriette schloss kurz die Augen, aber statt nun zu überlegen, ob sie hier noch eingreifen sollte, merkte sie, dass ihr Entschluss bereits feststand: Sie musste versuchen, das Kind zu retten. Sie bat die Wirtin, die zweite Magd zum Wasserholen zu schicken, damit man sich nicht auch noch um sie kümmern musste, wenn sie womöglich wirklich in Ohnmacht fiele. Dann erklärte sie der Wirtin und Annie, was sie vorhatte. «Aber es kann nur gehen, wenn wir die Deutsche entblößen. Da sie kaum anders gebaut sein dürfte als Sie und ich, hoffe ich, dass Sie nichts dagegen haben.» Und ehe eine der Frauen antworten konnte, schlug sie den Nachtrock hoch und tastete im Mutterleib nach den Schultern des Kindes. Tatsächlich war die Geburt so weit vorangeschritten, dass sie das Kind mit einer sanften Drehung aus der Mutter ziehen konnte. Sie nahm den Säugling in den Arm und vergewisserte sich, ob er allein atmen konnte. Wenigstens darum, dachte sie erleichtert, brauchte sie sich keine Sorgen zu machen. Es war ein Mädchen, klein und zart, aber rosig und frisch und, seinem Geschrei nach zu urteilen, mit kräftigen Lungen gesegnet.

Als die zweite Magd mit einem Wasserbottich zurückkehrte, wies die Wirtin die beiden Dienstmädchen an, sogleich die, wie sie sagte, «besudelte Kammer» zu säubern. Doch Henriette hielt sie zurück und wusch zuerst dem kleinen Mädchen das Blut ab. Das handwarme Wasser schien das Kind sehr zu beruhigen. Dann überließ sie den Bottich den Mägden und bat die Wirtsfrau, ihr das vor dem Kamin hängende Tuch zu reichen, um den Säugling darin einzuwickeln. Ein Lächeln huschte über ihr Gesicht, als sie ein kleines Muttermal am rechten Oberschenkel des Säuglings entdeckte. Seine Form erinnerte sie an eine Eidechse. Eine kluge und gewitzte Begleiterin fürs Leben, dachte Henriette, eine, die mit dem Kind wachsen wird. Sie verdeckte die Stelle mit den Fingern und streichelte sanft darüber. Mit einem Seitenblick auf die anderen Frauen vergewisserte sie sich, dass diese nichts bemerkt hatten, denn sie wusste nicht, wie man in England über Muttermale dachte. In Deutschland, das wusste sie nur zu gut, konnte ein solches Mal das Todesurteil für ein Kind bedeuten, weil viele immer noch glaubten, das abgebildete Wesen verberge sich in dem Menschen, beherrsche ihn oder könne ihn gar verwandeln. Im Falle eines solchen Eidechsenmals würden die meisten glauben, das Mädchen könne sich schon glücklich schätzen, wenn es später nur eine schuppige Haut zu beklagen hätte.

Mit einem verärgerten Seufzen nahm die Wirtsfrau den Säugling entgegen. Ungeduldig blickte sie auf die Tote. «Sie müssen fort», murmelte sie, hauptsächlich zu sich selbst. «Alle beide und so schnell wie möglich.»

Auch Henriette wandte sich jetzt der Toten zu. Sie wusste, dass sie nichts hätte tun können, um sie zu retten. Dafür war sie einfach zu spät gekommen. Trotzdem … Henriette schluckte. Es war eine schöne junge Frau, selbst im Tod. Was mit ihr geschehen sollte, war nicht Henriettes Aufgabe. Fragend sah sie zur Wirtsfrau hinüber, die mit dem Säugling im Arm an der Zimmertür stand.

«Mein Mann wird sich um alles kümmern», sagte die Wirtin. «Das Kind bring ich zu einer Amme. Wohnt gleich drei Häuser weiter. Weit genug, bei dem Weltuntergang da draußen.» Schimpfend verließ sie das Zimmer.

Henriette eilte ihr nach in den langen, nur schwach von

zwei flackernden Laternen beleuchteten Flur. «Der Vater», rief sie. «Der Vater des Kindes wohnt doch auch hier, nicht wahr?»

Die Wirtsfrau warf nur einen düsteren Blick über die Schulter und sagte: «Ach, der!»

«Was wollen Sie damit sagen?» Henriette ging auf die Wirtin zu. «Für das Kind ist doch gesorgt, oder? Annie sagte mir, der Baron von Stetten sei ein reicher Mann.»

«Hat Annie auch gesagt, dass er diesen Reichtum mit seinen Kindern teilt?», fragte die Wirtin schlagfertig zurück und blieb stehen, um Henriette wütend anzusehen. Es war nur zu deutlich, was sie von dem Mann hielt.

Trotzdem fragte Henriette: «Wo ist er?» Und nachdrücklich setzte sie hinzu: «Ich möchte mit ihm sprechen.»

«Dann gehen Sie ihn doch suchen.» Die Wirtsfrau setzte sich wieder in Bewegung. Offenbar wollte sie die ganze Sache schnellstmöglich hinter sich bringen.

«Aber er wohnt doch hier», beharrte Henriette. «Wo denn? In welchem Zimmer?»

«Wenn er hier noch wohnt, dann in derselben Kammer wie seine tote Gespielin. Aber Sie sehen ja selbst, dass er nicht da ist.» Die Frau blickte auf das schlafende Kind in ihren Armen. Dabei wurden ihre Züge fast weich. «Wenigstens lebt das Kind.» Dann verhärtete sich ihre Miene wieder. «Aber was hat so ein Bastard schon vom Leben zu erwarten?» Sie drehte sich noch einmal zu Henriette um und sagte knapp: «Danke für Ihre Hilfe.»

Henriette sah ihr bedrückt nach, ehe sie in die Gästekammer zurückkehrte, um Annie und der zweiten Magd beim Saubermachen und Aufräumen zu helfen. Beide protestierten nur halbherzig gegen ihren Einsatz, und als sie sahen, wie entschlossen Henriette zupackte, sagten sie gar nichts mehr.

Als sie fertig waren und Henriette einen letzten Blick auf

den Raum warf, aus dem der Wirt und ein Hausknecht die Tote schon entfernt hatten, fragte sie sich zum ersten Mal, wie die Deutsche eigentlich hieß.

«Fast so wie ich», sagte Annie. «Nur dass es ganz deutsch ausgesprochen wird. Ich hab gestern gehört, wie der Baron ihren Namen geschrien hat.»

«Anne?», fragte Henriette und sprach den Namen so wehmütig aus, als habe sie eine liebe Freundin verloren.

Annie nickte. «Aber ihren Familiennamen weiß ich nicht. Ich bin mir nämlich sicher, dass sie gar nicht die Frau des Barons war», gab sie nun, da alles vorbei war, endlich zu. Das schien sie jedoch nicht weiter zu beschäftigen, denn gleich darauf fragte sie Henriette: «Was machen wir denn nun mit Ihnen? Sie können ja nicht den ganzen Weg zurücklaufen, und unseren Kutscher krieg ich jetzt nicht mehr wach. Eine Gästekammer darf ich Ihnen nicht so ohne weiteres geben, aber Sie können in der Gesindekammer schlafen. Wollen Sie das?»

Henriette nickte müde und lächelte Annie dankbar zu.

Nach wenigen Stunden unruhigen Schlafs und wirrer Träume, in denen sich immer wieder Eidechsen getummelt hatten, kehrte Henriette am nächsten Vormittag nach Holborn zurück. Vergebens hatte sie versucht, noch einmal mit der Wirtin zu sprechen, um sich nach dem Wohlergehen des Säuglings, dem Verbleib seiner toten Mutter und vor allem auch dem seines Vaters zu erkundigen. Die Wirtin sei beschäftigt und unterwegs, genau wie der Wirt, hatte man ihr beschieden. Aber wenigstens konnte sie Annie dann noch einige Dinge nennen, die bei einem so kleinen Kind wie dem neugeborenen Mädchen in den ersten Lebenstagen zu beachten waren, und Henriette hatte der Magd eingeschärft, dass sie jederzeit wieder zur Verfügung stehe, wenn auch nur der geringste Zweifel am Wohlergehen des Kindes aufkäme.

Annie hatte mittlerweile genügend Respekt vor der deutschen Hebamme, um ihre Worte ernst zu nehmen. Und zwar so ernst, dass sie ihrer Herrin im Laufe des Tages einen Vorschlag machte, der Henriettes Leben verändern sollte. Denn Annie hatte die wenigen zurückgelassenen Sachen des Baron von Stetten genauer betrachtet und festgestellt, dass es sich um wertlosen Plunder handelte, während alles Wichtige und Wertvolle verschwunden war. Er hatte sich also auf Nimmerwiedersehen aus dem Staub gemacht. Was sollte jetzt aus dem Kind werden? Annie überlegte nur kurz, ehe sie zur Wirtin ging, und sie beschwor, das Kind zu Henriette zu bringen.

Die Wirtin wiegte nachdenklich den Kopf: Mutter tot, Vater fort. Die Dienste der Amme waren nur gegen Bezahlung zu haben. Wer sollte dafür aufkommen? Sicher, der Kindsvater war ein wohlhabender Mann. Aber was nützte ihr das, solange er verschwunden war? Und nach ihrem Dafürhalten würde er auch nicht wieder auftauchen. Geld wollte sie auf keinen Fall für den Bastard ausgeben. Andererseits wollte sie nicht als herzlos gelten, falls der Baron – wenn er denn einer war – doch zurückkommen sollte. Aber das war unwahrscheinlich. Vielleicht hatte Annie Recht, wenn sie sagte, diese Hebamme und das Kind hätten irgendeine besondere Verbindung zueinander. Vielleicht weil sie beide deutsch waren. Trotzdem konnte die Wirtin das nicht ganz verstehen. Es musste etwas mit dem Gewitter zu tun haben. Gut möglich, dass die Seele der Mutter in die Hebamme gefahren war. Oder sonst ein teuflisches Wesen, das sich mit Hilfe der Hebamme das Kind holen wollte. Sich dem Wirken dieser Mächte zu widersetzen wäre töricht, wenn nicht gar tödlich. Heimlich beglückwünschte sich die Wirtin zu ihrer Klarsicht. Je mehr sie darüber nachdachte, desto genauer wusste sie, was sie tun musste. Erstens: Das Kind musste weg, weg von der Amme und weg vom George Inn. Zweitens: Das Kind musste überleben, um den Teufel zu befriedigen, der es haben wollte. Drittens: Es musste zu dem Menschen gebracht werden, den der Teufel zu seinem Werkzeug gemacht hatte, also zu der deutschen Hebamme. Ja, Annie hatte Recht, auch wenn sie manchmal kein so helles Licht war.

«Und du schweigst bis an dein Lebensende darüber?», fragte sie die Magd.

Annie bekreuzigte sich und nickte.

Im Eilschritt verließ die Wirtin das George Inn, lief zur Amme und nahm ihr gegen zwei Guineen das Kind ab – eine für den Verdienstausfall, die andere für ihr Schweigen. Die Fahrt nach Holborn hingegen überließ sie Annie. Wenn die meinte, es müsse sein, dann sollte sie auch dafür sorgen. Und damit Annie auf keinen Fall *mit* dem Kind zurückkäme, erklärte sie ihr, warum dann der Teufel auch die Magd holen würde.

So kam Annie in den – unter diesen Umständen erheblich getrübten – Genuss, zum zweiten Mal in ihrem Leben mit einer Kutsche zu fahren.

Nie hatte Henriette erwogen, ein Kind anzunehmen, dem sie ins Leben geholfen hatte, obwohl dieses Ansinnen gelegentlich an sie gerichtet wurde. Beim letzten Mal hatte sie ganz erbost dazu gesagt, für Kinder, die sie hole, habe sie genauso viel und genauso wenig Verantwortung wie diese Buchhalter, die es neuerdings gab, für ihre Bilanzen. Im Gegensatz zu den Hebammen seien die Buchhalter jedoch ob ihrer Kunstfertigkeit, ihrer Präzision und ihres Einfallsreichtums heute in aller Munde. Und wohl nicht zu Unrecht. Dennoch sei das Ergebnis ihrer Arbeit – genau wie bei den Hebammen – einzig und allein Sache ihrer Herren oder Herrinnen.

Umso verlegener war sie, als Annie, das Kind im Arm, vor ihr saß und redete und redete. Nichts hatte sich in der Zwischenzeit an Henriettes Haltung geändert. Wie sollte sie als Mutter in ihrem Beruf arbeiten, ein Beruf, der sie fast täglich für Stunden aus dem Haus holte, morgens, mittags, abends, nachts? Unmöglich! Außerdem war sie mit fast dreißig Jahren eigentlich schon zu alt für derlei Kapriolen. Und dennoch blickte sie immer wieder liebevoll auf das Gesicht des schlafenden Säuglings, das alles war, was man von dem gewickelten Bündel in Annies Armen erkennen konnte.

Misstrauisch beäugte Annie diesen Blick und hatte nun endgültig genug von dem Spuk. «Sehnsucht», sagte sie halblaut und merkte, wie ihr die dunklen Mächte einen kalten Schauer über den Rücken jagten. Wollten sie etwa auch Annie zu sich hinüberziehen? Die deutsche Hebamme und den deutschen Bastard hatten sie zweifellos schon in ihrer Gewalt. «Sie schauen dieses Kind mit so viel Sehnsucht an, dass ich ... dass Gott ...» Abrupt sprang sie auf, drückte Henriette das Kind in den Schoß und rannte aus dem Haus.

Henriette war so überrumpelt, dass sie nur starr dasitzen konnte. Dann zog sie schnell die Knie hoch und griff nach dem Kind, damit es ihr nicht noch vom Schoß fiele. Sie hielt in der Bewegung inne und sah auf das kleine Gesicht hinab. Von der abrupten Übergabe war die Kleine aufgewacht. Henriette streichelte ihr die Wangen und bemerkte erleichtert, dass sie nicht zu weinen begann. Unwillkürlich lächelte sie das Kind an, und fast schien es ihr, als ob auch das Kind lächelte. Dabei wusste sie, dass Säuglinge, die noch keinen ganzen Tag alt waren, nicht lächeln konnten. Wohl schnitten sie allerlei Grimassen, aber Henriette hatte es immer amüsiert, wenn beglückte Eltern darin ein Lächeln zu entdecken glaubten. Und dennoch ...

Sie stand auf, legte den Säugling aufs Bett und ging ans offene Fenster. Das Gewitter hatte die Luft gereinigt. Blauer Himmel und strahlender Sonnenschein ließen die Erinnerung an das Unwetter fast unwirklich erscheinen. Henriette beugte sich vor. Keine Kutsche stand vor dem Haus, auch in der Straße war weit und breit keine zu sehen. Aber sie wusste ja, wo sie Annie finden konnte, genauso wie Wirt und Wirtin des George Inn, die wohl am ehesten dafür zuständig waren, dieses Kind unterzubringen. Sie ging zum Bett zurück und blickte streng in das kleine Gesicht, das sich nun zu einer Fratze verzog. Gleich darauf durchdrang Säuglingsgeschrei das ganze Haus.

«Sch!», machte Henriette und nahm das Kind in den Arm. «Sch!» Aber das änderte nichts, außer dass plötzlich Karl Müller in ihrem Zimmer stand.

Er war über lange Zeit der versierteste Botaniker in Gerards Kräutergarten gewesen, seit Henriette den Londoner Gelehrten und den Hamburger Gärtner miteinander bekannt gemacht hatte. Nach Gerards Tod vor fünf Jahren hatte er die Leitung des Gartens übernommen, doch seit knapp zwei Jahren kränkelte er. Er war hocherfreut über Henriettes Aufenthalt in London, weil sie ein Stück Heimat verkörperte, nach der er sich, wie sie seit ihrer Ankunft immer deutlicher spürte, zurücksehnte. Er war in ihr Zimmer gekommen, um nachzusehen, was das ungewöhnliche Hin und Her und Rein und Raus, das sich seit der Nacht im Hause abspielte, zu bedeuten hatte.

Allerdings war es kaum möglich, sich über das Geschrei hinweg zu verständigen. Aber das war jetzt ganz unwichtig. Das einzig Wichtige war, das Kind sofort ein Stück weiter die Straße hinauf zu der Amme zu bringen, die der Gärtner schon seit Jahren mit Milch bildenden Tees belieferte. «Kommen Sie, kommen Sie», sagte er drängend.

Henriette wusste es sehr zu schätzen, dass sie ihm nicht erklären musste, wie prompt ein so kleines Kind Nahrung brauchte und dass man es nicht erst eine Weile kräftezehrend schreien lassen durfte.

Sie betraten gerade den Treppenturm, als jemand die Treppe hochpolterte.

«Bist du da, Henriette?», hörten sie Theodore rufen, als sie noch gar nicht zu sehen war. So machte sie es immer. «Würde mich nicht wundern, wenn in Kürze dein Rat gefragt wäre. Ich habe da gestern im George Inn eine Frau kennen gelernt, die ... Wer schreit denn da so? Ist ein Säugling im Haus?»

An der Biege des Treppenabsatzes trafen sie aufeinander.

«Sie hat Hunger», sagte Henriette ohne weitere Erklärungen. «Wir sind auf dem Weg zu einer Amme, die Karl gut kennt.»

«*Sie?*», fragte Theodore. «Zu wem gehört sie?»

«Sie ist ... ich habe sie ... also ...» Hilfe suchend sah Henriette den Gärtner an, der allerdings auch nicht wusste, was er Theodore sagen sollte.

«Kommen Sie doch mit», sagte er kurz entschlossen. «Vielleicht bringen wir unterwegs etwas Licht in dieses Mysterium.»

Erst als die Amme das hungrige Kind angelegt hatte und die Kleine sich gierig satt trank, bekam Henriette Gelegenheit zu erzählen, was sich ereignet hatte.

Theodore kannte ihre Schwester gut genug, um als Erste zu begreifen, dass der schmatzende Säugling keineswegs nur eine Gastrolle in ihrer aller Leben spielen würde. «Aha!», sagte sie und blickte fast belustigt in die Runde. «Nun sind wir drei also diejenigen, die sich darum kümmern werden, dass es dem Kind für den Rest seines Erdendaseins gut geht. Sehr schön. Damit wäre dann ja wohl alles geregelt.»

Henriette und Karl begannen gleichzeitig zu sprechen, sodass kein Wort zu verstehen war.

«Henriette», sagte Theodore flehend. «Erspare uns bitte tausendvierundsechzig Dispute! Wohin willst du dieses Kind geben, ohne dich zeitlebens mit der Frage zu martern, ob es ihm auch wirklich so gut geht, als wenn du dich selbst seiner angenommen hättest?» Ungeduldig sah sie ihre Schwester an. «Außerdem, meine Liebe, kannst du *dir* gerne vorgaukeln, was du möchtest. *Mich* hingegen täuschst du nicht. Du hast dieses Kind längst lieb gewonnen. Und es sieht gar nicht so aus, als sei dir diese Verantwortung eine lästige Pflicht. Also erspare uns bitte nutzloses Gerede und lass uns praktisch überlegen, wie es gehen kann, mit dir als ...» – sie lachte laut auf – «als junger Mutter.»

Obwohl sie damit zunächst Bestürzung auslöste, hatte sie doch den Nagel auf den Kopf getroffen.

Henriette brach zwar, ganz gegen ihre Gewohnheit, bei Theodores Worten in Tränen aus, aber diese Tränen drückten mehr Erleichterung als Verzweiflung aus.

Der Gärtner seufzte und sagte: «Nun gut. Sprechen wir also – zunächst rein hypothetisch – darüber, wie es gehen könnte.»

Zunächst wurden – ganz unhypothetisch – weitere Termine mit der Amme verabredet, und als sie in Dr. Gerards Haus zurückkehrten, setzten sie sich in der Bibliothek zusammen. Das Kind lag, in wärmende Tücher gehüllt, zu Henriettes Füßen in einem Wäschekorb, den eine Magd eilig herbeigeschafft hatte, und schlief.

Sie kamen überein, dass Henriette ihren London-Aufenthalt um ein halbes Jahr verlängern sollte, bis die Dienste der Amme nicht mehr benötigt wurden und sichergestellt war, dass der Kindsvater nicht zurückkam. Theodore hatte ohnehin vorgehabt, in sechs Monaten nach Hamburg zurückzukehren und sich dort als Schneiderin niederzulassen.

«Als hätte ich geahnt, dass ich just dann als Zweitmutter gebraucht werde», sagte sie scherzhaft. «Was rede ich denn?», fügte sie hinzu und fasste sich an die Stirn. «Ich bin ja höchstens die Drittmutter.»

«Ist es dir damit ernst?», fragte Henriette und sah die Schwester ungläubig an.

Theodore hob eine Hand und zählte ihre Finger. «Vollkommen ernst und nichts weiter als ein Rechenexempel. Ich bin die Drittmutter.»

Henriette war ganz und gar nicht zum Scherzen aufgelegt. «Dorle!», sagte sie eindringlich. «Du weißt genau, was ich meine. Du bist bereit, mit für das Kind zu sorgen?»

«Was bleibt mir denn anderes übrig?», fragte Theodore zurück. «Meine Schneiderei ist angesichts meines Könnens und des Hamburger Bedarfs an modischem Comment gewiss keine brotlose Kunst. Sie wird also helfen, ein offenbar sehr hungriges Mäulchen zu stopfen. Und zweitens ist meine Arbeit viel regelmäßiger als deine. Manches kann ich dann sogar zu Haus erledigen, im Gegensatz zu dir, liebe Schwester. Oder bist du schon so sehr Mutter, dass du deinen eigentlichen Beruf vergessen hast? Wer wird denn nachts unterwegs sein? Wer wird außer Haus sein, wenn das Kind einmal krank ist? Dachtest du etwa, du schaffst das allein?»

Wieder kamen Henriette Tränen, als sie Theodore dankbar die Hand drückte.

Karl Müller blickte die beiden Frauen kopfschüttelnd an. «Und wenn das Kind fünf Mütter hätte», sagte er, «so hätte es immer noch keinen Vater. Und keine der fünf Mütter einen Mann. Wenn ich mich recht erinnere, begegnen die Deutschen solchen Umständen genauso ungnädig wie die Leute hier in England. Wohl gar noch ungnädiger.»

Henriette zog die Hand zurück und setzte sich wie versteinert auf. Dass sie daran noch nicht gedacht hatte! Empörung und Angst flammten gleichzeitig in ihr auf. Theodore hingegen setzte schon zu einer Schimpfkanonade an: «Was können denn diese armen Würmchen dafür? Es ist doch ungerecht, wenn ...»

Der Gärtner unterbrach sie und sagte leise, wie zu sich selbst: «Ich könnte doch ...»

Während Theodore ihn verständnislos ansah und immer noch vor Wut bebte, beugte sich Henriette so schnell vor, dass ihr Stuhl zu kippen drohte. «Natürlich!», rief sie und setzte sich wieder richtig hin. «Aber wären Sie denn bereit, all das auf sich zu nehmen?»

«Ich sehne mich danach, in der Heimat zu sterben», sagte der Gärtner. «Und es gibt wahrlich Schlimmeres, Henriette, als unter deiner Obhut zu leben. Und das Kind ...» Lächelnd blickte er hinunter auf das kleine Mädchen. «Ich habe mir immer eins gewünscht», sagte er leise.

Nun blieb nur noch eine Liste mit Sachen zu erstellen, die in den nächsten Tagen für das Kind besorgt werden mussten. Karl sagte, er kenne viele Leute, deren Kinder dem Säuglingsalter entwachsen seien. Von denen sei gewiss vieles zu leihen. Theodore hingegen war ganz erpicht darauf, viele schöne Sachen neu zu kaufen und zu schneidern. Henriette blickte derweilen ganz versonnen auf das schlafende Kind. Am liebsten hätte sie vor Glück wieder zu weinen angefangen – und vor Müdigkeit. Auch heute Nacht würde sie nicht richtig schlafen können. Sie musste das Kind um Mitternacht noch einmal zur Amme bringen.

«*Das Kind, das Kind!*», eiferte sich Theodore plötzlich. «Wir sagen immer *das Kind*.» Sie sah ihre Schwester an. «Wie soll es heißen? Hast du dir das schon überlegt, Henriette?»

«Clara», sagte Henriette sofort, obwohl sie sich bis zu diesem Moment noch keinerlei Gedanken darüber gemacht hatte, und es klang wie ein Stoßgebet. «Es soll Clara heißen.»

Erst Wochen später wurde ihr bewusst, dass sie diesen Namen nicht gewählt hatte, weil sie ihn besonders schön fand. Vielmehr hatte sie ihn wie eine Beschwörungsformel ausgestoßen, um die widrigen Umstände der Geburt dieses Kindes zu bannen. Und in der Hauptsache, um die bedrückende Unklarheit seiner Herkunft und ihren Schwindel vergessen zu machen. Dieser Name sollte einen Lebensweg voller Hellsichtigkeit, Geradlinigkeit und Glanz weisen.

Eins

HAMBURG
April und Mai 1632

Theodore hatte sie immer wieder gedrängt, Karl hatte darüber gesprochen, doch auch ohne Mahnung wusste Henriette: Irgendwann musste sie Clara sagen, dass sie nicht ihre leibliche Mutter war. Spätestens als Clara mit sechzehn Jahren offiziell ihre Schülerin wurde, um selbst Hebamme zu werden, hätte sie es ihr sagen müssen. Aber sie hatte es nie übers Herz gebracht. Nicht, weil sie einen Bruch ihrer innigen Beziehung fürchtete, auch nicht aus Sorge um Claras seelische Verfassung, nein, sie musste es sich ehrlich eingestehen: Der wirkliche Grund war, dass sie es selbst nicht wahrhaben wollte. Mit der Zeit war es dann jeden Tag, jede Woche, jedes Jahr schwerer geworden, das Ungesagte zu sagen, weil sie doch gleichzeitig hätte miteingestehen müssen, dass es falsch gewesen war, so lange zu warten. Und nun war es fast zu spät. Zumindest so spät, dass Henriette Clara nicht mehr helfen konnte, mit der Enthüllung zurechtzukommen. Dennoch musste sie ihr jetzt die Wahrheit sagen. Sie durfte nicht mit dieser Lebenslüge sterben. Und sterben würde sie in den nächsten Tagen, dessen war sie gewiss. Noch war sie bei klarem Verstand, doch das konnte sich schon sehr bald ändern. Den ganzen Winter über hatte sie ein hartnäckiger Husten gequält, und nun, da endlich Frühling war, stellte sich heraus, dass ihre Lunge sehr angegriffen war. Sie fühlte, dass sie dem Ende nahe war, und wappnete sich für den Moment, wenn Clara nach einem Wochenbettbesuch zurückkommen und sich zu ihr setzen würde. Der Zeitpunkt war gekommen.

Clara hatte ihr am Südfenster der Stube ein bequemes Lager aus Stroh und Decken bereitet, das sie schon seit Tagen nicht mehr verlassen hatte. Die Nachmittagssonne schien schräg durch die Scheiben, als Clara mit einem Krug Lindenblütentee und einem Buch in die Stube trat. Sie wollte der Kranken ein wenig vorlesen, Shakespeares Sonette, die sie so sehr liebte. Sie setzte sich zu Henriette, wartete ab, bis sie getrunken hatte, half ihr in eine bequeme Position – halb sitzend, halb liegend – und streichelte ihr übers Gesicht.

Henriette lächelte fast amüsiert, denn ihr blieb nicht verborgen, dass Clara mit dieser Geste gleichzeitig prüfen wollte, ob schon ein Fieber eingesetzt hatte. Henriette wusste, dass es noch nicht so weit war, aber nicht mehr lange dauern würde. Deshalb musste sie jetzt allen Mut zusammennehmen. Sie legte eine Hand auf den Gedichtband, den Clara aufgeschlagen hatte, und sah sie so ernst an, dass diese sofort begriff, es würde jetzt keine unterhaltsame Lesestunde geben.

Als sie Clara ins Gesicht blickte, sah sie darin zum ersten Mal die junge Frau, die sie vor fast zwanzig Jahren unter so dramatischen Umständen in London entbunden hatte. Erst jetzt, da sie bereit war, Clara die Wahrheit über ihre Herkunft zu sagen, erkannte sie die verblüffende Ähnlichkeit von Mutter und Tochter. Wahrscheinlich, dachte Henriette, war die unglückliche Deutsche damals im selben Alter wie Clara jetzt. Hellbraune Locken ringelten sich um die Ränder von Claras Haube und umrahmten ihr glattes Gesicht. Ihre festen, blassroten Lippen deuteten ein Lächeln an, aber Henriette wusste, dass Clara nur versuchte, Gelassenheit und Zuversicht auszustrahlen, denn in ihren wachen graugrünen Augen war keine Spur dieses Lächelns zu entdecken. Die letzten Strahlen der Nachmittagssonne ließen Claras helle, feine Haut transparent und verletzlich wirken.

Henriette seufzte schwer. Sie musste es ihr jetzt sagen. Sie musste.

«Was gibt es denn, Mutter?», fragte Clara nervös. Sie machte sich keinerlei Illusionen über Henriettes Zustand und vermutete, dass diese jetzt ihre letzten Wünsche äußern würde. Vielleicht ging es auch um anstehende Geburten, die sie gänzlich an Clara übergeben wollte, da sie selbst nicht mehr würde helfen können. Was immer es ist, dachte Clara, und nun lächelten auch ihre Augen, ich bin bereit.

Henriette nahm Clara das Buch aus der Hand und legte es auf den kleinen Tisch neben ihrem Lager, nahm Claras Hände und begann leise und konzentriert, die Ereignisse jener Nacht in London zu schildern.

Das Lächeln verschwand sehr bald aus Claras Augen und kurz darauf auch von ihren Lippen. Es wich Ungläubigkeit, Ablehnung und schließlich blankem Entsetzen, aber nachdem Henriette einmal angefangen hatte zu erzählen, hörte sie nicht auf, bis die ganze Wahrheit heraus war.

Längst hatte Clara die Vorhänge zugezogen und Kerzen angezündet, als sie sich von ihrer sprachlosen Fassungslosigkeit zu lösen begann. Zorn funkelte in ihren Augen, als sie Henriette mit Dutzenden von Fragen bestürmte, die alle nur ein Ziel hatten: den Beweis dafür zu erbringen, dass das, was Henriette gerade gesagt hatte, nicht stimmte, nicht stimmen konnte, und dass Claras Leben immer noch so war, wie sie es für selbstverständlich gehalten hatte.

Mit dieser Abwehr hatte Henriette gerechnet, und sie war entschlossen, alle Fragen wahrheitsgemäß zu beantworten: Nein, Karl, der drei Jahre nach Claras Geburt verstorben war, war nicht ihr Vater. Nein, sie habe nicht alles getan, was sie hätte tun können, um Claras leiblichen Vater zu finden.

Nein, die Base Theodore, die bis zu ihrem Tod bei Henriette und Clara gelebt hatte, habe gegen «diesen Schwindel», wie Clara sich ausdrückte, nicht nur nichts einzuwenden gehabt, sie sei ganz im Gegenteil sogar die Erste gewesen, die darauf gedrungen habe, sich des verwaisten Säuglings anzunehmen.

Still legte Clara die Hände in den Schoß. Sie fühlte sich wie betäubt. Undenkbar, nicht zu wissen, woher sie eigentlich kam! Undenkbar, nicht zu wissen, wer sie wirklich war! Es kam ihr so vor, als sei nichts, was sie zu wissen geglaubt hatte, wahr, als sei ihre Vergangenheit ausgelöscht, ihr Leben nicht gelebt. Von ihrer leiblichen Mutter wusste sie nur, dass sie Anne hieß, und ihr Vater war ein Baron von Stetten. Das war alles.

Als Hebamme hatte Henriette so viel menschliche Not miterlebt, dass sie wusste: Nichts, was sie tun oder sagen konnte, würde Clara das Durchleben der Gefühle ersparen, die sich nun in ihr auftun mussten. Sogar die Antwort auf die Frage, warum Henriette die Wahrheit erst so spät ans Tageslicht holte, würde sich Clara mit der Zeit selbst geben können. Aus Liebe, dachte Henriette wehmütig, wohl wissend, dass nicht alles, was im Namen der Liebe geschah, dem geliebten Wesen gut tat. Henriette sparte nicht mit Selbstkritik und bereute mehr denn je, so lange gewartet zu haben, vor allem als sie merkte, dass sich Clara mit ihren wahren Gefühlen sehr zurücknahm, um Henriette zu schonen. Sie war wohl bereits zu schwach, als dass Clara mit ihr hätte streiten dürfen. Doch genau das hätte Clara jetzt am liebsten getan, so gut kannte Henriette ihre Tochter, und sie war sich auch sicher, dass ein Streit genau das Richtige gewesen wäre, um den aufgewühlten Empfindungen zunächst einmal Luft zu verschaffen. Aber dem war Henriette nun wirklich nicht mehr gewachsen, sie konnte ja nicht einmal mehr deutlich sprechen.

Die Lebensbeichte hatte Henriette angestrengt. Müde ließ sie den Kopf sinken, schloss die Augen und ließ stumm über sich ergehen, was Clara noch zu tun hatte, um sie für die Nacht vorzubereiten.

Henriettes Tod, schon zwei Tage darauf, hätte Clara auch ohne das Geständnis in einen Gefühlstumult gestürzt. So aber war sie nicht nur traurig und entsetzt, sondern fragte sich immer wieder, wer sie eigentlich war. Sie fühlte sich wie betäubt, während sie fast mechanisch alles erledigte, was zu erledigen war. Doch als die Tote begraben und der Leichenschmaus fast vorbei war, merkte sie, dass sie nahe daran war, die Fassung zu verlieren. Mit gebrochener Stimme dankte sie der Trauergemeinde für ihre Anteilnahme, verabschiedete sich überstürzt und eilte aus dem Haus am Pinnasberg. Sie musste allein sein.

Sie lief hinunter zur Elbe und dann immer flussabwärts, blind und ohne nachzudenken. Es war ihr üblicher Spaziergang: Sie ließ die letzten Häuser Hamburgs Richtung Westen hinter sich, dann Altona, bis es nur noch den weiten Fluss, Wiesen und Bäume gab – und den Himmel. Die Sonne schien, aber ein scharfer Nordwestwind ließ sie frösteln. Sie zog ihren Umhang fester um sich und beschleunigte ihre Schritte, bis sie fast rannte. Clara schaute in das tiefe Blau mit den schnell wandernden Wolken und merkte, wie sich neben der Traurigkeit ein neues Gefühl herausbildete: Sie war wütend.

Bist du jetzt da oben, dachte sie böse, und hast deine Ruhe? Gratuliere! Mach dir nur keine Sorgen um mich! Du hast mich gut versorgt hinterlassen, meine Arbeit läuft mir nicht weg, zumal ich jetzt auch noch deine miterledigen muss, und wer meine Mutter war, spielt jetzt für dich ohnehin keine Rolle mehr. Nein, nein, keine Sorge, liebe …

Clara merkte, und nicht zum ersten Mal seit jenem verhängnisvollen Geständnis, dass sie nicht einmal wusste, mit welchem Wort sie Henriette nun anreden sollte. «Mutter» war ihr vertraut, aber das stimmte ja nun nicht mehr, oder doch? «Henriette» widerstrebte ihr, weil es respektlos klang. Hilflos breitete sie die Arme aus. Sofort griff der Wind unter ihren Umhang und zerrte an ihren Röcken. Clara blieb kurz stehen, brachte ihre Kleidung in Ordnung und atmete tief durch. Dann ging sie etwas ruhiger weiter. Nur gut, dachte sie, dass mich hier keine Menschenseele beobachtet. Die einzigen Menschen in Sichtweite waren die Männer auf den Elbschiffen, und die hatten bei diesem Wind wahrhaft anderes zu tun, als Spaziergängern zuzusehen.

Mutter ... Henriette ... Henriette ... Mutter ... Bei der Arbeit war die Frage der Anrede gelegentlich aufgetaucht, aber jetzt bekam sie für Clara eine ganz andere Bedeutung. Immer hatten Henriette und sie die Verdienste angenommener Mutterschaft verteidigt, jetzt aber, da es sie selbst betraf, war ihr die leibliche Abstammung viel wichtiger als vorher. Wie war diese Anne gewesen, die so jung sterben musste? Wäre sie Clara eine so gute Mutter gewesen wie Henriette? Noch nie hatte sie darüber nachgedacht, wie furchtbar es war, wenn man seine Eltern nicht kannte. Jetzt erfuhr sie es am eigenen Leibe. Und sie wusste nicht, was schlimmer war: die Ungewissheit ihrer Herkunft oder die Traurigkeit darüber, dass die bewundernswerte Frau, die sie ganz selbstverständlich als ihre Mutter angesehen hatte, gar nicht ihre Mutter war.

Dabei waren wir uns doch so ähnlich, dachte sie verzweifelt. Wir hatten doch den gleichen Wissensdurst und Tatendrang, die gleiche Ungeduld gegenüber dem alten Denken und den gleichen Humor! Wie oft haben wir zusammen über mein Eidechsenmal gelacht und gesagt, dass mir «bestimmt schon in der nächsten Nacht» eine Schuppenhaut wachsen würde?

Verwirrt stellte sie all diese Dinge jetzt infrage. Hatten sie lediglich so viel gemeinsam, weil sie denselben Beruf hatten? Und sie war nur Hebamme geworden, weil ihr diese Beschäftigung durch Henriettes Vorbild als die nützlichste, verantwortungsreichste und interessanteste erschienen war.

Sie fragte sich, welchen Weg sie ohne Henriette gegangen wäre. Lagen ganz andere, unentdeckte Möglichkeiten in ihr? Oder war sie, wie so viele andere, ein nichtswürdiger Bastard, der ohne Henriette in der Gosse oder in einer finsteren Spelunke, im Armenhaus oder schon als Säugling auf dem Kirchhof gelandet wäre? Musste sie für den ganzen Schwindel am Ende noch dankbar sein? Clara überlegte lange. Doch, das musste sie wohl. Schließlich hatte Henriette aus Liebe gehandelt, und sie war stets die einfühlsamste und klügste Lehrmeisterin gewesen, die sie sich nur hatte wünschen können. Henriette musste große Angst vor der Wahrheit gehabt haben, sagte sich Clara. Warum sonst hatte sie nie richtig über Claras Geburt gesprochen? Deshalb war Henriette wohl immer mit ein paar nichts sagenden Worten darüber hinweggegangen, obwohl es Clara als Hebamme natürlich brennend interessiert hatte.

«Warum ich?», fragte Clara gen Himmel. Warum hatte Henriette ihr nicht die Wahrheit gesagt? *Zusammen* hätten sie doch viel besser alle Fragen und Unsicherheiten besprechen können, die sich daraus ergaben. Nun war Henriette tot, und Clara stand allein vor all dem Unfassbaren. Wenn Henriette doch noch da wäre …

Auf dem Fluss blies jemand warnend in ein Horn. Clara schaute hinüber. Etliche Schiffe drängten sich vor Mühlenberg, eins wich jetzt einem anderen aus. Es wäre nicht das erste Unglück in dem immer dichteren Schiffsverkehr mit den immer größeren und schnelleren Schiffen gewesen. Hier war es wohl gerade noch einmal gut gegangen.

Clara überlegte, was sich denn nun eigentlich wirklich verändert hatte, und kam zu dem Schluss: alles. Und es betraf Vergangenheit, Gegenwart und Zukunft. Woraus sollte sie nun Zuversicht schöpfen, wenn sie sich nicht mehr auf Fähigkeiten verlassen konnte, die sie von Henriette geerbt zu haben glaubte? Das einzige Erbe, dessen sie sich jetzt noch sicher sein konnte, waren so materielle Dinge wie Henriettes Haus, die Bücher und Arbeitsgeräte. Und wie sollte sie künftig all den Menschen begegnen, die sie für jemanden hielten, der sie nicht war? Plötzlich wurde ihr klar, dass sie das nicht aushalten würde. Sie musste fort von hier, raus aus Hamburg, irgendwo ganz neu anfangen, wo man sie nicht kannte – sie nicht und Henriette auch nicht, denn die neue Clara, wer immer das sein mochte, sollte nicht auch noch posthum ein schlechtes Licht auf Henriette werfen, die allen etwas vorgespielt hatte. Das war sie ihr schuldig. In Hamburg würde sich die neue Clara immer ein wenig allein fühlen.

Aber wo sollte sie hin? Verzagt blickte sie auf den unruhigen Strom. Sicher, die Welt war groß, und von Hamburg aus konnte man reisen, wohin man wollte ... In Gedanken fuhr sie die Elbe hinab. Sie war schon an der Flussmündung, als sie innehielt. So weit brauchte sie ja gar nicht zu reisen, um alles hinter sich zu lassen! In Glückstadt war doch eine ganz neue Stadt im Entstehen! Reich und schön und besiedelt von Menschen, die zu den Besten ihrer jeweiligen Berufe zählten. Und ganz und gar unhamburgisch, spätestens seit der großen Elbschlacht vor zwei Jahren, aus der die Glückstädter als klare Sieger hervorgegangen waren. Clara bezweifelte, dass dort auch nur ein einziger Hamburger anzufinden wäre. Glückstadt ... Es wäre keine weite, beschwerliche Reise und doch eine ganze Welt von Hamburg entfernt. Dänisch. Und gleichzeitig ein kunterbuntes Universum. Hatten die Kaufleute, die sie gelegentlich über Glückstadt hatte reden hören, nicht von Portugiesen und Holländern, Friesen und Schotten berichtet, die Christian IV. dort ansiedelte? Wenn so viele dahin gingen, konnte sie es doch auch tun!

Clara merkte, wie ihr leichter ums Herz wurde. Tüchtige Leute wurden dort offenbar mit offenen Armen empfangen. Tüchtig war sie. Je mehr sie sich ins Gedächtnis rief, was sie über die neue Stadt wusste, desto besser gefiel ihr der Gedanke, nach Glückstadt zu gehen. Fremd sein unter Fremden war gewiss nicht so schmerzhaft wie fremd sein unter vermeintlich Vertrauten. Sie beschloss, sich gezielt über die Stadt zu erkundigen. Und wenn sich bewahrheitete, was sie bisher davon gehört hatte, könnte sie dort den Neuanfang machen, nach dem sie sich so sehnte. Noch einmal schaute sie in nordwestliche Richtung, dorthin, wo Glückstadt in etwa liegen musste, und ging noch ein Stück weiter in Richtung auf ihr neues Ziel zu. Als der Süllberg in Sicht kam, machte sie kehrt.

Auf dem Rückweg trieb der Wind sie vor sich her, und sie überlegte, welche Schritte sie als Nächstes unternehmen sollte. Sie hoffte, dass Annie Baxter und die Wirtsleute des George Inn noch lebten und dass sie bereit wären, ihr nähere Auskünfte über ihre Geburt, ihre Mutter und ihren Vater zu geben. Zumindest wollte sie ihnen einmal schreiben und sie darum bitten. Vielleicht konnte sie bald selbst einmal nach London reisen und sich auf Spurensuche begeben, das Grab ihrer Mutter ausfindig machen und Erkundigungen über ihren Vater einholen.

Ein Schwein, das aus einer Herde ausgebrochen sein musste, trabte ihr eilig entgegen. Claras Gedanken kehrten zu ihrem Vater zurück. Wie er wohl aussah? Und wenn er mir direkt gegenüberstünde, dachte sie, ich würde ihn ja noch nicht einmal erkennen. Sie drehte sich nach dem vorübereilenden Schwein um und lachte böse. «Baron von Stetten?», schrie sie. «Sind Sie zufällig der Baron von Stetten?» Das Schwein schlug vor Schreck einen Haken.

Zielstrebig setzte Clara ihren Weg fort. Die ersten Häuser von Altona kamen wieder in Sicht, und Clara freute sich auf den warmen Ofen, den sie aus Anlass der heutigen Totenfeier besonders gut angeheizt hatte.

Je näher der Pinnasberg kam, desto wehmütiger musste sie an ihre Freundin Johanna denken. Sie zu verlassen würde ihr schwer fallen. Gleichzeitig hatte der Gedanke an Johanna Groot und deren Vater etwas Tröstliches, denn natürlich stand sie nicht allein in der Welt. Johanna war ihr vertraut wie eine Schwester und Groot wie ein Vater. Aber selbst ihnen konnte sie jetzt nicht sagen, was es mit Henriette und ihr auf sich hatte. Trotzdem musste sie sehr bald mit ihnen reden und ihnen von ihren Umsiedelungsplänen erzählen. Aber wie sollte sie das tun, ohne ihre wahren Gründe zu offenbaren? Clara seufzte. Sie konnte nur hoffen, dass man sie trotzdem verstehen würde.

Zu Hause angekommen, merkte sie, wie erschöpft sie war, und sie beschloss, gleich zu Bett zu gehen. Morgen würde sie weitersehen. Und *wenn* sie morgen und an den folgenden Tagen über Glückstadt noch so dachte wie heute, würde die Welt sicher gleich viel freundlicher aussehen. Und wahrscheinlich, so ihr letzter Gedanke vor dem Einschlafen, wahrscheinlich hätte sogar Henriette ihr Vorhaben unterstützt.

Auskünfte über Glückstadt waren leicht zu beschaffen. Clara staunte, was darüber alles in Erfahrung zu bringen war, sobald man danach fragte. War man in Hamburg sonst eher bemüht, die Existenz der neuen Stadt durch Schweigen zu verleugnen, wusste man doch draufloszusprudeln, sobald die Rede darauf kam. Es handelte sich dann zwar meist um Schimpfkanonaden, aber Clara hörte aus ihnen viel Neid und Furcht vor der unliebsamen Konkurrenz heraus, und aufschlussreich waren sie allemal. Tatsächlich bestätigte sich, was Clara von Glückstadt wusste. Fast immer behielt sie bei solchen Gelegenheiten für sich, was sie dachte, um den meist hitzigen Redestrom ihres Gegenübers nicht zu bremsen.

Solcher Verstellung bedurfte es allerdings nicht, als sie den Schaluppenkapitän Holm Vollertsen um ein Gespräch bat. Beim Ordnen von Henriettes Hinterlassenschaften las sie gelegentlich die sorgfältig aufgezeichneten Geburtsberichte, und bei dem Bericht über die Geburt von Vollertsens jüngstem Spross Christian fiel ihr ein, was Henriette nach überstandener Mühe lachend über die Namensgebung des Kindes erzählt hatte: Es war eine schwierige Geburt gewesen, weil der Junge mit den Füßen voran in die Welt springen wollte. Als der Kapitän vom Ungestüm seines Sohnes erfuhr, hatte er gelacht und gesagt: «Dann nennen wir ihn Christian.» Seiner verdutzten Frau und Henriette hatte er erklärt, dass er trotz seiner hamburgischen Interessen nicht umhin könne, den dänischen König für dessen Tatkraft, Eigensinn und Mut zu bewundern. Wie er Glückstadt aus dem Boden stampfe, sei schlichtweg bewundernswert.

Clara las den Geburtsbericht nicht zu Ende, sondern machte sich gleich auf zu Vollertsens Haus bei den Binnenkajen im Nikolaikirchspiel. Nur zu gern würde er sich über Glückstadt befragen lassen, dessen war sie gewiss.

Sie hatte Glück. Der Kapitän war an Land und zu Haus und, wie sie erwartet hatte, geradezu erpicht darauf, ihre Fragen zu beantworten. Schnell übergab er seine vier Kinder, mit denen er unter viel Geschrei auf dem Fußboden im Salon Freibeuter gespielt hatte, in die Obhut seiner Frau und führte Clara die Stiege hinauf in sein Arbeitszimmer. Er zeigte auf den einzigen Stuhl und bedeutete Clara, ihn zu sich an das Schreibpult zu rücken. Er griff nach Papier, Federkiel und Tinte und sagte, Clara solle genau hinsehen.

Mit einigen schwungvollen Strichen entstand auf dem Papier ein Sechseck. Sternförmig führten zwölf Straßen von einem großzügigen zentralen Platz zu schützenden äußeren Bastionen. Wie in einem Spinnennetz waren diese durch parallel geführte Ringstraßen verbunden. Beim Zeichnen erklärte Vollertsen die Genialität eines solchen Stadtaufbaus. «Eine perfekte Verteidigungsanlage», sagte er, «eine gigantische Festung, falls die Stadt einmal in Bedrängnis geraten sollte, etwa durch uns Hamburger.» Er wiegte den Kopf, griente breit und fügte hinzu: «Was wohl kaum noch einmal geschehen wird. Weißt du, was gut sichtbar an der Glückstädter Kirche hängt?» Er duzte Clara, wie er fast jeden duzte.

Clara wusste es nicht.

«Aber du hast von der Elbschlacht gehört, die wir Hamburger vor zwei Jahren angezettelt haben. Haben ja nicht geahnt, dass sich Christian uns mit vierzig Kriegsschiffen entgegenstellen würde. Wir hatten nur dreißig.»

Clara sah den Kapitän gespannt an. «Davon gehört habe ich wohl, doch ich habe immer gedacht, das Wort ‹Schlacht› sei pure Übertreibung gewesen. Aber siebzig Schiffe, Kriegsschiffe noch dazu ... Dann war es wohl wirklich eine Schlacht.»

«Das war es, mein Kind, das war es», sagte Vollertsen ernst. Dann sah er Clara fröhlich an und kam auf seine ursprüngliche Frage zurück. «Und nun? Was hängt an der Glückstädter Kirche?»

«Sagen Sie's mir!»

«Na, ein Anker!» Vollertsen lachte dröhnend auf. «Und

nicht irgendein Anker, nein, der Anker unseres Hamburger Flaggschiffs!»

Ein sichtbarer Schauder durchfuhr Clara, und beunruhigt presste sie die Hände an die Wangen. «Aber dann ...» Clara stockte. «Sind sie denn so ... so kampfeslustig, ich meine ... uns so feindlich gesinnt, dass sie ...»

Vollertsen schnitt ihr das Wort ab. «Papperlapapp!», sagte er. «Die Glückstädter sind harmlose Kaufleute, Uhrmacher, Prahmführer und Reepschläger. Was hingegen C IV angeht, denn so unterzeichnet Christian IV. der Einfachheit halber gerne, und so wird er fast liebevoll von den Glückstädtern genannt, dieser C IV also ist noch keiner Schlacht aus dem Weg gegangen. Glückstadt liegt ja nicht nur günstig fürs Einkassieren des Elbzolls und um uns Hamburgern langsam, aber sicher das Wasser abzugraben. Nee, der König schielt wohl auch auf die linkselbischen Gebiete, die wären eine schöne Reichsvergrößerung für ihn.»

Das alles trug der Kapitän so vergnügt vor, dass Clara ihn brüskiert ansah und fast vorwurfsvoll sagte: «Aber Kapitän, das wäre ja wieder ein neuer Krieg! Als hätten wir nicht schon genug davon.»

«Wohl wahr, mein Kind, wohl wahr», räumte Vollertsen ein. Dann schnalzte er mit der Zunge und sagte: «Trotzdem ein Teufelskerl, dieser Christian, ein Teufelskerl!»

Diese offene Bewunderung für den Mann war Clara nicht neu, obwohl der König ein kriegerischer Kerl war. Doch trotz aller Skepsis war sie auch neugierig auf ihn geworden. «Hält er sich denn häufig in Glückstadt auf, dieser ...», Clara zögerte und entschloss sich dann probehalber, schon einmal so zu sprechen wie die Glückstädter, «... dieser C IV?»

«Dieser C IV?» Wieder lachte Vollertsen laut auf. «Du lernst schnell, mein Kind», sagte er anerkennend. «Man sagt: Sooft seine Geschäfte es erlauben. Er liebt diese Stadt.»

Vollertsen zeigte auf seine Zeichnung. «Wen sollte das auch wundern? Sie ist ein Juwel, ein wahres Juwel. Zweckmäßig, schön anzusehen, wohlhabend und auf der Höhe der Zeit, allerdings ohne die engstirnigen Schranken und Grenzen, die andernorts Andersdenkenden und Fremden das Leben schwer machen. Trotzdem ... Wo so viel Neues entsteht, muss er ständig nach dem Rechten sehen. Warte!»

Vollertsen kramte in einer Truhe mit Erinnerungsstücken, bis er das Anwerbungsschreiben fand, mit dem der König vor einigen Jahren *gute und vermögende Leute* suchte, *so das newe angefangene städtlein aufbauen mügen*. Er reichte es Clara und forderte sie auf, es zu lesen. Aber schon als sie den ersten Blick auf das verknitterte Papier warf, sprach er weiter. «Das Versprechen auf Rechte und Privilegien hat seine Wirkung nicht verfehlt und allerlei Volk angelockt», sagte er mit einer ausladenden Geste. «Dass die Leute billiges Eichenholz aus Norwegen zum Haus- und Schiffsbau bekommen, spielt dabei wohl auch eine Rolle. Aber dass ihnen die vollen Bürgerrechte und auf zehn Jahre Zoll- und Steuerfreiheit gewährt werden, ist wohl wichtiger. Wenn es stimmt, was man so hört, sind mittlerweile an die tausend Menschen in die Stadt gezogen. Aber glaub mir, mein Kind, so viele wären es nicht geworden, wenn sie anderswo in Frieden hätten leben können. Denn das Allerwichtigste ist, dass dieser C IV allen Religionsfreiheit gewährt. Und die haben viele Menschen bitter nötig.»

Anfangs, so berichtete Vollertsen, seien vor allem verfolgte Juden aus Portugal und Remonstranten und Mennoniten aus Holland nach Glückstadt gekommen, allesamt ausgezeichnete Handwerker und meisterliche Könner in ihrem Gewerbe. Mittlerweile kämen die Neu-Glückstädter praktisch von überall her, und es seien keine Abenteurer, sondern fleißige, stolze Leute, die den Ertrag ihrer Arbeit und allgemeines Ansehen genießen wollten. «Woher sie kommen und warum, spielt überhaupt keine Rolle. Das interessiert niemanden, solange sie helfen, die Stadt zu vergrößern und zu bereichern.»

Clara sog diese letzten Worte regelrecht auf. Genau das hatte sie hören wollen. Sie hoffte, dass Vollertsen sie nicht nach ihren eigenen Übersiedelungsgründen fragen würde. Aber das tat er nicht. Stattdessen sprach er wieder voller Begeisterung über die schöne Stadtanlage und die schmucken Gebäude.

«Städte wachsen heutzutage ja allerorten aus dem Boden, vor allem an den Küsten. Meine Mannschaft macht heute mit der größten Selbstverständlichkeit in Häfen fest, wo vor zehn Jahren noch keine Menschenseele im Umkreis von Meilen je einen Fuß an Land gesetzt hat. Aber so etwas Weltoffenes und Blühendes wie Glückstadt sucht man anderswo vergebens», schwärmte er.

Einen Moment lang sah er Clara versonnen an, ohne eine Antwort zu erwarten, dann klatschte er in die Hände und sagte: «Und du willst nun also auch nach Glückstadt gehen. Schade für Hamburg. Bist ja nun schon die zweite gute Hebamme, auf die wir hier verzichten müssen. Erst deine Mutter, nun auch noch du ... Aber geh nur, geh! Du wirst es nicht bereuen. Und sollte es dir an etwas fehlen, lass es mich wissen. Es gibt viel mehr Schiffsverkehr stromauf und stromab, als man angesichts des Zwistes vermuten könnte. Ein Brief erreicht mich jederzeit und schnell.» Dann seufzte er und fügte hinzu: «Ich wünschte, ich wäre so jung und ungebunden, es dir gleichtun zu können.»

Clara staunte, dass Vollertsen keinen Zweifel an ihrem Vorhaben hegte. Aber ehe er womöglich doch noch Fragen stellte, stand sie zuversichtlich lächelnd auf und dankte dem Kapitän für das Gespräch. Nur die Herzlichkeit des Händedrucks, mit dem sie sich verabschiedete, verriet, wie bewegt sie war.

Nach diesem Besuch wusste Clara, dass Glückstadt der richtige Ort für sie war. Es war unmöglich, alles im Vorwege zu klären, aber was sie gehört hatte, gefiel ihr. Und die Frage, ob sie in der Fremde allein zurechtkommen würde, war ohnehin erst zu beantworten, wenn sie den großen Schritt gemacht hatte. Das Gefühl, in ihrer gewohnten Umgebung fremd zu sein, hatte sich seit Henriettes Geständnis nicht verändert, und sie glaubte immer noch, in der Fremde könne sie es besser ertragen. Worauf sollte sie noch warten?

Obwohl es sie sehr drängte, Näheres über ihre Geburt und vor allem über ihre wirklichen Eltern zu erfahren, beschloss sie, den jetzigen Wirtsleuten des George Inn – wer immer sie sein mochten – erst zu schreiben, wenn sie eine Bleibe in Glückstadt gefunden hatte. Sie wollte sichergehen, dass der Antwortbrief, falls er je geschrieben würde, sie auch wirklich erreichte.

Clara hatte gerade begonnen, darüber nachzudenken, wie sie die Wohnungssuche am geschicktesten angehen sollte, als etwas geschah, das manch schlichteres Gemüt «spökenkiekerisch» genannt hätte. Das pflegte Henriette zu sagen, wenn sie sich über Aberglauben und so genannte Volksweisheiten lustig machte.

Zwei Wochen nach Henriettes Tod beauftragte Clara den Fuhrmann Ludwig Junghans, Unmengen von Theodores alten Stoffballen, Eingemachtes, Koch- und Essgeschirr, zwei Säuglingskörbe und noch so allerlei, was sie nicht mehr brauchte, auf seinen Wagen zu laden. Er sollte sie damit durch die Stadt kutschieren, wo sie die Sachen an bedürftige Familien verschenken wollte.

Clara hatte sich inzwischen angewöhnt, keine Gelegenheit ungenutzt zu lassen, über Glückstadt zu sprechen, in der Hoffnung, ihren Gesprächspartnern neue Auskünfte zu entlocken.

Sie umrundeten gerade das Baumhaus an der Elbe, als Clara Glückstadt erwähnte. Sie hatte den Namen kaum ausgesprochen, als der Fuhrmann auch schon zu lamentieren begann: Das sei eine Stadt, die ihres Namens würdig sei, ach, hätte er doch dort bleiben können!

«Was sagen Sie da?», fragte Clara erregt. «Sie haben in Glückstadt gewohnt?»

Der Fuhrmann nickte traurig und erzählte, im vergangenen Jahr sei er mit seiner Familie dorthin gezogen und habe ein kleines, aber schönes Haus erwerben können. Die prächtigsten Geschäfte seines Lebens habe er dort getätigt, praktisch vom ersten Tag an. Aber seine Frau habe es nicht ausgehalten, regelrecht krank sei sie vor Heimweh geworden. So seien sie in den ersten Frühlingstagen dieses Jahres nach Hamburg zurückgekehrt, sobald sie die beschwerliche Fahrt machen konnten, ohne im Morast zu versinken. Fast fluchtartig hätten sie Glückstadt verlassen, nicht einmal sein Haus habe er in der Eile verkaufen können. Und jetzt habe er alle Hände voll zu tun, um seine Geschäfte in Hamburg wieder in Gang zu kriegen.

«Aber im Spätherbst, wenn ich wieder mehr Zeit habe, will ich mich endlich um den Hausverkauf kümmern.»

«Das ist dann vielleicht gar nicht mehr nötig», sagte Clara und fragte nach Größe und Lage des Hauses.

Es war, so erfuhr sie, klein, aber zweigeschossig. Unten gab es einen kleinen und einen größeren Raum und die Küche, oben drei kleine Räume. Es lag in der Kleinen Nübelstraße, nahe dem Fleth, das den Hauptverkehrsweg der Stadt zu Wasser wie zu Lande darstellte. Besser konnte es nicht sein, dachte Clara, schließlich musste sie überall schnell zur Stelle sein, wenn sie gerufen wurde. Und Junghans nannte noch einen weiteren Vorzug. Anders als bei den meisten Häusern der Stadt gehörte zu diesem noch ein Stückchen ungenutzter Erde. Das war perfekt für Clara, denn ohne einen Kräutergarten, und sei er noch so klein, waren ihre beruflichen Künste nur die Hälfte wert. Clara jubelte innerlich, und bis zum beurkundeten Besitzerwechsel war es nicht weit. Dabei war nicht auszumachen, wer glücklicher darüber war – Junghans oder Clara.

Dennoch beschloss Clara, diese gute Fügung nicht als Omen zu werten. Manchmal, dachte sie resolut und hörte dabei Henriette sprechen, manchmal passen Dinge ganz einfach zusammen, ohne dass höhere Mächte dahinter stecken.

Schon wenige Tage nach Henriettes Tod hatte sie ihrer Freundin Johanna und deren Vater, dem Apotheker Johannes Groot, von ihrem Vorhaben berichtet, allerdings traute sie sich nicht, ihnen den wahren Grund dafür zu nennen. Beide bedauerten die Aussicht, Clara nur noch selten sehen zu können. Aber sie verstanden Claras Unwillen, von nun an noch mehr an Henriette gemessen zu werden, die nun nicht mehr ihre schützende Hand über Claras Arbeit legen und ihr beistehen konnte. Jedenfalls war das die Erklärung, die Clara ihnen für ihren Umsiedelungswunsch gab. Diesen beiden wollte sie als Erste mitteilen, dass sie mit dem kleinen Erbe von Henriette ein Haus gekauft hatte und ihr Vorhaben nun Wirklichkeit wurde. Sie sandte Johanna ein Billett mit der Bitte um ein Treffen zu dritt, und schon am nächsten Tag schickte Johanna aus der Katharinenstraße eine Einladung für den kommenden Sonntagabend: «Wir freuen uns auf dich, auch wenn wir schon ahnen, worum es wohl geht. Bring einen ordentlichen Appetit mit.»

Zu Claras freudiger Überraschung war der Tisch in dem kleinen Garten hinter dem Haus gedeckt: Von dort hatte man einen schönen Blick auf das Nikolaifleet. Der Tag hatte sich, obwohl es noch nicht einmal Mitte Mai war, zu einem regelrechten Sommertag entwickelt, und auch am Abend war es noch so warm, dass Clara nur Überkleid und Brusttuch trug. Der Garten war wegen der früh einsetzenden Dunkelheit mit Laternen bestückt, und es roch köstlich nach gebratenem Schinken und Schmorkartoffeln. Dazu durchzog ein süß-säuerlicher Geruch das Haus, den Clara unschwer Johannas berühmtem Apfelkompott zuordnete. Clara fühlte sich ganz elend bei dem Gedanken, dass sie den Groots auch an diesem Abend nichts von Henriettes Lebensbeichte erzählen würde. In den vergangenen Wochen war ihr immer klarer geworden, dass sie Henriettes Geheimnis nicht nur für sich behielt, um ihr eigenes Ansehen zu schützen. Nein, es ging ihr auch darum, Henriettes Entscheidung zu respektieren. Johanna hätte sie sich vielleicht anvertrauen können, aber da der Apotheker ein guter Freund Henriettes gewesen war und Henriette ihm nichts gesagt hatte, durfte Clara es auch jetzt nicht tun. Und Johanna wollte sie nicht in die missliche Lage bringen, ihrem Vater etwas verschweigen zu müssen. Trotzdem schmerzte es sie sehr, dass sie diesen geliebten Menschen vorspielen musste, allein der Drang zu neuen Ufern locke sie nach Glückstadt.

Im Laufe des Abendessens erhob Johannes Groot etliche Bedenken gegen Claras Vorhaben, und an einem Punkt gelang es ihm an diesem Abend tatsächlich, Clara für kurze Zeit an ihrem Entschluss zweifeln zu lassen. Zwar zollte er dem in Glückstadt in Windeseile entstandenen Gemeinwesen durchaus Respekt, aber er betonte auch, dass es dort mit der Medizin nicht weit her sein könne. Genaues wusste er nicht, aber er fragte Clara, warum denn laufend medizinische Materialien, Puder, Destillate und Kräuter von Hamburg nach Glückstadt geliefert würden, wenn dort doch alles so prachtvoll entwickelt sein sollte. Selbst die Versorgung durch einen Medicus sei seines Wissens hauptsächlich auf die Soldaten ausgerichtet, von denen die Stadt große Mengen beherberge.

«Soldaten?», fragte Clara erschrocken und ärgerte sich über sich selbst. Warum hatte sie nicht schon eher daran gedacht? Selbstverständlich gab es viele Soldaten in einer Festungsstadt.

«Ja, Soldaten», sagte Groot und ließ das Wort bedrohlich klingen. «Und sie sind keineswegs unter sich. Hat dir dein kostbarer Kapitän Vollertsen nichts von der Einquartierung erzählt? Soldaten zu beherbergen gehört zu den Bürgerpflichten eines jeden Glückstädters.»

Clara kullerten die Erbsen vom Löffel, die Johanna um diese Jahreszeit wer weiß woher besorgt hatte, und der weißhaarige Groot sah es mit Freuden. In seinen klaren grauen Augen schimmerte die Hoffnung, Clara würde sich umbesinnen. Aber schon im nächsten Moment fasste sich Clara und erklärte, als habe sie es bereits schwarz auf weiß: «Einer ledigen Frau wird man Soldaten ins Haus stecken ... dass ich nicht lache! Und im Übrigen, lieber Groot, macht mir die Mitteilung über die mangelhafte medizinische Versorgung letzten Endes nur Mut, denn da werde ich schließlich gut zu tun bekommen. Selbstverständlich will ich dort genauso einen Kräutergarten anlegen wie ... wie ... meine Mutter ihn hier hatte. Vielleicht etwas kleiner. Dann brauchen sich die Glückstädter nicht mehr so viele Arzneien aus Hamburg schicken zu lassen. Und außerdem ... Nun, wir müssen es jetzt nicht bei Tisch vertiefen, aber wo Soldaten sind, gibt es unbotmäßige Liebschaften, und unbotmäßige Liebschaften zeitigen unbotmäßige Folgen. Ein weites Feld für eine Hebamme. Wie gesagt, genug davon. Jedenfalls glaube ich nun erst recht, dass Glückstadt mich braucht.»

«Dass Glückstadt dich braucht», wiederholte Johanna, blies sich eine ungebändigte feuerrote Haarsträhne aus der Stirn und lachte. «Bislang hatte ich eigentlich gedacht, dass du Glückstadt brauchst.»

«Ach!» Clara seufzte. «Dass man euch aber auch gar nichts vormachen kann ...» Dann biss sie sich schuldbewusst auf die Lippen, denn sie machte den Groots ja sehr wohl etwas vor.

«Dass man dir keinen Soldaten ins Haus stecken wird, ist wohl anzunehmen», räumte der Apotheker ein. «Dennoch zweifle ich daran, dass Glückstadt trotz aller Verdienste der rechte Wohnort für eine ledige junge Frau ist.»

Damit jedoch rief er nicht nur bei Clara Protest hervor, auch seine temperamentvolle Tochter wollte nichts davon hören, was ledigen Frauen angeblich förderlich war und was nicht. Und nicht beim Apfelkompott, nicht beim exklusiven Mokka, nicht beim Mirabellenlikör konnte er Clara umstimmen.

Von diesem Abend an sprachen die drei nicht mehr darüber, *ob* Clara nach Glückstadt gehen sollte, sondern nur noch darüber, *was* vor dem Umzug alles zu bedenken war, besonders, welche Hebammen Claras Geburten übernehmen sollten. Bald schon halfen Johanna und ihr Vater Clara bei Haushaltsauflösung, Reisevorbereitungen und allem, was darüber hinaus zu erledigen war.

Zwei

GLÜCKSTADT
Dienstag, 8. Juni 1632

Johannes Groot hatte sich bereit erklärt, Clara auf der Reise nach Glückstadt zu begleiten. Den Weg über die Elbe zu nehmen wäre am einfachsten gewesen, weil Clara Hausstand und Arbeitsgerät leicht auf einem Schiff hätte unterbringen können. Sie wurde jedoch von den schikanösen Kontrollen abgeschreckt, die Schiffe von und nach Hamburg über sich ergehen lassen mussten. Die Vorstellung, auch nur eine Kiste zu verlieren oder den Inhalt später beschädigt vorzufinden, hatte Clara bewogen, nur die Gegenstände zu verschiffen, die in keine Kutsche passten. Sie selbst zog den beschwerlichen Landweg vor und orderte zwei Kutschen, eine für sich, Groot und die kleineren Gepäckstücke und eine zweite für das etwas gröbere Gepäck.

Und nun saßen sie in der ersten Kutsche, Groot und Clara. Es war eine wahre Wildnis, durch die sie rumpelten und rutschten, und unterwegs drohte Clara mehrmals der Mut zu verlassen. In den letzten Tagen war es trocken gewesen, was Anfang Juni beileibe nicht selbstverständlich war. Clara mochte sich gar nicht vorstellen, wie kläglich die Reise im Nirgendwo hätte enden können, wenn es in der Nacht geregnet hätte. Hatte sie bisher gedacht, Glückstadt und Hamburg seien nicht weit voneinander entfernt, so kam ihr die Fahrt nun doch sehr lang und der Umzug sehr endgültig vor.

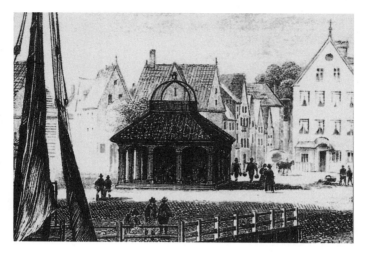

Marktbrunnen von Glückstadt, vom Fleth aus gesehen.

Moore und Geestrücken wechselten einander ab. Der Himmel war bedeckt, und je weiter sie fuhren, umso mehr erschien Clara alles grau in grau, wenn sie aus dem Kutschenfenster schaute. Ihr eigenes Spiegelbild auf der Innenseite der Scheibe verwischte die Konturen zusätzlich. Um bei ihrem Eintreffen in Glückstadt respektabel zu wirken, hatte Clara eine ausladende, tief auf die Schultern fallende weiße Haube aufgesetzt, mit der sie bei Bedarf sogar das Gesicht verdecken konnte. Und um schon auf den ersten Blick Reinlichkeit und Anstand zu signalisieren, hatte sie einen großen weißen Kragen um die Schultern geknüpft. Sie hasste beide Kleidungsstücke, denn der Kragen war unpraktisch und die Haube verengte ihr Blickfeld. Überdies wirkte sie darin jung und unerfahren, vor allem, wenn sie, so wie heute, ihre lockigen Haare darunter straff zurückgesteckt hatte. Mit einer trotzigen Handbewegung streifte Clara nun die Haube in den Nacken und lockerte die Haare, bis wenigstens einige Löckchen Stirn und Wangen umspielten. Ermutigt beugte sie sich vor, um die verbesserte Sicht nach draußen zu prüfen, während sich Groot ermüdet zurücklehnte.

Als sie hinter Krempe, der zweiten Festung Christians hier in der Gegend, auf den künstlich angelegten Steindamm kamen, wurde das Gerumpel härter, aber Clara atmete auf. Was immer jetzt noch passierte, sei es ein Rad- oder Achsenbruch oder dass ein Pferd sich ein Bein brach, konnte so schlimm nicht sein. Glückstadt war nicht mehr weit und Hilfe in der Nähe.

Trotzdem wandte sie sich besorgt dem alten Apotheker an ihrer Seite zu. Seinen Sitz mit noch mehr Decken und Kissen auszupolstern, als sie es bereits zu Beginn der Fahrt getan hatte, war nicht möglich, aber sie ergriff stützend seinen Arm. Seinen grimmigen Blick schrieb sie weniger der Rüttelei als der unmittelbaren Nähe des Fahrtziels zu. Gottlob brauchte sie ihn danach nicht zu fragen, denn Pferdegetrappel und das Rattern der Kutschenräder waren so laut, dass sie sich nicht unterhalten konnten.

Claras Stimmung hob sich nun mit jeder Radumdrehung. Neugierig spähte sie aus dem Fenster, aber außer Gemüsefeldern und vereinzelten Katen war noch nichts zu entdecken. Als der Kutscher energisch gegen die Insassenkabine klopfte und damit anzeigte, dass das Fahrtziel bald erreicht war, beugte sich Clara vor, um endlich den ersten Blick auf Glückstadt zu erhaschen, und zog den Kopf sofort wieder ein, weil sich plötzlich alles verdunkelte. Es war, als wenn eine Mauer auf sie einstürzte. Doch schon im nächsten Moment hatte sie wieder freie Sicht. Sie drückte Groot, der ebenfalls erschrocken war, beruhigend die Hand und lachte laut auf. «Das Kremper Tor! Wie dumm von mir! Ich hätte Sie vorwarnen sollen, aber stattdessen war ich selbst überrascht. Verzeihen Sie! Dafür sind wir jetzt aber auch am Ziel. Sehen Sie nur!»

Nach dem Passieren des Stadttores hatte der Kutscher die Pferde in eine langsamere Gangart gebracht. Gemächlich rollten sie durch die Große Kremper Straße. Schöne Wohnhäuser säumten beide Seiten, nicht sehr groß, aber sie schienen durchaus geräumig. Fast alle waren aus Backstein – ein ungewohntes Bild für eine Hamburgerin. Etliche Läden und Bäckereien lagen in den Erdgeschossen, und alles machte einen lebendigen Eindruck. Eine Stadt, dachte Clara, eine richtige Stadt! Ein Haus reihte sich ans andere und ließ Clara die Trübnis von Brachland und Wildnis vergessen, die sie unterwegs bedrückt hatte.

Clara glaubte, an die vierzig Häuser passiert zu haben, als sich hinter den Eckhäusern das weite Geviert des Marktplatzes auftat. Plötzlich merkte sie, dass sie seit der Fahrt durch das Tor die Luft angehalten hatte. Wie befreit atmete sie aus. Gleichzeitig begann ihr Herz wie rasend zu klopfen. Sie wusste gar nicht, wo sie zuerst hinschauen sollte. Rasch zupfte sie ihre Haare zurecht und setzte sich die Haube wieder auf. Dann streifte sie mit den Händen ihre Röcke glatt, und da sie dabei unablässig aus den Kutschenfenstern schaute, sah sie nicht, dass sich am Zustand ihrer zerknitterten Kleider gar nichts änderte. Wohl sah sie, dass der alte Groot neben ihr den Kopf schüttelte, aber für sie war es nur seine Reaktion auf den grandiosen Ausblick, der sich ihnen bot.

Die Kutsche rollte nun im Schritttempo dahin. Obwohl die Tagesgeschäfte an Marktbuden, Verkaufskarren und -ständen längst getätigt waren, lief doch immer noch allerhand Volk über den Platz. Frauen und Männer, Alte und Kinder waren mit Tuchballen und Holzkiepen beladen oder schleppten Wassereimer und Gemüsekörbe. Sie führten Pferde und Karren oder eilten ohne ersichtliche Beschäftigung umher. Zu ihrer Linken sah Clara nun die Kirche. Fast hätte sie laut aufgelacht, als sie tatsächlich den Hamburger Anker erblickte. Sie wollte Groot beim Arm packen, um ihn darauf aufmerksam zu machen, doch sie hielt sich im letzten Moment zurück. Besser kein Öl aufs Feuer gießen, dachte sie. Stattdessen sagte sie nur: «Nun sehen Sie selbst, dass ich nicht übertrieben habe. Ist es nicht eine schöne Stadt? Sind Sie nun beruhigt?»

Widerwillig musste Groot zugeben, dass ihn der Anblick durchaus beeindruckte. «Aber die Hamburger können auch bauen», schränkte er sein Zugeständnis ein. «Und was sich hinter den Fassaden abspielt, kann man dort wie hier nicht auf den ersten Blick erkennen.»

«Grumpelgumpf!», sagte Clara.

Groot kannte sie gut genug, um zu verstehen, was sie damit ausdrücken wollte. Er senkte den Kopf und fuhr sich mit der Hand übers Kinn, um zu verbergen, dass seine Mundwinkel amüsiert zuckten. «Ganz recht, Clara, grumpelgumpf. Grumpelgumpf und nochmals grumpelgumpf! Und ich werde erst aufhören zu grumpelgumpfen, wenn du dich in deinem Haus eingerichtet hast und es nicht als das Freudenhaus von Glückstadt angesehen wird. Und wenn du richtig arbeiten kannst und nicht etwa als Engelmacherin von Glückstadt verschrien wirst. Das kann nämlich schnell passieren.» Clara wusste, dass er Recht hatte. Durch Henriette hatten Groot und die Hamburgerinnen die Arbeit seriöser Hebammen so sehr schätzen gelernt, dass man fast vergessen konnte, wie wenig Ansehen dieser Beruf vielerorts genoss.

Ruckend machte die Kutsche vor dem Marktbrunnen Halt. Aufgerüttelt durch die Bewegung und durch Groots Bemerkung, straffte Clara den Oberkörper und setzte eine entschlossene Miene auf. Sie würde es den Glückstädtern schon zeigen. Der Kutscherjunge kam um das Gefährt gerannt und riss dienernd die Tür auf. Bevor sie sich von der

Kutschbank erhob, sah Clara Groot ernst an und sagte: «Wer hier nicht sein Glück macht, ist selbst dran schuld. Ich werde es schaffen. Man wird mein Haus respektieren und meinen Beruf dazu.» Lächelnd reichte sie Groot die Hand, um ihm aufzuhelfen. «Kommen Sie, lieber Groot, und machen Sie nicht so ein finsteres Gesicht! Die Zeiten, in denen eine Frau nicht allein zurechtkam, sind doch längst vorbei. Henriette konnte es doch auch, mit Herz und Verstand.»

Darauf wusste Groot nichts zu erwidern. Er begnügte sich damit, Clara mahnend anzusehen und ihr die schief sitzende Haube gerade zu rücken.

«Ach, dieses blöde Ding!» Clara zupfte ein paar Haare darunter hervor und erhob sich schwungvoll, um festen Schritts Glückstädter Boden zu betreten. Beinahe wäre sie jedoch aus der Kutsche gestürzt, hätten der Kutscherjunge und Groot sie nicht gehalten. Von der unbequemen Fahrt waren ihre Glieder so steif geworden, dass sie sie kaum bewegen konnte. Sie brauchte einen Moment, um sich zu sammeln, schloss die Augen und verfluchte ihr Ungestüm. Dann atmete sie tief durch und schaute sich um.

Zwei vorbeieilende Herren blieben kurz stehen und grüßten sie. Clara erwiderte den Gruß mit einem schnellen Kopfnicken und hoffte, die Herren sahen ihr nicht an, wie überrascht sie war, von Wildfremden so freundlich gegrüßt zu werden. Sie konnte es nicht lassen, sich triumphierend zu Groot umzusehen, weil sie wissen wollte, ob er diese kleine Szene beobachtet hatte.

Das hatte er sehr wohl. Als er hinter Clara aus der Kutsche stieg, flüsterte er ihr ins Ohr: «Dein hübsches Gesicht ist nicht alles, worauf es hier ankommt.»

«Wohin mit dem Gepäck?», rief der Kutscher unwirsch von oben und sah dabei auf Groot.

Ungehalten sah Clara zum Kutscher hoch. Hatte er immer noch nicht begriffen, wer hier die Entscheidungen traf? Allerdings hatte sie gerade gesehen, dass der Marktkrug, von dem Junghans gesprochen hatte, nicht direkt am Markt lag, sondern auf der anderen Seite des Fleths gleich hinter der Marktbrücke. Clara zeigte auf das Gebäude. «Der Junge soll zum Marktkrug laufen und uns ankündigen», sagte sie. «Wir verschaffen uns etwas Bewegung und gehen dann zu Fuß hinüber.»

Clara hakte Groot unter, und langsam gingen sie über den Platz. Immer wieder drehte sie den Kopf, um das gesamte Panorama zu erfassen, die Ebenmäßigkeit der Struktur, die Weite des Platzes, die sternförmigen Straßenverläufe und die Häuser selbst mit ihren kunstvoll geschweiften Giebeln und großen Fenstern. Obwohl Clara das alles zum ersten Mal sah, fühlte sie sich nicht fremd.

«Wissen Sie», sagte sie zu Groot, «wenn mich jemand gefragt hätte, wie eine neue Stadt aussehen soll, die ganz meinem Geschmack entspricht, dann hätte ich Glückstadt beschrieben.»

Groot seufzte und nickte ergeben.

Clara merkte jedoch schnell, dass das Gefühl, hier heimisch zu sein, sie getrogen hatte, denn sie hatte sich nicht nur über die Lage des Marktkrugs geirrt. Es stellte sich nämlich heraus, dass dieser Marktkrug keinen Ausspann hatte. So musste die kleine Reisegesellschaft doch wieder die Kutsche besteigen und noch ein Stück am Fleth entlangfahren, bis zu einem Wirtshaus nahe dem Hafen am südöstlichen Ende des Fleths. Allerdings kamen Clara und Groot durch diese kurze Fahrt in den Genuss, das Fleth mit den parallel zum Wasserlauf angelegten Straßen und den majestätischen Baumreihen zu bewundern. Am meisten staunten sie über den regen Schiffsverkehr, der sich hier mitten durch die Stadt bewegte.

Im Wirtshaus mit Ausspann wurden sie freundlich empfangen, aber während sich der Apotheker hier von der anstrengenden Fahrt erholen wollte, stand für Clara noch ein wichtiger Gang an, den sie sofort hinter sich bringen wollte. Von Junghans wusste sie, dass sie sich vom Stadtgericht den Kauf des Hauses bestätigen und als Bürgerin der Stadt registrieren lassen musste. Auch dass sich das Stadtgericht im Haus des Bürgermeisters, eines Herrn von Ancken, befand, wusste sie von Junghans. Glücklicherweise erwähnte sie im Schankraum noch rechtzeitig, was sie vorhatte, als sie ihre Papiere aus der Reisetasche holte. Sonst hätte sie schon wieder einen Fehler gemacht.

«Na, da wird sich Marcus Carstens wohl freuen», sagte der Wirt. «Kaum im Amt und schon so netter Damenbesuch.»

«Carstens?» Clara konnte ihre Überraschung nicht verbergen. «Ich dachte ...»

«Ich weiß schon, was Sie dachten», sagte der Wirt und nickte geduldig. «Und da sind Sie nicht die Einzige. Selbst mancher Glückstädter hat sich noch nicht an den neuen Bürgermeister gewöhnt. Aber er wird seine Sache schon machen.» Dann schickte er Clara zum jetzigen Bürgermeisterhaus am Fleth, gleich hinter dem Marktplatz.

Clara dankte ihm und hoffte, dass sie nicht so verwirrt und unsicher wirkte, wie sie sich plötzlich fühlte. Als sie zu Fuß denselben Weg zurückging, den sie gerade gefahren war, rief sie sich zur Besinnung. Zuerst nahm sie sich vor, sich nicht nur auf das zu verlassen, was sie über die Stadt wusste, und lieber erst die Leute zu fragen. Schließlich, sagte sie sich, ist man hier den Umgang mit Neuankömmlingen gewohnt, und zumindest der Wirt war sehr freundlich. Du brauchst nicht alles allein zu bewältigen. Lass dir helfen! Wie nötig sie diese Hilfe schon bald haben würde, ahnte sie zu diesem Zeitpunkt noch nicht.

Der Schreiber, an den sie sich in der noch spärlich möblierten Amtsstube wandte, schien erst gar nicht zu verstehen, wovon sie sprach, obwohl sie die Kaufurkunde vorlegte und sich auch sonst sehr klar ausdrückte. Er fragte nach Claras Mann, Vater, Bruder und schließlich nach irgendeinem männlichen Verwandten.

«Sie sehen doch, dass ich selbst als Käuferin hier unterschrieben habe», sagte Clara ungehalten und hielt dem offenbar begriffsstutzigen Mann die Urkunde hin. «Und im Text, warten Sie, hier ...», sie zeigte auf die entsprechende Stelle, «... hier steht ‹zwischen Ludwig Junghans, Fuhrmann, und Clara Cordes, Hebamme›. Ich habe für mich allein gehandelt und übrigens auch mit meinem eigenen Geld bezahlt.»

Das wiederum schien den Mann herzlich zu amüsieren, und Clara sah ihn konsterniert an. Als er ihr den Grund seiner Amüsiertheit nannte, verschlug es ihr fast die Sprache. In Glückstadt, sagte er, sei eine ledige Frau nicht berechtigt, Hausbesitz – geschweige denn das Bürgerrecht – zu erwerben, im Übrigen habe das auch noch keine versucht.

«Na, da haben wir ja schon die ganze Erklärung», hielt Clara dagegen, als sie sich von ihrem ersten Schrecken erholt hatte. «Es handelt sich um eine Gesetzeslücke. Nur weil es noch nicht vorgekommen ist, gibt es keine Regelung dafür. Jetzt bin ich aber da, und ich habe dieses Haus gekauft. Für eine Hebamme ist das nichts so Ungewöhnliches, denn ...»

Weiter kam sie nicht. Der Schreiber erklärte ihr, erstens sei er ohnehin nicht zuständig, zweitens sei ihr Ansinnen ganz und gar unmöglich, und drittens sei ihm keine Verordnung bekannt, nach der Hebammen Sonderrechte genössen. «Selbst wenn Sie als ledige Frau dieses Haus erwerben und sich darin niederlassen dürften, und selbst wenn ich dafür zuständig wäre, müssten Sie sich gedulden.» Dann holte er umständlich aus und erklärte Clara das vorgeschriebene Procedere einer dreimaligen öffentlichen Überfragung durch das Stadtgericht und dass ein Haus einem neuen Besitzer erst dann zugesprochen werden könne, wenn sich dabei nichts Nachteiliges ergebe. «Und das gilt auch für Hebammen», fügte er mit lauter Stimme hinzu.

Clara versuchte gerade, seine gestelzten Worte zu verstehen, als sie jemanden ins Haus kommen hörte. Im selben Moment änderte der Schreiber seine Körperhaltung, bis er praktisch stramm stand, obwohl er sitzen geblieben war.

Clara erkannte darin sofort eine Chance, ihre Angelegenheiten in die Hände eines offenbar sehr viel wichtigeren Mannes zu geben. Entschlossen, ihn um Hilfe zu bitten, drehte sie sich zu dem Eintretenden um. Ihr erster Eindruck jedoch war enttäuschend, denn zu ihrem Erstaunen war der Mann nicht größer als sie und etwas beleibt. Lange dunkle Locken fielen ihm unordentlich auf den Kragen. Vielleicht waren sie von einem schnellen Ritt so durcheinander geraten. Dann atmete Clara auf. Vor dem edlen schwarzen Tuch seines Rockes zeichnete sich in Brusthöhe deutlich der kleine Elefant ab, den sie von Porträts Christians IV. kannte. Es musste sich um den Elefantenorden handeln, die höchste Auszeichnung des dänischen Königshauses, das Sinnbild des weisen Monarchen. Doch um Christian IV. handelte es sich bei diesem Mann gewiss nicht. Dafür war er viel zu klein, und er strahlte nichts von dem fast schon verwegenen Mut aus, den sie von den Königsporträts kannte.

«Sie sind Hebamme, wie ich soeben hörte?», sprach er Clara an, als diese noch damit beschäftigt war, ihre Eindrücke zu sortieren.

Es war eine Frage, und eine leichte dazu. Doch als Clara zu einer Antwort ansetzen wollte, meldete sich der Schreiber zu Wort. Er hielt die Kaufurkunde hoch und sagte: «Eine Ledige, und sie hat ein Haus gekauft.»

«Christian von Pentz», stellte sich der Neuankömmling nun vor.

Beflissen fügte der Schreiber hinzu: «Der Stadtgouverneur.»

Clara deutete eine Verbeugung an. Das Knicksen hatte sie sich schon vor Jahren abgewöhnt. «Clara Cordes aus Hamburg», sagte sie. «Sehr angenehm. Einer Stadt wie dieser vorzustehen ist eine große Ehre, und es soll mir eine Ehre sein, wenn Sie sich meiner Angelegenheit annehmen. Sehen Sie, ich habe von dem einst in Glückstadt ansässigen und nun wieder in Hamburg weilenden Fuhrmann Ludwig Junghans ein Haus in der Kleinen Nübelstraße gekauft. Die Urkunde haben Sie gerade gesehen. Ich verstehe sehr gut, dass Sie einer wildwüchsigen Besiedelung Einhalt gebieten wollen, ja: müssen, aber ich als Hebamme …»

«Das ist der springende Punkt», sagte von Pentz. «Sie sind also Hebamme. Haben Sie Referenzen, eine Ausbildung absolviert, Berufserfahrung, oder sind Sie eine dieser …?»

Clara machte eine unwirsche Handbewegung. «Ja, zu allem», sagte sie ungeduldig, «aber ich bin keine dieser, Sie wissen schon. Hören Sie, auch die Berechtigung dieser Frage verstehe ich, aber …»

Von Pentz brachte sie mit einer herrischen Geste zum Schweigen und nahm ein Bündel Dokumente entgegen, das der Schreiber ihm reichte. «Danke, Milster», sagte er. «Gehen Sie heim. Es ist spät geworden. Um die Angelegenheiten dieser jungen Dame kümmere ich mich persönlich.» An Clara gewandt, sagte er: «Bitte kommen Sie mit in mein Palais und erklären Sie mir in Ruhe Ihre Absichten.»

Der Stadtgouverneur führte Clara am Fleth entlang bis fast zum Ende der Straße. Kleiner als andere Palais, die Clara kannte, war dieses doch ein stattlicher, lang gestreckter Bau, den sie durch ein gewölbtes Portal betraten. Das Haus war neu und noch nicht ganz fertig gestellt, aber schon die Einrichtung des Eingangsbereichs zeigte, was für ein kultivierter Mann Christian von Pentz war. Vor allem die Wand- und Deckenmalereien beeindruckten Clara. Ein edler Kronleuchter hing von der Decke, und überall in der Eingangshalle standen große Kerzenständer. Von Pentz führte Clara nach rechts in sein Arbeitszimmer, das nicht weniger prächtig ausgestaltet war. Kostbare Vasen standen auf den Fensterbänken und zierlichen Tischen. Einen großen Schrank und den Schreibtisch zierten schöne Schnitzereien. Die Gemälde an den Wänden zeigten Porträts, von denen Clara nur das des Königs erkannte. All diese Dinge zeugten nicht nur von der Herrschaftlichkeit des Gebäudes, sondern ebenso von der Bildung seines Besitzers.

Die folgende Unterhaltung bestätigte diesen Eindruck. Clara begriff schnell, dass es ihm nur darum ging, sich ein Bild von ihren beruflichen Qualitäten zu machen. Und er gab Clara tatsächlich die Gelegenheit, in Ruhe ihr Können und ihre Erfahrung zu offenbaren, und bald schon wich seine anfängliche Reserviertheit einem deutlich verbindlicheren Ton. Ganz offensichtlich wusste er die Kompetenz und Hingabe zu schätzen, mit der Clara über ihren Beruf sprach. «Es liegt durchaus im Interesse der Stadt, eine Hebamme zu bekommen, die ihr Handwerk gelernt hat und beherrscht», sagte er. «Dennoch hat Ihnen der Gerichtsschreiber das Problem wohl deutlich genug geschildert: Es müsste eine verheiratete Frau sein. Unsere Gesetze sagen eindeutig …»

«Verzeihen Sie, wenn ich Sie unterbreche», sagte Clara aufgebracht. Sie hatte sich schon in Sicherheit gewähnt und war umso erschrockener über diese Wendung. «Ihre Gesetze sagen für mich ganz eindeutig, dass Eierkuchen gebacken werden sollen, die Eier dabei aber heil bleiben sollen. Doch das geht nicht. Wenn Sie eine tüchtige Hebamme in Glückstadt haben wollen, so brauchen Sie zwar nicht unbedingt mich zu nehmen, aber eine verheiratete zu finden dürfte Ihnen schwer fallen. Entweder Sie finden eine tüchtige, die bei Wind und Wetter, Tag und Nacht ihrem Beruf nachgeht, oder Sie bekommen eine verheiratete, die angesichts ihrer familiären Pflichten kaum dazu kommt, wichtige Erfahrungen zu sammeln.»

Von Pentz nickte verständnisvoll und, wie Clara meinte, beeindruckt, aber da konnte sie sich täuschen. «Was Sie sagen, leuchtet mir ein», sagte er. «Dennoch gilt es, das Gesetz zu wahren. Aber lassen Sie den Kopf nicht hängen», fügte er hinzu, als er in Claras sorgenvolles Gesicht blickte. «Ich habe Sie nicht hierher gebeten, um Sie gleich wieder fortzuschicken. Doch ehe ich unsere Gesetze übers Eierkuchenbacken ändere, respektive dieses dem König nahe lege, wollte ich einen Eindruck von Ihnen gewinnen. Ich versichere Ihnen, dass ich mich um Ihre Angelegenheit kümmern werde.»

Er teilte Clara nicht mit, dass gerade zurzeit etliche Häuser in der Stadt leer standen. Ebenso wenig vertraute er ihr an, dass der König und seine Glückstädter Lebensgefährtin Vibeke Kruse bereits starkes Interesse an einer gelernten Hebamme geäußert hatten. Gerade wollte Clara ihn fragen, wie es denn nun mit ihr weitergehen solle, als er fortfuhr:

«Eine Ausnahmeregelung sollte zu finden sein. Sie lässt sich in Ihrem Fall ja gut begründen. Beziehen Sie einstweilen das Haus und beginnen Sie möglichst bald mit der Arbeit. Nutzen Sie die Zeit bis zu einer amtlichen Entscheidung als Bewährungsfrist, in der Sie die Glückstädter von Ihrer Arbeit überzeugen und für allgemeine Zustimmung zu einer Sonderregelung gewinnen.»

Der Gedanke, sich ihr Bleiberecht erarbeiten zu müssen,

ließ Claras Dank verhaltener ausfallen, als er ihr gerade eben noch auf der Zunge gelegen hatte. Dennoch glaubte sie, dem Stadtgouverneur vertrauen zu können. Ebenso wie der Güte ihrer Arbeit. Etwas anderes blieb ihr auch gar nicht übrig, wenn sie nicht gleich wieder abreisen wollte. Und das wollte sie ganz und gar nicht.

Gerade noch rechtzeitig fiel ihr eine letzte Frage ein, die der Einquartierung von Soldaten, und sie bat von Pentz, sie von dieser Pflicht zu befreien.

«Auch das», sagte er resigniert vor so viel Courage, «auch das.» Er fügte eine Bemerkung zu den Notizen hinzu, die er sich während des Gesprächs gemacht hatte.

Mit sehr gemischten Gefühlen machte sich Clara auf den Rückweg zum Wirtshaus. Sicher, es war ein Triumph, dass sich der Gouverneur höchstselbst ihrer annahm und gar noch den König bemühte, um ihr ein Wohn- und Arbeitsrecht zu verschaffen. Doch dass das überhaupt nötig war, beunruhigte sie sehr. Selbst wenn man eine Sonderregelung für sie schuf, so war es eben eine Sonderregelung. Sich in so exponierter Stellung zu befinden widerstrebte ihr gerade jetzt. Das Gleiche galt für ihre Arbeit. Zwar war es für sie selbstverständlich, so gute Arbeit wie irgend möglich zu leisten, aber dabei auf dem Prüfstand zu stehen war ihr unangenehm. Genau das war eines der Dinge, vor denen sie geflohen war. Hier war es zwar nicht Henriettes Arbeit, an der sie gemessen wurde, aber gemessen wurde eben doch. Womöglich würde es nicht einmal genügen, gute Arbeit zu leisten. Denn die Frage war ja nun, ob sie gut genug war, um unter Umgehung der Stadtgesetze die Hebamme von Glückstadt zu werden.

Blind für ihre Umgebung, müde und hungrig ging sie am immer noch belebten Fleth entlang. Warum eigentlich konnte sie nichts auf ganz normale Art beginnen, so wie andere

Menschen? Warum war ausgerechnet sie auf so dramatische Art ins Leben getreten? Da war sie wieder, die Vergangenheit. Aber immerhin würde sich von Pentz für sie einsetzen. Und sie nahm sich vor, Groot nichts von ihren Schwierigkeiten zu sagen. Sie musste jetzt auf eigenen Beinen stehen. Hoch erhobenen Hauptes und mit einem Lächeln, das ihre Gefühle nicht preisgab, betrat sie das Wirtshaus am Ende des Fleths.

Warmer, schwerer Dunst von Bier und Wein, geröstetem Getreide, Kohlsuppe und den Stallungen hinter der Wirtsstube schlug ihr entgegen. Töpfe klapperten, Krüge klirrten, ein paar Dutzend Stimmen, laute, leise, hohe, tiefe, von Männern wie Frauen, bildeten eine undurchdringliche Geräuschkulisse. Clara sah sich um. An etwa zehn Tischen saßen Menschen in zumeist größeren Gruppen zusammen und schienen alle gleichzeitig zu reden. Man aß und trank, es wurde gesungen, gelacht und geflucht. Groot konnte sie nicht entdecken. Clara bahnte sich einen Weg zwischen den Tischen. Überall standen und lagen Körbe mit Lebensmitteln, Satteltaschen, Säcke herum, an einer Wand lehnte ein Bootsruder, daneben eine aufgerollte Schiffsleinwand. Abgesehen von den Gästen, die im Wirtshaus logierten, schienen die meisten direkt nach der Arbeit, mit allem, was sie bei sich trugen, auf eine Mahlzeit oder einen Feierabendtrank hier eingekehrt zu sein. Wie am Hamburger Hafen, dachte Clara. Und doch war die Atmosphäre hier anders. Etwas fehlte. Clara merkte schnell, was es war: Von dem Verwegenen in den Hamburger Hafenschänken, dem Finsteren und der Stimmung, die zu Schlägereien führt, war hier nichts zu spüren. Hier schienen ganz normale Bürger nach getaner Arbeit einfach nur den Tag ausklingen zu lassen. Und mitten in einem dieser geselligen Grüppchen entdeckte sie schließlich auch Groot, der sich angeregt mit drei anderen Herren unterhielt, jeder einen Krug Bier vor sich auf dem Tisch.

Clara trat an seinen Tisch und legte ihm die Hände auf die Schultern. Groot drehte den Kopf und sah zu ihr auf. Die anderen Herren verstummten, und Groot machte alle miteinander bekannt.

«Ich glaube es nicht», sagte Clara und lachte, als sie allen nacheinander die Hand gab. «Riechen sich Apotheker gegenseitig?»

Keiner der vier konnte erklären, wie sie es geschafft hatten, sich unter all den Menschen zu finden, um in aller Gemütsruhe Apothekerlatein auszutauschen. Zwei der Herren kamen aus Kopenhagen und erkundeten den speziellen Bedarf der Garnisonsapotheke, um mit besserer Vorausplanung bestimmte Substanzen und Mixturen herstellen und liefern zu können, der dritte kam aus Frankfurt am Main und wollte sehen, ob Glückstadt neben der Garnisons- auch eine Bürgerapotheke brauchen konnte.

«Denn das ist es, was wirklich nicht zu fassen ist, Clara», sagte Groot und sah Clara dabei grimmiger denn je an, «es gibt in Glückstadt keine Apotheke.»

«Ach», sagte Clara nur und setzte sich auf den Stuhl, den der Frankfurter für sie an den Tisch rückte, nickte dem Apotheker dankend zu und fragte ihn: «Und? Braucht Glückstadt eine Bürgerapotheke?»

«Das will ich meinen», erwiderte er. «Obwohl eine Versorgung der Zivilbevölkerung durchaus über die Garnisonsapotheke gegeben ist. Aber bei der explosionsartigen Stadtentwicklung kann dies auf längere Sicht kein Zustand sein.»

Die dänischen Apotheker nickten ernst.

«Also eröffnen Sie hier demnächst eine zivile Stadtapotheke?», fragte Clara.

Der Frankfurter wiegte bedächtig den Kopf. «Ich bin mir

nicht sicher», sagte er. «Alles ist hier so anders, so schnell, so jenseits der gewohnten Pfade ... Ich weiß nicht, ob ich hier heimisch werden könnte. Andererseits: Wenn ich mich nicht bald entschließe, tut's sicher bald ein anderer.»

Eine junge, stämmige blonde Frau trat zu Clara an den Tisch. «Sie sehen ja furchtbar aus», sagte sie unverblümt und sah Clara dabei so aufmerksam und besorgt an, dass diese sich entschloss, die Bemerkung mit Humor zu nehmen.

«Ich fühle mich auch furchtbar», sagte sie. «Bin heute erst in Glückstadt angekommen, aus Hamburg, und habe seit Stunden nichts gegessen. Sind Sie die Wirtin?»

«Die Tochter, aber das kommt aufs selbe raus.» Sie wischte sich die Hände an der Schürze ab und streckte Clara die Rechte entgegen. «Lene Holt», stellte sie sich vor. «Heute gibt's Eintopf aus Weißkohl, Wurzeln, Kartoffeln und Schweinefleisch, kräftig mit Kümmel und Majoran abgewürzt.»

«Klingt himmlisch», sagte Clara und gab ihr die Hand. «Einen großen Teller voll, bitte. Und etwas gegen den Durst.»

Lene nickte, drückte ihr fest und herzlich die Hand, aber sah sie fragend an.

«Verzeihung», sagte Clara. «Clara Cordes. Ich bin Hebamme. Und ich habe die Absicht, in Glückstadt zu bleiben, auch wenn man das als Frau offenbar nicht darf. Aber, so sagt mir Ihr Stadtgouverneur, in meinem Fall wird's wohl doch gehen.»

«Das Wichtigste zuerst», sagte Lene. «Eintopf und Dünnbier. Ich bringe es sofort. Übrigens wusste ich schon, dass Sie Hebamme sind.» Sie deutete mit dem Kopf auf Groot, der bereits wieder in sein Kollegengespräch vertieft war. «Und wenn Sie mich fragen, haben wir eine wie Sie hier dringend nötig. Dass es Schwierigkeiten geben würde, dachte ich mir schon. Aber machen Sie sich mal keine Sorgen, darüber reden wir noch. So wie Sie aussehen, allerdings besser erst morgen früh.» Sie drehte sich Richtung Küche, aber bevor sie sich in Bewegung setzte, sah sie Clara noch einmal an und sagte: «Wäre ja gelacht!» Dann zwinkerte sie ihr zu und verschwand in der Küche.

Clara wandte sich wieder der Apothekerrunde zu und merkte erst jetzt, dass Groot gehört haben könnte, was sie Lene erzählt hatte. Glücklicherweise schien er ihr keine Aufmerksamkeit geschenkt zu haben. Erstaunt fragte sie sich, was sie dazu bewogen hatte, sich dieser wildfremden Frau anzuvertrauen. Entweder habe ich gerade einen großen Fehler gemacht, dachte sie, oder eine Freundin gefunden. Müde lächelte sie den vier Männern zu. Scheint so ein Ort zu sein, dachte sie, wo sich findet, was zusammengehört.

Der Eintopf und das Dünnbier taten ihr gut. Trotzdem fielen ihr, kaum hatte sie sich satt gegessen und ihren Durst gestillt, fast die Augen zu. Das Gespräch der Männer verschmolz in ihren Ohren zu einem fast bedeutungslosen Gemurmel. Clara hatte vage den Eindruck, dass es in Glückstadt in nächster Zeit keine Stadtapotheke geben würde, aber das konnte sie jetzt nicht mehr stören. Schläfrig dachte sie: «Und wenn schon? Die Glückstädter Apotheke werde *ich* dann einfach sein.»

Als Claras Kopf auf Groots Schulter sank, war die Zeit gekommen, sich von der heiteren Runde zu verabschieden. Groot hatte die unverhoffte Begegnung so aufgemuntert, dass er seine Müdigkeit überwunden hatte. Er wollte noch ein wenig sitzen bleiben.

Auf dem Weg durch den Schankraum zum Treppenturm stolperte Clara ein junger Mann in die Arme, der das Wirtshaus soeben betreten hatte. Es war offenbar nicht sein erster

Wirtshausbesuch an diesem Abend. Sein Atem roch nach Branntwein und Tabak, sein Überrock war schief geknöpft, und trotzdem dachte Clara als Erstes: Was für freundliche Augen er hat!

Beide strauchelten und gingen Schulter an Schulter in die Knie. Im Nu stand Lene bei ihnen, richtete sie auf und half ihnen auseinander.

«Na, Willem», sagte sie gutmütig, «hast du es geschafft?»

Der junge Mann nestelte einen Bogen Papier aus der Rocktasche und wedelte damit vor Lenes und Claras Gesichtern. Dazu nickte er triumphierend.

Clara erhaschte einen flüchtigen Blick auf eine Zeichnung, die ihr den Atem stocken ließ. Woran erinnerte sie das bloß? Es war etwas Wichtiges, aber ihr fiel nicht ein, was es war.

«Unser Willem hier», sagte Lene mit einer Mischung aus Stolz und Tadel und strich Clara die Kleider zurecht, «ist nach außen hin Büchsenmacher und in Wirklichkeit Künstler und Erfinder. Hat mehrere Wochen an einem neuen Gerät für den Waagenbauer gearbeitet, und nun hat er's geschafft.» Dann wandte sie sich dem jungen Mann zu. «Trotzdem kein Grund, feine Damen anzurempeln. Entschuldige dich bei Frau Cordes und dann geh zu meinem Vater und lass dir noch einen Letzten geben. Einen Letzten, hörst du? Und deine Zeichnung steckst du jetzt fein säuberlich ein, ehe du sie noch ruinierst.» Sie wartete nicht erst ab, bis er es tat, sondern nahm sie ihm fürsorglich ab, faltete sie vorsichtig zusammen und steckte sie ihm in die Tasche. «So. Und morgen kommst du nüchtern wieder und berichtest von deiner Heldentat. In deinem jetzigen Zustand will ich nichts davon hören, und die Gäste auch nicht.»

Willem machte ein betretenes Gesicht, entschuldigte sich bei Clara, nickte Groot höflich zu und sagte leise zu Lene:

«Hast ja Recht. Dann geh ich lieber gleich. Aus dem einen würden sonst sicher zwei werden. Und morgen brauche ich einen klaren Kopf, wenn ich anfange, diesen Greifer zu bauen.» Er klopfte auf seine Rocktasche und blickte dann mit einem verlegenen Lächeln in die Runde, murmelte einen allgemeinen Gutenachtgruß, drehte sich um und ging, sichtlich um Haltung bemüht, zur Tür zurück.

Lene sah ihm kopfschüttelnd nach, während Clara sich daran zu erinnern versuchte, was ihr diese Zeichnung bedeutete. Und Willem. Sein Auftreten, kurz und konfus, wie es war, hatte sie zugegebenermaßen angenehm berührt.

«Komm, Clara», sagte Groot, der ihr gefolgt war, und nahm sie beim Arm, um sie zur Treppe zu führen. «Gute Nacht, Frau Wirtin.»

«Gute Nacht», sagte Lene. «Schlafen Sie gut.»

«Bestimmt», sagte Clara. «Übrigens freue ich mich auf unseren kleinen Plausch morgen früh.»

«Falls Sie etwas einzukaufen haben, begleiten Sie mich doch zum Markt», schlug Lene vor. «Ich gehe, wenn die letzten Gäste gefrühstückt haben. Dann zeige ich Ihnen ein wenig von der Stadt. Und an der frischen Luft redet es sich ohnehin besser.»

«Wunderbare Idee», sagte Clara und unterdrückte den Impuls, Lene zum Abschied zu umarmen. «Sehr gerne. Gute Nacht. Und danke für alles.»

Drei

GLÜCKSTADT
Mittwoch, 9. Juni 1632

Clara und Groot saßen noch spät am Morgen bei Eiern und Speck, Pflaumenmus und Schwarzbrot, als der Kutscherjunge an ihren Tisch trat.

«Mein Herr sagt, es ist Zeit aufzubrechen, wenn wir noch bei Tageslicht in Hamburg sein wollen.»

Groot gab ihm etwas Geld und zeigte vage in Richtung Wirtshaustür. «Hol Tabak und für dich eine Zuckerschnecke. In einer halben Stunde bin ich reisefertig.»

Es gab nichts, was Groot noch zu tun hatte, außer seinen Becher mit Buttermilch zu leeren. Seine Reisetasche stand gepackt neben seinem Stuhl, sein Gehstock lehnte am Tisch, und sein Überrock hing am Haken hinter dem Stuhl. Dennoch wollte er nicht abreisen, ohne Clara noch einmal ins Gewissen zu reden, dass sie jederzeit wieder nach Hamburg zurückkommen könnte und dass sie in der Katharinenstraße immer eine Zuflucht fände. Clara musste ihm versprechen, sich umgehend bei ihm oder Johanna zu melden, sollte sie in Schwierigkeiten geraten.

«Ich weiß eure Hilfe zu schätzen», sagte sie und streichelte ihm über den Arm. Ihr fiel der Abschied genauso schwer wie ihm, und als sie kurz darauf der Kutsche nachwinkte, fühlte sie sich so allein wie nie zuvor. Ein neues Leben. Jetzt wurde es ernst.

Lene räumte den Frühstückstisch ab, als Clara in den Schankraum zurückkam. Sie sah kurz zu ihr auf und sagte: «Na, Frau Cordes, Angst vor der eigenen Courage?» Ohne eine Antwort abzuwarten, fuhr sie fort: «Das Küchenmädchen schafft den Abwasch auch ohne mich. Lassen Sie uns am besten gleich gehen.»

Clara stützte sich an der Tischkante. Ein neuer Gedanke ließ sie plötzlich ganz elend werden: Hier war sie für jedermann «Frau Cordes». Nicht ein einziger Mensch würde sie beim Vornamen nennen, und auch sie selbst konnte niemanden mit einem vertrauten Du ansprechen. «Ach bitte, sagen Sie doch Clara!», sagte sie leise.

Es klang so kläglich, dass Lene sie mitleidsvoll ansah. «So schlimm?», fragte sie und richtete sich mit einem voll beladenen Tablett auf.

Clara nickte stumm und kämpfte gegen Tränen an.

«Als wir vor acht Jahren hierher kamen, dachte ich auch, ich müsste sterben. Ich war sechzehn und heimlich verliebt. Und dann der Umzug, so weit fort von Amsterdam ... schrecklich! Immerhin hatte ich meine Eltern.» Sie hielt einen Moment inne und zwinkerte Clara über das Tablett hinweg aufmunternd zu. «Also gut, Clara, ich halte sowieso nichts von Vornehmtuerei. Du weißt ja, dass ich Lene heiße. Ich geb dir jetzt lieber nicht die Hand, sonst gibt's am Ende noch ein Malheur und ich werde selbst ganz sentimentüdelig. In fünf Minuten gehen wir los. Viel mehr als eine Stunde haben wir nicht, dann muss ich in die Küche zurück, Mittag machen.»

Clara nickte, zupfte verlegen an ihrem Kragen und überlegte noch, wie sie Lene danken sollte, als diese sich vorbeugte und leise fortfuhr: «Und was die Vornehmtuerei angeht ...» Obwohl sie sonst kein Blatt vor den Mund nahm, stockte sie, ehe sie weiterredete. «Hast du keine praktischere Haube?»

Erschrocken fuhr sich Clara mit den Händen zum Kopf. «Doch, in meinem Gepäck, aber das ist noch nicht ausgepackt.»

«Dann geb ich dir eine von mir, wenn du einverstanden bist.»

«Ja, ich hasse dieses grässliche Ding.»

«Und den Kragen?»

«Den auch.»

«Also weg damit!», sagte Lene kurzerhand. «Viele Frauen fangen hier an, sich bequemer zu kleiden, außer den Mennonitinnen. Schließlich haben wir hier zu tun und nicht jeden Tag Sonntagsandacht.»

Clara war so erleichtert, dass Lene lachte, als sie sich zur Küche wandte. «Na, immerhin sind wir uns darin schon mal einig.»

«Allerdings», sagte Clara. «Ich gehe schnell hoch, um das lästige Ding loszuwerden.»

Schließlich konnte Lene doch gut zwei Stunden erübrigen. Ihr Vater hatte eine Blutsuppe mit Grütze angerührt, die er persönlich eindicken würde. Kartoffelbrei- und Apfelmuskochen war heute alles, was bis zum Mittagessen noch erledigt werden musste, und das konnten ihre Mutter und das Küchenmädchen ohne sie schaffen.

Lene merkte, dass sich Claras Stimmung hob, kaum dass sie auf die Straße traten. Deshalb hielt sie es für das Beste, jetzt keine Seelenforschung zu betreiben, sondern Claras Augenmerk auf die neue Heimat zu lenken.

Dazu bedurfte es nicht viel. Clara war höchst beeindruckt von dem Treiben am und im Fleth. Dutzende Schiffe unterschiedlichster Bauart und Größe lagen hier fest, segelten oder ruderten in beiden Richtungen den Wasserlauf entlang.

«Hier wohnen die Leute, die das Wasser für ihr Handwerk nutzen», sagte Lene und zeigte auf die Häuserreihen, die das Fleth säumten. «Bierbrauer, Branntweinbrenner, Gerber.»

«Und all das Holz?», fragte Clara mit Blick auf die teils vertäuten, teils frei umhertreibenden Baumstämme.

«Ein großer Zankapfel», sagte Lene. «Immer wieder bleiben Schiffe zwischen den Hölzern stecken oder stoßen mit anderen zusammen, wenn sie ausweichen wollen. Aber die Zimmerleute pochen auf ihr angestammtes Recht, sie hier zu lagern. Und auch die Schlachter sind ein Ärgernis.» Sie zeigte auf zwei Männer auf einem Ponton. «Siehst du? Sie waschen Därme und spülen den ganzen Unrat ins Fleth.»

Clara schnupperte, konnte aber keinen Gestank ausmachen.

«Nein, nein, noch ist die Luft frisch», warf Lene ein. «Es kommt ja immer genug Frischwasser nach. Aber manchmal nimmt der Unrat überhand. Neulich schwamm sogar ein Tierkadaver im Fleth. Schau, dort!» Lene deutete auf einen Prahmführer, der einen Eimer Schmutzwasser ins Fleth kippte. «Der König hat schon Strafen angedroht für diejenigen, die mit ihrem Unrat so sorglos umgehen. Auch die Miststellen auf öffentlicher Gasse will er verbieten, aber ...» Lene unterbrach sich und stieß Clara scherzhaft in die Seite. «Was rede ich? Einen schönen Eindruck von unserer Stadt gebe ich dir!»

Clara hatte die Brauen hochgezogen. Sie dachte an die Frauen. Bei Unterweisungsgesprächen müsste sie Fragen der Reinlichkeit wohl nachdrücklicher ansprechen, als sie gedacht hatte. «Deine Offenheit ist mir lieber, als wenn du Dinge schönreden würdest», sagte sie.

«Nützt ja auch nichts», erwiderte Lene.

Sie waren jetzt am Marktkrug angelangt, und Clara bog schon ab, um die Marktbrücke zum Markt hin zu überqueren, als Lene sie am Ärmel zupfte. «Komm noch ein paar Schritte weiter mit, bis zur Judenstraße.» Sie zeigte auf das Eckhaus gegenüber und sagte: «Das ist die Münze. Sie wurde anno 18 von einem portugiesischen Juden gegründet.»

Clara bewunderte noch das große Haus, als die Krügersfrau mit einem Bottich aus dem Marktkrug trat, Lene begrüßte und einige freundliche Worte mit ihr wechselte. Lene stellte die beiden Frauen einander vor.

«Hast du gemerkt, wie erfreut sie war, als sie hörte, dass du Hebamme bist?», fragte Lene, als sie weitergingen.

«Ja, schon», erwiderte Clara zögerlich. «Aber was nützt es mir, dass ihr hier eine Hebamme braucht, wenn ich als ledige Frau kein Haus …»

«Ach was!» Lene schnitt ihr das Wort ab. «Hier ist alles neu. Die Stadt wächst und wächst. Und ständig werden neue Gesetze gemacht, je nachdem, was gerade gebraucht wird. Du wirst sehen: Der Stadtgouverneur findet bestimmt einen Weg. Es wird sich schnell herumsprechen, dass du da bist, und die meisten werden nicht wollen, dass du wieder gehst. Von Pentz weiß, was für die Stadt gut ist. Er hört auf die Bürgerwünsche.» Sie sah Clara schelmisch von der Seite an. «Und *dass* die Bürger dich hier haben wollen, dafür kann man ja sorgen. Man muss nur genug von dir sprechen und deine Verdienste loben.»

Clara seufzte. «Wenn ich dich nicht hätte!»

«Oder nach der Ebbe plötzlich die Flut ausbliebe …» Lene blieb stehen. Vor ihnen lag die Stadtbäckerei und verströmte Wohlgerüche. Lene zeigte in die Straße, die hier vom Fleth abzweigte. «Die Judenstraße», sagte Lene. «Siehst du das etwas zurückliegende Gebäude?»

Clara fiel erst jetzt auf, dass alle anderen Häuser wie mit der Schnur gezogen eine gerade Flucht bildeten.

«Die Synagoge», sagte Lene. «Das einzige Gebäude in

der ganzen Stadt, das nicht mit allen anderen eine gerade Linie bildet.»

Clara fragte, warum.

«Ein Privileg», erklärte Lene. «Weil es gerade die Juden anderswo besonders schwer haben. Der König will damit zeigen, dass er es ernst meint mit den Rechten für alle.» Sie lächelte Clara aufmunternd zu.

Auf dem Weg zurück zur Brücke warf Clara einen neugierigen Blick in die Münzerstraße. Tatsächlich bildeten die Häuserfronten auch hier eine durchgehende Linie. «Wozu dieses absolute Ebenmaß?», fragte sie. «Das ist ja fast wie auf einem Kasernenhof.»

Lene lachte kurz auf. «Wenn du es so ausdrücken willst, bitte! Eigentlich hast du sogar Recht. Es ist ein Kasernenhof. Und das ist gut so. Wie hätten wir sonst vor vier Jahren der Belagerung durch die Kaiserlichen standhalten können? Statt Christian würde womöglich dieser schreckliche Wallenstein die Stadt regieren.» Sie schüttelte sich. «Gott bewahre! Nein, nein, wir wissen, was wir an unseren Soldaten haben, auch wenn sie manchmal nicht gerade die feinsten Sitten pflegen. Stell dir vor, die müssten, wenn sie zum Appell aufmarschieren und aus all ihren Quartieren überall in der Stadt gelaufen kommen, erst durch lauter krumme Gassen schleichen!»

Clara wusste, dass der König die Stadt nicht aus einer Laune heraus als Festung erbaut hatte. Aber sie hatte nicht erwartet, dass dieser Festungscharakter so allgegenwärtig sein würde. Aber jetzt nur keine Zweifel! Heute sollte ihr neues Leben beginnen, und zwar hier, in dieser Stadt. Abrupt drehte sie sich zum Fleth, wo sie die Krügersfrau Wasser schöpfen sah. «Deshalb also dein gutes Verhältnis zur Konkurrenz», sagte sie. «Eure Kundschaft reicht für beide Schänken, obwohl sie so nah beieinander liegen.»

«Sogar für mehr», sagte Lene gelassen. «Ein Stück flethaufwärts liegt noch der Schützenkrug, und auch die Bierbrauer und Branntweinbrenner zu beiden Seiten des Fleths schenken aus.»

Auf der Marktbrücke blieb Lene stehen, um Clara einen Rundumblick zu gewähren.

«Sag einmal ...» Clara lehnte sich ans Brückengeländer, als sie zögerlich einen Gedanken zu formulieren begann, der ihr schon beim Abendessen mit Johanna und Groot gekommen war. «Diese vielen Soldaten ... Wie soll ich sagen ...»

«Denkst du an Liebschaften?»

Clara hätte wissen können, dass es gegenüber dieser handfesten jungen Frau nicht nötig war, um den heißen Brei zu reden. Sie nickte.

«Nun ja», sagte Lene und sah Clara vergnügt an. «Hier in Glückstadt geht's den Menschen wie den Leuten überall. Zum einen gibt es die gewissen Häuser, beim Hafen, genau wie in Amsterdam. Und dann kommt es natürlich auch woanders vor, zum Beispiel bei uns in der Schänke. Wenn eine junge Frau schöne Augen hat und ein Kerl starke Arme ...» Sie hatte erst eine Hand gehoben, dann die zweite, und als sie aufhörte zu sprechen, faltete sie die Hände ineinander.

«Verstehe», sagte Clara. «Aber Ehen werden dabei in der Regel wohl nicht gestiftet, was?»

Lene schüttelte mit Entschiedenheit den Kopf.

«Das bedeutet, man muss die möglichen Folgen solcher Liebschaften verhindern.» Clara versuchte, sich so taktvoll wie möglich auszudrücken.

Lene schaute sich um, weil sie Zuhörer fürchtete, und obwohl niemand in Hörweite war, senkte sie die Stimme, als sie fragte:

«Du meinst den leidigen Blutstau?»

Clara hatte gehofft, dieses Wort nicht aus Lenes Mund zu

hören. Solange man die ersten Wochen der Schwangerschaft als «Blutstau» bezeichnete, wollte man diese nicht wahrhaben – und die spät getroffenen Gegenmaßnahmen fielen meist drastisch aus. Aber dies war nicht der rechte Ort, um Lene über Vorgänge im weiblichen Körper aufzuklären, die ihr offenbar genauso schleierhaft waren wie den meisten anderen Frauen. Aber das würde sie ganz sicher später noch tun. «Was tut man hier so, wenn … nun ja, wenn es zu dem kommt, was du als Blutstau bezeichnest? Hast du davon gehört? Hast du vielleicht selbst schon einen gehabt?»

Lene errötete, wandte sich von Clara ab und schaute aufs Wasser.

«Verzeih, Lene, wenn ich dir zu nahe trete. Es ist mein Beruf, weißt du. Ich möchte wissen, wie ihr Glückstädter Frauen gewisse Dinge handhabt, damit ich euch wirklich helfen kann. Oder meinst du, es gäbe für mich in dieser Hinsicht nichts zu tun?»

Lene richtete ihre großen blauen Augen jetzt direkt auf Clara. «Du meinst, du holst nicht nur Kinder, sondern kümmerst dich auch um andere Dinge, die uns Frauen betreffen?»

Lenes offene Art gefiel Clara. «Genau das meine ich», sagte sie und nickte ihr zu. «Dafür weißt du über Küchenarbeit gewiss viel mehr als ich. Und darüber, wie man mit betrunkenen Kerlen umgeht.»

«Aber diese Blutstaus …» Lene unterbrach sich und machte eine schnelle Handbewegung. «Versteh mich nicht falsch, Clara! Ich habe mich noch nie mit einem Kerl eingelassen, aber Blutstaus kenne ich auch.»

«Ach ja? Und was tut ihr hier dagegen?»

Lene zuckte leichthin mit der Schulter und sagte mit der größten Selbstverständlichkeit: «Sadebaum oder auch Farnkraut mit Myrrhe in Wein getränkt.»

Clara schlug mit der flachen Hand aufs Brückengeländer. «Sadebaum», sagte sie dann wütend. «Das löst den ‹Stau› wahrlich. Aber die Kontrak … die Krämpfe! Da ist ja manche Geburt leichter.» Als sie sah, wie unsicher Lene plötzlich war, tat sie Clara direkt Leid. «Ich hatte gehofft, in diesen Fragen sei man hier weiter. Denn, weißt du, Lene, das geht auch sanfter und vor allem ungefährlicher. Aber eigentlich habe ich gar nichts dagegen, hier so viel zu tun zu haben. Ich wollte ohnehin Unterweisungsstunden für alle Frauen einrichten, ob sie guter Hoffnung sind oder nicht. Du bist die Erste, der ich das anbiete. Wenn du es nicht weitersagst, gebe ich dir kostenlos Rat in diesen Dingen. Aber bevor es so weit ist, eines schon vorab: Finger weg von Farnkraut! Davon kann dein Leib für alle Zeiten unfruchtbar werden.»

«Wirklich?» Lene vermied es, Clara direkt anzusehen.

Clara merkte, wie unangenehm dieses Gespräch für Lene geworden war. «Du brauchst dich nicht zu schämen», sagte sie mitfühlend. «Und falsche Schüchternheit hilft dir auch nicht weiter.»

«Wenn du meinst», sagte Lene vage. Wieder schaute sie in die Ferne, und als sich ihr Blick auf den Hafen richtete, sagte sie schnell: «Morgen zeige ich dir die neuen Quartiere vorm Hafen. Da hat übrigens Willem seine Werkstatt, ganz in der Nähe unserer Schänke.»

«Ach!», rief Clara aus und merkte sofort, dass ihre Reaktion etwas zu heftig ausgefallen war.

Auch Lene war das nicht entgangen, und sie schüttelte den Kopf wie eine strenge Gouvernante. «Clara, Clara, du bist mir ja eine! Noch keine vierundzwanzig Stunden in der Stadt und schon verliebt.»

«Wie kannst du das sagen? Das ist blanker Unsinn!» Unwirsch und raschen Schritts setzte sich Clara Richtung Markt in Bewegung.

Lene folgte ihr langsam und hoffte auf eine versöhnliche Geste. Nach wenigen Schritten blieb Clara stehen und drehte sich zu Lene um. «Es ist anders, als du denkst», sagte Clara. «Es hat nur etwas mit der Zeichnung zu tun, mit diesem Gerät, das er entworfen hat. Du weißt, was ich meine.»

Lene nickte zwar, aber sie schien Clara nicht recht zu glauben.

«Seine Zeichnung erinnert mich an etwas, und ich weiß nicht, was, jedenfalls beschäftigt mich das. Ich möchte sie gern noch einmal sehen. Meinst du, Willem kommt heute Abend tatsächlich zu euch in die Schänke, so wie er gesagt hat?»

«Wie soll ich das wissen? Wenn er heute mit der Konstruktion beginnt, arbeitet er vielleicht bis spät in die Nacht hinein. Es wäre nicht das erste Mal, dass es ihn gepackt hätte. Soll ich dich lieber sofort zu ihm bringen?»

Die Vorstellung, Willem schon in wenigen Minuten wieder zu begegnen, machte Clara ganz unruhig. Irritiert blieb sie stehen. Mit einer raschen Handbewegung, als verscheuche sie ein lästiges Insekt, ging sie weiter und sagte kühl: «Es muss nicht sofort sein. Du hast doch einzukaufen, und ich brauche auch einiges. Trotzdem danke. Ich komme gerne auf dein Angebot zurück, wenn sich die Sache nicht von selbst erledigt.»

Lene schaute fragend, hielt es aber offensichtlich für klüger, das Thema fürs Erste fallen zu lassen.

Die beiden Frauen gingen zum Markt, wo sich viel Volk tummelte und allerlei zu sehen war. Clara konnte sich gar nicht satt sehen am Treiben der Leute.

«All die Menschen und diese Häuser! Weißt du eigentlich, wie schön ihr es hier habt?», fragte sie in gänzlich verändertem Tonfall.

Lene nickte, aber sie wollte jetzt nicht mehr über Städtebau und die Freundlichkeit der Glückstädter sprechen. «Deswegen bist du doch wohl nicht hierher gekommen?» Sie war sich ganz sicher, dass Clara nicht hier war, weil sie die Stadt schöner fand als Hamburg. Nicht nur dass sie diesen Schritt als erste Frau allein gewagt hatte, nein, auch Claras Unwissenheit über das Gesetz bezüglich des Hausbesitzes einer ledigen Frau verriet Lene, dass Clara Hamburg überstürzt verlassen haben musste. Folglich gab es wohl etwas in Claras Vergangenheit, dem sie unbedingt den Rücken kehren wollte. Und was das war, wollte sie unbedingt herausbekommen. Deshalb bohrte sie weiter: «Ziehst du jedes Mal um, wenn irgendwo eine Stadt gegründet wird – nach dem Motto: Das Neueste ist gerade gut genug für mich?»

Clara schüttelte den Kopf und lachte. «Nein», sagte sie, «natürlich nicht. Aber wenn man einen Neuanfang macht, sucht man sich ja nicht unbedingt einen Ort, der im Niedergang begriffen ist. Wieso ist *deine* Familie denn hergekommen?»

Lene ignorierte die Frage. «Ein Neuanfang also», sagte sie. «Und warum? Doch nicht aus schierem Übermut und weil die Welt so groß und bunt ist, oder?»

Clara lächelte gequält. Diese Frage würde ihr jetzt wohl öfter begegnen. Natürlich konnte weder Lene noch sonst jemand wissen, was in ihr vorging. Sollte sie sich nicht wenigstens Lene anvertrauen? Noch nicht, dachte Clara. Nicht, ehe wir uns etwas besser kennen und ich ein wenig zur Ruhe gekommen bin. Trotzdem wusste sie zu schätzen, dass Lene die Wahrheit wissen und sie verstehen wollte. Das war ein ermutigender Gedanke. Sie nickte Richtung Markt und sagte: «Ohne eine Lebensbeichte verrätst du mir nicht, wo ich den frischesten Fisch bekomme, was? Soll ich dir meine Lebensgeschichte passend zu den Marktständen erzählen ... die traurigen Ereignisse beim Schlachtvieh, die fröhlichen am Putzmacherstand?»

«Schon gut», sagte Lene. «Du bist ja gerade erst angekommen, und wir haben noch viel Zeit. Sieh nur, der Scherenschleifer!» Sie hakte Clara unter und zog sie mit sich fort. «Ich hatte gehofft, dass er heute kommt.» Mit der freien Hand schwenkte sie ihren Korb, in dem etliche in ein Tuch eingeschlagene Messer lagen. Doch dann blieb sie plötzlich stehen und blickte auf die Spitzen ihrer Schuhe, die unter den Röcken hervorlugten. «Oder willst du es mir nicht sagen?»

Clara überlegte einen Moment, ehe sie antwortete. Sie war Lene für ihre Beharrlichkeit dankbarer als für alles andere. «Doch», sagte sie bestimmt. «Es ist nicht so, dass du es nicht wissen sollst. Vielmehr habe ich es selbst noch nicht ganz begriffen.»

Ein Strahlen huschte über Lenes Gesicht. «Na, dann ist ja gut. Bist wohl nur ein bisschen langsam im Kopf, was?», sagte sie und stieß Clara freundschaftlich in die Seite.

«Blöde Kuh!», erwiderte Clara so fröhlich, dass ihre grünen Augen blitzten.

Darauf stürzten sie sich ins Marktgeschehen. Wie langjährige Freundinnen kauften sie zusammen ein.

Brot, Eier, Butter, etwas frisches Gemüse und Most – mehr brauchte Clara fürs Erste nicht. Als alles erledigt war, sprach Lene die Fischerstochter Stine an, die sich als Laufmädchen verdingte, wenn sie nicht gerade ihrem Vater zur Hand ging. Lene schickte sie mit ihren Einkäufen zur Schänke und trug ihr auf, dem Kutscher zu sagen, er könne Claras Gepäck nun in die Nübelstraße bringen. Als sie sich schließlich mit Lene in Richtung Kirche auf den Weg zu ihrem neuen Heim machte, hatte Clara nicht nur die nützliche Bekanntschaft Stines gemacht, sondern etliche Hände geschüttelt. Lene hatte sie allen möglichen Leuten mit einer derartigen Selbstverständlichkeit vorgestellt, dass man hätte glauben können, Clara wohne schon lange in der Stadt. «Ich glaube, noch keine Hebamme hat je irgendwo so angefangen, dass alle den Eindruck hatten, sie sei schon seit Wochen erfolgreich am Werk», sagte Clara beim Verlassen des Marktes.

«Aber gelogen habe ich nicht.»

«Nicht direkt.» Clara zwinkerte ihr vergnügt zu. «Wer leistet eigentlich im Moment hier die Geburtshilfe?»

«Wie so oft, Frauen, die irgendwann zufällig bei einer Geburt zugegen gewesen und dann immer wieder geholt worden sind. Hier sind es drei.»

Das hatte Clara schon vermutet, und sie wollte gern Näheres über die drei Laienhebammen in Erfahrung bringen. Sie wusste aber nicht recht, wie sie danach fragen sollte, ohne den Eindruck zu erwecken, sie wolle Lene direkt aushorchen.

Bevor sie eine angemessene Formulierung gefunden hatte, bog Lene nach rechts ab und zeigte auf ein Fachwerkhaus auf der linken Seite. Sie blieb stehen und imitierte einen Fanfarenstoß. *«Et voilà, le rôti de fête!»*

«Du sprichst Französisch?»

«Ach was! So präsentiert mein Vater immer den Sonntagsbraten. Das hat er irgendwo aufgeschnappt. Er spricht genauso wenig Französisch wie ich. Komm, sieh nur! Dein neues Zuhause, ist doch hübsch! Hast du den Schlüssel?»

Das Haus war recht klein, würde Clara aber genug Platz zum Wohnen und Arbeiten bieten. Das war schon auf den ersten Blick zu erkennen.

Neben einer schmalen Diele lag ein kleines Zimmer mit Blick auf die Straße. Als Erstes öffnete Clara das Fenster, wie später auch in allen anderen Zimmern, um den abgestandenen, leicht muffigen Geruch zu vertreiben. Im hinteren Teil des Hauses lagen die Küche und ein etwas größeres Zimmer mit einem Fenster und einer Tür zum Garten.

Noch bevor Clara den Rest des Hauses in Augenschein nahm, trat sie mit Lene auf das ziemlich verwilderte Stückchen Erde. Es maß, wie Junghans gesagt hatte, nur knapp zehn Ellen im Quadrat, aber Clara wusste Pflanzen so gut zu pflegen, dass sie ertragreich waren, ohne viel Platz zu beanspruchen. Wenn sie von allen Kräutern und Heilpflanzen, die sie brauchte, nur ein oder zwei Exemplare ziehen würde, wäre das Gärtchen sicher groß genug. Selbst das gläserne Gewächshaus für wärmeabhängige Pflanzen, das Dr. Gerard vor Jahren für Henriette gebaut hatte, würde hier Platz finden. Die Lage nach Südosten war ideal, und die umstehenden Bäume und Gebäude spendeten an manchen Stellen genau den Schatten, den manche Pflanzen brauchten. Das war schon jetzt, da die Sonne fast ihren höchsten Stand erreicht hatte, zu sehen. Der Kräutergarten nahm vor Claras innerem Auge bereits Gestalt an.

«Sieh mal, Brennnesseln und Schafgarbe!», rief sie so erfreut aus, dass Lene sie ganz verblüfft ansah.

«Du freust dich über Brennnesseln im Garten?» Lene konnte es nicht glauben.

Clara lachte. «Und wie! Eisenmangel ist für viele Schwangere und Wöchnerinnen ein Problem, weißt du, und ein Tee aus Brennnesselblättern ...» Clara unterbrach sich, als sie merkte, dass Lene ihr nicht folgen konnte. «Ich lege einen Kräutergarten an», sagte sie dann. «In Hamburg hatten wir ... hatte ich auch einen. Die Stammpflanzen stammen übrigens aus London, aus dem größten Kräutergarten Europas. Es ist wunderbar, dass auch hier Schiffe aus London festmachen, denn ich werde bald Nachschub brauchen. Wenn ich alle Arzneien, die ich brauche, fertig kaufen müsste, wäre ich bald arm. Außerdem ist es so, dass man die Kräuter am besten frühmorgens erntet, dann sind sie viel aromatischer, kräftiger und ergiebiger ...» Clara schlug sich die Hand vor den Mund. «Was red ich schon wieder? Das interessiert dich alles gar nicht, oder?»

Lene schüttelte den Kopf. «Eigentlich wollte ich Schankwirtin bleiben.» Trotzdem warf sie noch einen skeptischen Blick in den Garten. «Gut, dass du schon zwei Kräuter hast, die du brauchst. Aber es wird noch ein schönes Stück Arbeit sein, diese kleine Wildnis zu bändigen.»

Clara seufzte. «Da hast du wohl Recht.» Dann entdeckte sie hinter hohen Gräsern am Rande des Gartens ein Himbeergestrüpp und daneben eine Schlehe. «Aber sieh nur, da wächst ja noch etwas!», rief sie aus, verzichtete aber darauf, Lene etwas von Muskellockerung und Wöchnerinnenstärkung zu erzählen. «Die Natur hilft mir nach Kräften. Und anpacken, das kann ich genauso wie du.»

«Dann lass uns jetzt wieder reingehen. Ich glaube, da gibt es mehr als genug zu tun.»

Als sie sich umdrehte, bemerkte Clara genau neben sich eine wuchernde Pfefferminzstaude, bückte sich und zupfte einige Blätter davon ab. Dann ging sie hinter Lene ins Haus zurück, um die angrenzende Küche zu inspizieren.

«Du musst mir unbedingt noch von den drei Frauen berichten, die hier bei Geburten helfen», sagte sie und hoffte, dass es ganz beiläufig klang, während sie den Beilegerofen in der Küche begutachtete, der einen stabilen und funktionstüchtigen Eindruck machte. Lene wischte den einfachen Holztisch mit einem Tuch aus ihrer Schürze ab, und Clara legte die Pfefferminzblätter darauf. «Wenn wir uns alles angesehen haben, holen wir Wasser, heizen den Ofen an und gönnen uns eine kleine Erfrischung. Dann erzählst du mir alles. Ach, und dann kannst du mir auch gleich sagen, was für ein Mann der Medicus ist.» Auch diese letzte Bemerkung ließ sie viel bangloser klingen, als sie gemeint war. Auseinandersetzungen mit den Herren Medici hatten Henriette und sie schon manches Mal um die innere Ruhe gebracht und zeitweise sogar um die ungehinderte Ausübung ihres Berufes. «Komm, jetzt sehen wir uns oben um», sagte sie schnell und ging durch die Diele zurück auf die schmale Treppe zu.

In einem der drei oberen Zimmer standen ein breites Bett und der große holländische Leinenschrank, von dem Junghans erzählt und den Clara zusammen mit einigen anderen im Haus verbliebenen Möbeln mitgekauft hatte. In einem stand eine große Truhe, und das andere war leer. Alle drei Zimmer waren heller als die unteren.

«Hier oben werde ich es mir gemütlich machen, und unten arbeite ich», überlegte Clara laut. «Das wichtigste wird das Zimmer zum Garten. Dort werde ich die Frauen empfangen.»

Sie gingen wieder nach unten, Lene bot sich an, Wasser zu holen, und Clara holte Holz aus dem Garten, um Feuer zu machen. Eine halbe Stunde später saßen sie bei dampfendem Pfefferminztee im Gartenzimmer auf der eigens für diesen Raum angefertigten und passgenau eingebauten Bank gegenüber dem Fenster. Die gepolsterten Sitzflächen waren hübsch mit Brokat bespannt. Obwohl es ein heller, klarer Tag war, war es doch recht kühl, und die offenen Fenster im ganzen Haus ließen beide Frauen frösteln. Trotzdem zogen sie die frische Luft dem muffigen Geruch vor.

«Also, unsere drei Geburtshelferinnen», begann Lene ohne Umschweife. «Du möchtest wissen, ob mit ihnen gut Kirschen essen ist.»

«Ja, schon», gab Clara zu. «Aber ich will dich nicht zum Tratschen verleiten.»

Lene winkte ab. «Ach, weißt du, alle drei sind für ihren Ruf selbst verantwortlich. Ich erzähle dir nichts, was dir nicht jeder bestätigen kann, der sie kennt. Außerdem wirst du sie ja auch selbst bald kennen lernen.»

«Nun gut.» Clara stand auf und schloss die Gartentür, um den Luftzug zu vermindern, dann setzte sie sich wieder. «Dann mal los.»

«Die drei sind sehr verschieden, musst du wissen. Und wenn wir mal bei den Kirschen bleiben, dann würde ich sagen: Amalie Bruns lässt dir glatt die süßesten und dicksten. Sie hat ihren Mann vor drei Jahren verloren und ist eine gute Schneiderin, aber sie kann die zusätzliche Bezahlung als Geburtshelferin gut gebrauchen, auch wenn es manchmal nur ein paar Lebensmittel sind. Die zweite ist Gesine Pröll. Ihr Mann ist Branntweinbrenner, und Gesine schwört auf die Wirkung seiner Brände. Manche Frauen schätzen das, gerade unter der Geburt. Aber bevor Gesine eine Kirsche isst, trinkt sie lieber einen Kirschlikör. Und dann ist da noch unsere Greetje Skipper. Sie kümmert sich nur um Geburten, wenn ihr Mann auf See ist. Wenn er zu Hause ist, hat sie alle Hände voll damit zu tun, ihn aus den Schänken fern zu halten. Umso begieriger mischt sie sich überall ein, wenn er fort ist. Ihre Geburtshilfe soll so rabiat sein wie die ganze Frau.» Lene hatte sich regelrecht ereifert. Jetzt machte sie eine kleine Pause und fügte dann etwas ruhiger hinzu: «Die Skippersche hat es gewiss nicht leicht im Leben, aber manchmal würde man ihr am liebsten eine ordentliche Portion Tollkirschen verabreichen.»

«Ach, komm!», warf Clara ein. «So schlimm kann sie doch nicht sein.»

«Wart's ab!», erwiderte Lene und sah Clara viel sagend an.

Clara wurde erst jetzt bewusst, dass sie noch gar nicht darüber nachgedacht hatte, wie sie sich gegenüber den Frauen verhalten sollte, denen sie jetzt den Rang streitig machte. In Hamburg war sie in die Hebammenschaft hineingewachsen. Hier würde es schwierig sein.

«Was überlegst du?», fragte Lene. «Ob es in Glückstadt nun eine Hebamme zu viel gibt?»

«Nein. Selbstverständlich gibt es nur eine. Aber es ist gut, wenn es noch andere Frauen gibt, die helfen können. Mir wäre nur wichtig, dass sich alle in den wesentlichen Fragen einig sind und dass unnötige Quälerei vermieden wird.»

«Na, dann wirst du mit Greetje ja noch viel Spaß haben.»

«Da hast du wohl Recht. Und der Stadtmedicus, was kannst du mir über ihn sagen?»

«Jesper Olsen? Was gibt's da zu sagen? Er ist eben unser Medicus. Ein strenger Herr, aber ich könnte nichts Nachteiliges gegen ihn sagen.»

«Das sollst du doch gar nicht! Aber genau wie bei der Hebammerei gibt es auch bei den Medici sehr unterschiedliche Vorgehensweisen.» Clara merkte selbst, dass sie von Lene zu viel erwartete. «Also ich meine: Lässt er beispielsweise zur Ader?»

Lene schüttelte den Kopf. «Soweit ich weiß, nicht. Einmal soll er es getan haben, als sich Fiete Holst beim Verladen das Bein zerquetscht hatte. Und weil es so ungewöhnlich war, redete die ganze Stadt davon. Sogar der König hat sich eingeschaltet, und es hieß, seine Kopenhagener Ärzte hätten in so einem Fall auch zur Ader gelassen. Meinst du, er sollte öfter zur Ader lassen?»

«Nein, ganz und gar nicht.» Clara hob abwehrend die Hände. «Entschuldige, Lene! Woher sollst du das auch alles wissen? Es ist nur so, weißt du, dass manche Medici in ihren Methoden sehr altertümlich sind und ...»

Lenes verständnisloser Blick ließ Clara innehalten.

Lene stellte ihren Becher auf die Fensterbank, rieb sich

die Arme und sagte: «Siehst du eigentlich, wie verstaubt hier alles ist? Schrecklich, wie Häuser auch dann verdrecken, wenn niemand drin wohnt. Bei uns ist es genauso. Es macht kaum einen Unterschied, ob unsere Gästezimmer gerade bewohnt sind oder leer stehen – putzen muss man sie doch ständig. Komm, lass uns das Gröbste sauber machen, ehe deine Sachen kommen, dann wird uns auch wärmer.»

«Aber womit willst du putzen? Es ist doch nichts im Haus.»

«Da kennst du die Leute schlecht. Das wollen wir doch mal sehen.» Lene ging zielsicher an einen Verschlag unter der Treppe. «Voilà! Hab ich's doch gewusst!», rief sie triumphierend, als sie ihn geöffnet hatte. «Kein Mensch nimmt seinen alten Putzkram mit, wenn er umzieht. Oder die wenigsten. Es ist alles da, was wir brauchen: Eimer, Besen und Schrubber, Staub- und Wischtücher, sogar Schmierseife. Aber wir müssen uns beeilen. In einer halben Stunde muss ich gehen. Ist noch heißes Wasser da?»

«Kommt sofort.» Auch Clara stand von der Bank auf. Obwohl Lene ihre schlimmsten Befürchtungen über den Medicus ausgeräumt hatte, gab es doch noch eines, was sie unbedingt wissen wollte. «Eine letzte Frage noch, Lene», sagte sie. «Legt Olsen Wert darauf, Schmerzen zu lindern?»

Lene drehte sich zu Clara um und streckte ihr den kleinen Finger der linken Hand entgegen. Eine wulstige Narbe lief mitten durch die Fingerkuppe. «Nicht, als ich mir vor zwei Jahren beim Rübenhacken fast den Finger abgehackt hätte. Ich sag ja: Er ist ein strenger Herr, zu streng, wenn du mich fragst.» Sie wandte sich wieder dem Verschlag zu und öffnete ihn schwungvoll. «Aber du siehst ja: Der Finger ist wieder heil. Und jetzt an die Arbeit!»

Clara hatte nicht erwartet, in Olsen einen Kollegen zu finden, der ihre Ansichten vollkommen teilte. Dennoch machte sich in ihr wieder das Gefühl breit, das ihr nach Groots Abreise so zugesetzt hatte. Sie war es gewohnt, Hand in Hand zu arbeiten, mit Henriette sowieso und nach und nach auch mit einigen Hamburger Ärzten. Hier aber war sie ganz allein auf sich gestellt. Bedrückt nahm sie den Eimer entgegen, den Lene ihr reichte. Als sie ihn anfasste, murmelte sie: «Hand in Hand.»

Lene kramte geräuschvoll in der Besenkammer. Sie wandte den Kopf zu Clara um und fragte, ob sie etwas gesagt habe.

Clara presste die Lippen zusammen und schüttelte den Kopf. Dann fasste sie sich ein Herz und sagte: «Ich sagte ‹Hand in Hand›. Wir arbeiten Hand in Hand, Lene. Das ist sehr schön. Und dafür möchte ich dir danken. Das kenne ich bislang nur von meiner ... Ich meine, ich ...»

«Ach, du liebe Zeit!» Lene tauchte wieder in den Verschlag ab. «Ich glaube, das erzählst du mir ein anderes Mal.» Mit Tüchern, Besen und Schrubber beladen tauchte sie wieder auf. «Und was unsere Zusammenarbeit angeht: Warum, glaubst du, tu ich das? Erstens: Wat mutt, dat mutt. Und zweitens ...» Nun war sie es, die ihren Satz nicht zu Ende brachte. Gerührt sah sie Clara an und brachte kein weiteres Wort über die Lippen.

Ohne auch nur den Versuch, ihre widerstreitenden Gefühle zu ordnen, breitete Clara mit scheppernden Eimer die Arme aus, um Lene zu umarmen. Dabei rammte sie sich Lenes Besenstiel in die Schulter, und sie schrie vor Schmerz laut auf. Lene entschuldigte sich ganz erschrocken und rieb mit ihrer rechten Handfläche über Claras wunde Stelle.

«Schon gut, Lene. So etwas muss ich aushalten können», sagte Clara und versuchte zu lächeln. «Also: an die Arbeit!»

Die Räume im Parterre waren geputzt, als das Fuhrwerk mit Claras Sachen eintraf. Lene verabschiedete sich, und Clara bewegte sich kurz darauf zwischen Kisten und Koffern wie in einem Labyrinth. Es war nicht viel, was sie mitgebracht hatte, aber die Räume waren klein, und der Fuhrmann hatte die Sachen ungeschickt abgestellt. Neben einigen persönlichen Dingen und ihren Kleidern machten Arbeitsgeräte und Arzneien, Bücher und Aufzeichnungen über schwierige Geburtsverläufe das Gros ihres Gepäcks aus. Und natürlich der Gebärstuhl. Clara blickte auf das Durcheinander, und obwohl sie Unordnung hasste, merkte sie, wie froh sie war, all diese Dinge nun im Haus zu haben. Ohne auch nur eine Kiste zu öffnen oder sich zu vergewissern, ob auch wirklich alles heil angekommen war, begann sie sich heimisch zu fühlen. Vorsichtig wickelte sie die Leinentücher ab, die sie um den Gebärstuhl geschlagen hatte, und klappte ihn auf und wieder zusammen, um zu sehen, ob er den Transport unbeschadet überstanden hatte. Er ließ sich bewegen wie immer. Clara schob eine Kiste beiseite und stellte den Stuhl vor dem Gartenfenster auf. Dann trat sie zwei Schritte zurück und stellte sich vor, wie eine Gebärende im neuen Glückstädter Hebammenhaus eine Geburt durchlebte. Ob der Stuhl auch hier Kontroversen auslösen würde? Nach dem, was Lene über den Medicus und die Geburtshelferinnen berichtet hatte, war das zu erwarten, denn im Gegensatz zu den meisten gebräuchlichen Gebärstühlen war dieser auf Bequemlichkeit ausgerichtet. Er sollte das Geburtsgeschehen erleichtern. Clara hatte ihn, genau wie Henriette, eigens anfertigen lassen und größten Wert auf Rücken- und Armlehnen gelegt, die so wichtig waren, wenn die Frauen beim Pressen einen Gegendruck brauchten. Doch solange für die meisten noch der Satz galt «Unter Schmerzen sollst du gebären», stellten Hilfsmittel wie dieser Stuhl geradezu einen Frevel dar – wenn auch nicht für die Gebärenden, die am eigenen Leibe spürten, wie gut es ihnen durch Claras Behandlung ging.

Clara seufzte einmal kurz, aber dann klatschte sie wie Lene in die Hände und machte sich ans Auspacken. Nachdenken könnte sie später noch genug.

Zuerst ordnete sie Kleider und Wäsche in Schrank und Truhe. Sie sollten nicht noch länger zerknicken, und überdies neigte Clara stets dazu, unangenehme Pflichten zuerst zu erledigen. Umso mehr konnte sie sich Zeit lassen für das, was ihr am Herzen lag – ihre Hebammenutensilien.

Sorgfältig glättete sie einige Papiere und sortierte sie in das mitgebrachte Fächerbord, als ihr Blick auf eine Zeichnung fiel. Mitten in der Bewegung hielt sie inne und starrte auf das Blatt. «Doctor Chamberlen», murmelte sie. «Die Geburtszange.»

Wie oft hatte Henriette versucht, sich eine solche Zange bauen zu lassen, nachdem sie auf nicht ganz anständigem Weg in den Besitz dieser Zeichnung gelangt war? Schon um die Jahrhundertwende hatte der Londoner Arzt Peter Chamberlen diese Zange erfunden und sie seither bei besonders schwierigen Geburtsverläufen benutzt – etwa wenn ein Kindsköpfchen in einem zu engen Becken stecken blieb oder wenn ein Kind sich nicht aus eigener Kraft durch den Geburtskanal bewegen konnte. Allerdings wusste kaum jemand davon, denn Chamberlen hütete die Zange als ein Familiengeheimnis, weil er versuchen wollte, sich eine hervorragende Stellung als Arzt damit zu sichern. Clara war noch klein gewesen, als sie mit Henriette dem Holborner Kräutergarten einen Besuch abgestattet hatte. Genau zu diesem Zeitpunkt versuchte Chamberlen, mit Hilfe dieser Zange die komplette Londoner Hebammenschaft zu organisieren: Unterstellten sie sich seiner Führung, so dürften sie mit der Zange arbeiten. Clara hörte Henriette noch sagen: «Das muss ja fehlschlagen. Die Hebammen lassen es sich heute nicht mehr gefallen, dass sich die Herren Ärzte überall einmischen. Das Tragische in diesem Fall ist nur, dass die Hebammen einfach nicht verstehen, dass Chamberlens Zange anders ist als die Folterinstrumente anderer Ärzte. Sie ist wirklich ein Fortschritt. Dieses Instrument richtet Mütter und Kinder nämlich nicht so grausam zu wie die anderen. Aber was genau nun das Besondere an Chamberlens Zange ist, weiß ich auch nicht. Er zeigt sie ja niemandem. Ich habe nur davon gehört.»

Und nun stand Clara fast zwanzig Jahre später mitten in ihrem neuen Gartenzimmer und betrachtete die Zeichnung, die gewiss kein Original war, denn sonst wäre es nicht so schwierig gewesen, sie zu verstehen und ein Instrument danach zu bauen. Plötzlich wusste sie, was sie an der Zeichnung so erregte: Sie erinnerte sie an die Zeichnung, mit der Willem gestern ins Wirtshaus gekommen war. Ob Willem wohl so ein Gerät bauen könnte? Natürlich, dachte sie, ein Büchsenschmied muss die Zange bauen! Auf diese Idee war Henriette nie gekommen. Clara konnte es kaum fassen, denn es lag doch klar auf der Hand, dass gerade ein Büchsenschmied feinste Schmiedekunst genauso beherrschte wie das Handhaben grober Werkstücke. Deshalb also war ihr Willem nicht mehr aus dem Sinn gegangen! Clara fasste sich an die Wange, wie immer, wenn sie erregt war, und verscheuchte den Gedanken, dass Willem ihr auch sonst recht sympathisch war. Das tat jetzt gar nichts zur Sache! «Ich werde ihm die Zeichnung zeigen und ihn fragen, ob er ein solches Instrument bauen kann», sagte sie entschlossen zu sich selber.

Nein, das durfte sie nicht tun, fuhr es ihr durch den Kopf. Henriettes Schwierigkeiten, in den Besitz einer solchen Geburtszange zu gelangen, hatten schließlich damit zu tun gehabt, dass es den Hebammen immer noch verboten war, mit quasi-chirurgischen Instrumenten zu arbeiten. Henriette genoss jedoch so viel Ansehen, dass sie es wagen konnte, den einen oder anderen Handwerker mit dem Zangenbau zu betrauen. Eine Glückstädter Neubürgerin hingegen, die außer einer ihr sehr gewogenen Wirtstochter nichts und niemanden kannte, die nicht wusste, wer wes Freund oder Feind war … Wie konnte sie einfach zu Willem gehen und ihn bitten, etwas Verbotenes für sie zu tun?

Clara legte die Zeichnung vorsichtig zwischen zwei Folianten und zwang sich zur Ruhe. Zuerst alles auspacken und einrichten, sagte sie sich zum wiederholten Mal an diesem Tag, dann sehen wir weiter. Allerdings konnte sie nicht verhindern, dass sie für den Rest des Tages immer wieder an Willem und die Zeichnung dachte.

Als es zu dunkeln begann, setzte sie sich mit schmerzendem Rücken zu einem leichten Mahl an den Küchentisch, legte noch einmal Ofenholz nach und ging zu Bett. Sie wünschte, Henriette könnte sehen, was sie heute alles geschafft hatte.

Vier

GLÜCKSTADT
Donnerstag, 10. Juni 1632

In der Nacht war Clara ganz deutlich ein Bild vor Augen gekommen, das ihr ausgesprochen gut gefiel: ein schön gearbeitetes Türschild unten am Haus, das anzeigte, wer hier wohnte und warum. Gleich beim Aufstehen beschloss sie, es unverzüglich in Auftrag zu geben, noch bevor sie den fälligen Antrittsbesuch beim Stadtmedicus Olsen machte. Sie wusste zwar, dass es unklug wäre, auch nur einen praktischen Handschlag zu tun, bevor sie mit ihm gesprochen hatte, aber sie wollte sich auf ihre Arbeit richtig einstimmen, und dafür brauchte sie das Türschild! Ihre Gedanken wanderten zu Olsen zurück.

Obwohl er in Glückstadt, anders als in anderen Städten und Gemeinden, nicht über ihre Lizenz zur Berufsausübung zu entscheiden hatte, war er doch ein wichtiger Mann für sie. Wenn er sich – aus welchem Grund auch immer – gegen sie stellte, konnte er ihr das Leben sehr schwer machen. Außerdem würde es hier – wie überall – Geburtsverläufe und Wochenbettprobleme geben, die nach ärztlicher Hilfe verlangten. Und für die betroffenen Frauen war es am besten, wenn Hebamme und Arzt gleicher Auffassung waren und keine gegensätzlichen Behandlungen anordneten. Und da Clara schon nichts anderes übrig blieb, als mit Olsen zusammenzuarbeiten, wünschte sie sich eine möglichst kollegiale Zusammenarbeit. Doch seit sie von ihm wusste, dass er zumindest in der so wichtigen Frage der Schmerzbehandlung eine andere Einstellung hatte als sie, war ihr sehr unbehaglich, wenn sie an diese Begegnung dachte.

Aber zuerst das Schild, dachte sie, denn dann konnte niemand mehr so tun, als sei keine Hebamme in der Stadt, auch Olsen nicht. Also auf zum Kupferschläger! Sie war sich ganz gewiss, dass es in Glückstadt einen gab, und sie wusste auch, wie sie ihn finden konnte. Sie brauchte bloß einige Schritte aus dem Haus in Richtung Kirchgang und Markt zu gehen, um dort Leute zu treffen, die ihr den Weg weisen konnten.

Wenn es Tobias Meinert sei, dessen Dienste sie in Anspruch nehmen wolle, sagte ihr ein Mann, der einen Karren mit Tierfellen schob, müsse sie in die Kleine Danneddelstraße gehen, quer über den Markt, durch die Große Danneddelstraße und dann links herum. Die Werkstatt sei nicht zu übersehen oder zu überhören.

Und genauso war es.

Tobias Meinert, ein ebenso kleiner wie kräftiger Mann, staunte nicht schlecht, als Clara ihren Wunsch für die Gravur äußerte:

> CLARA CORDES
> HEBAMME
>
> *Geburtshilfe und*
> *Frauenunterweisung*

«Was gibt's denn da zu unterweisen?», fragte er in breitem linkselbischem Platt und machte keinen Hehl daraus, dass er es gar nicht so genau wissen wollte. Mit gutmütigem Spott fügte er hinzu: «Wie man kocht?»

«Ganz genau.» Clara lächelte ihn herausfordernd an.

«Aber nicht nur. Es geht auch um Wäschepflege, Sodbrennen und Haarausfall.»

«Hä?» Meinert war noch einmal prüfend mit der Hand über den Truhenbeschlag gefahren, an dem er gerade arbeitete, nun aber sah er abrupt zu Clara auf und glaubte, nicht recht gehört zu haben. Dann wanderte sein Blick weiter zu der Tür, die seine Werkstatt mit der Küche verband. «Hanni, brauchst du Unterweisung?», sprach er seine Frau an, die ihm eine Tasse heißer Brühe brachte. Dann grinste er breit und fügte hinzu: «Zum Beispiel über Haarausfall?»

Clara drehte sich nach der Angesprochenen um und verstand Meinerts Belustigung, als sie die dicken Locken sah, die unter Hannis Haube hervorquollen.

«Haarausfall?», wiederholte sie und stellte die Brühe vor ihren Mann auf die Werkbank. Dann sah sie Clara interessiert an.

«Die neue Hebamme», sagte Meinert zu seiner Frau. «Sie will euch Frauensleute unterweisen.»

«Und Sie wissen was über Haarausfall bei Frauen?», fragte die Kupferschlägerin skeptisch.

Claras Bemerkung mit den Haarproblemen war natürlich nicht ernst gemeint, aber vielleicht konnte sie hier doch helfen. «Gibt es damit denn ein Problem?», fragte sie die Frau.

«Bei mir nicht», erwiderte diese. «Aber die Bäckersch hat Probleme, die Arme, wo sie doch gerade sowieso nicht weiß, wo ihr der Kopf steht, mit der Lütten und dann den ganzen Tag im Laden stehen, und adrett aussehen soll sie da ja auch ...»

«Wie alt ist die Lütte denn?», fragte Clara.

«Zu Pfingsten war sie acht Monate, also jetzt achteinhalb. Aber wieso fragen Sie nach der Lütten?»

«Stillt die Bäckersch das Kind?»

«Na, sicher!» Hanni Meinert warf ihrem Mann einen belustigten Blick zu, machte mit den Armen eine ausladende Bewegung und blähte die Wangen.

Clara verstand. Offenbar handelte es sich bei der ‹Bäckersch› um eine korpulente Frau jenes Typs, dem man gemeinhin einen üppigen Milchfluss zutraute.

«Ist das etwa verboten?», fragte die Kupferschlägerin und wollte offenbar zu einer Lobrede auf das Stillen ansetzen.

«Natürlich nicht», sagte Clara schnell. «Aber ich vermute, dass sie deswegen unter Haarausfall leidet. Trotzdem soll sie ihre Kleine getrost weiter stillen. Aber sie soll auch auf sich selbst Acht geben und nicht so viel süße Mehlspeisen essen, sondern mehr Obst und Gemüse, Fleisch und Fisch. Und wenn sie jemanden findet, der einige Stunden am Tag für sie im Laden steht, weiß sie sicher wieder, wo ihr der Kopf steht, und es werden wieder genügend Haare darauf sein.»

Hanni sah Clara noch mit großen Augen an, als ihr Mann nach einer schön geformten Kupferplatte und einem Stichel griff. «Geburtshilfe und Frauenunterweisung soll also draufstehen», sagte er und sah Clara fragend an.

«Ja, bitte.»

Ohne ein weiteres Wort drehte sich Meinert zur Werkbank um und begann das Türschild zu fertigen. Clara war sich sicher, dass es ein besonders schönes würde.

«Haben Sie es eilig, oder darf ich Ihnen ein Glas Most anbieten?», fragte Hanni.

Clara glaubte nicht, dass es nötig war, die Kupferschlägerin noch weiter von ihrem Können zu überzeugen, aber sie nahm das Angebot dankend an. Überdies kam ihr ein weiterer Aufschub vor der Begegnung mit Olsen gerade recht.

Hanni Meinert schenkte Most aus einer hauchdünnen Karaffe in passende Gläser. Selten hatte Clara so edle Handwerksarbeit gesehen, schon gar nicht im alltäglichen Gebrauch.

«Aus Venedig?», fragte sie und hob das Glas, das ihr die Kupferschlägerin reichte, gegen das Licht vom Küchenfenster. «Wunderschön», sagte sie, während Hanni stolz nickte. «Mein Mann sagt immer: Solange Tausende von Handwerkern überall auf der Welt in ihren Werkstätten schwitzen, um die schönsten Sachen zu fertigen, brauchen wir uns nicht mit Holz- und Blechgeschirr zu begnügen, das mal eben so hingehauen wird. Und da hat er ja auch Recht, finden Sie nicht?»

«Wenn man es sich leisten kann», wandte Clara leise ein.

«Sicher», räumte Hanni ein. «Aber man muss auch ein Auge dafür haben. Ich persönlich mag es gern schön um mich herum haben.» Mit einer ausladenden Geste durch die ganze Küche lenkte sie Claras Blick auf fein glänzende Fayencen zwischen den Küchenkacheln und ein silbernes Teeservice mit einem siebartig durchlöcherten Zuckerlöffel, das üppige biblische Relief auf dem Beilegerofen und die reich verzierte Ofenstülpe, unter der die wohlriechende Suppe warm gehalten wurde. Dabei beobachtete sie, wie diese Dinge auf Clara wirkten, die still lächelnd an ihr altes Zuhause am Pinnasberg denken musste, an all die schönen Dinge, die sie zurückgelassen, verschenkt, verkauft oder in einem Lagerraum von Johannsen untergestellt hatte.

Hanni Meinert lachte vergnügt. «Also, ich weiß ja nicht, was Sie sich so leisten können, aber Ihr Blick verrät mir, was Sie von anständigem Handwerk halten.» Und noch ehe sich Clara dazu äußern konnte, beugte sich die Frau vor, legte ihr vertraulich eine Hand auf den Arm und sagte: «Im Grunde sind Sie ja selbst Handwerkerin, nicht wahr?», um dann über ihren eigenen Witz ausgelassen zu lachen.

Clara fand diese Formulierung nicht besonders unpassend. «Da ist was Wahres dran», sagte sie.

«Na, und wo sollen Sie auch sonst dazugehören?», überlegte Hanni laut. «Wissen Sie, wir sind hier zwar alle um gute Nachbarschaft bemüht, aber nicht alle sind sich grün. Glückstadt ist eine schöne, reiche Stadt, gewiss. Aber Uneinigkeit bleibt nun mal nicht aus, wenn so viele fremde Menschen zusammenkommen. Da wollen wir Reformierten wenigstens für Einigkeit unter den Handwerkerfrauen sorgen. Wir treffen uns jeden zweiten Sonntag, das nächste Mal in drei Tagen. Ich finde, Sie sollten dabei sein. Bestimmt haben Sie uns viel zu erzählen, und die Frauen wollen Sie gewiss gern einmal persönlich kennen lernen. Was halten Sie davon?»

Hätte Clara von dieser Einrichtung gewusst, wäre sie selbst an die Frauen herangetreten, um sich ihnen vorzustellen. Dass sie dazu eingeladen wurde, war allerdings noch besser. Clara bedankte sich herzlich und sagte, sehr gerne werde sie zu dem Treffen kommen.

«Nun muss ich mich aber verabschieden, weil ich mich noch dem Medicus vorstellen will.»

Auf dem Weg zu Jesper Olsens Haus am Markt versuchte Clara, sich aus den reichen Auskünften, die sie noch ganz unverhofft von der Kupferschlägerin bekommen hatte, ein Bild von Olsen zu machen. Im Herbst des Jahres 29 sei er nach Glückstadt gekommen und vorher, nach dem Tod seiner Frau, zwei Jahre lang durch Dänemark und Holstein gezogen, zuletzt auf den Spuren der marodierenden kaiserlichen Truppen. Zwischendurch habe er sich anno 28 während der Pest große Verdienste erworben. Clara sagte sich, dass er gewiss entsetzliche Gräuel gesehen hatte. Er musste ein harter Mann sein, wenn er sich all diesen Dingen stellte. Aber auch einer, der half, wo Hilfe am dringendsten gebraucht wurde. Seine Bezahlung schien ihm dabei nicht wichtig zu sein. Das alles nötigte Clara großen Respekt ab.

Die Kupferschlägerin hatte gesagt, Olsen habe sich hier schnell allgemeine Anerkennung erworben. Auch habe er nach und nach seine karge Lebensart aufgegeben und lebe jetzt «wie ein feiner Herr», aber sehr zurückgezogen, fast einsam. Vielleicht, überlegte Clara, wartete er geradezu auf jemanden, mit dem er reden konnte. Die Kupferschlägerin hatte von reger Korrespondenz berichtet, die Olsen mit etlichen Universitäten führe. Oft brächten Schiffe von überall her dicke Briefe und Pakete für ihn mit. Das machte Clara am meisten Mut. Der Mann hat Verstand, sagte sie sich, genau wie du. Was hast du da zu fürchten?

Als sie auf sein Haus an der Südseite des Marktplatzes zuging, fragte sie sich, ob er wohl schon von ihrer Ankunft gehört hatte, und hoffte inständig, dass frühere Begegnungen mit Hebammen ihn nicht übermäßig voreingenommen gegenüber ihrem Berufsstand gemacht hatten.

Tatsächlich hatte Olsen bereits von der jungen Hebamme gehört, die nach Glückstadt gekommen war, um hier zu arbeiten. Aber obwohl er Respekt vor diesem Berufsstand hatte und der Stadt schon länger eine tüchtige Hebamme wünschte, war es ihm doch höchst suspekt, dass ein lediges Frauenzimmer in die Stadt kam. Aber er wollte sie wohl in ihre Schranken verweisen. Dass sie direkt zu ihm kommen würde, noch dazu so bald, damit hatte er jedoch nicht gerechnet.

In Hemdsärmeln über eine Rezeptur gebeugt, saß der hagere Mann in seiner Bibliothek am Sekretär und blickte unwirsch auf, als seine Haushälterin die unerwartete Besucherin meldete. Rasch fuhr er in seinen schwarzen Überrock, den er sonst nur trug, wenn er aus dem Haus ging.

Mit einem knappen Lächeln betrat Clara den Raum, grüßte den Medicus mit Namen, stellte sich selbst vor und nannte ihren Beruf. Kaum hatte Olsen einen undeutlichen Gruß gemurmelt, wandte sich Clara – ob aus Nervosität oder spontaner Begeisterung, wusste sie später selbst nicht zu sagen – den Büchern zu, die an drei Seiten des Raumes die Wände bedeckten.

«Das ist ja ... gütiger Himmel ... Herr Olsen, das sind ja unermessliche Schätze!», stammelte sie, ging mit ausgestrecktem Arm auf ein mehrbändiges Werk zu und stieß einen leisen Pfiff aus. «Alle sieben Bände von Vesalius' Anatomie!», rief sie aus und berührte die kostbaren Lederrücken mit den Fingerspitzen. «Ich kenne einige Auszüge daraus, aber das komplette Werk ...» Ohne den Satz zu Ende zu bringen, drehte sie sich mit unverhohlener Bewunderung zu Olsen um, der sie mit gerunzelter Stirn beobachtete und schwieg.

Peinlich berührt sah Clara an sich herab und ärgerte sich über sich selbst. Warum hatte sie nicht wenigstens heute noch einmal die große Haube und den keuschen Kragen angelegt? Zu allem Überfluss sah sie nun auch noch, dass sie mit der Spitze ihres rechten Schuhs etwas Pferdemist aufgespießt hatte.

Olsens Blick ruhte jedoch auf der Hand, in der Clara das Bündel hielt, das die Kupferschlägerin ihr als ein Willkommensgeschenk geschnürt hatte: Schöpfkelle, Soßenlöffel, Bratenwender und -forke.

«Wie ich sehe, führen Sie chirurgische Eingriffe selbst durch», sagte Olsen spöttisch.

Clara fühlte, dass sie errötete, und ärgerte sich noch mehr. Dann kam ihr der Gedanke, dass sie froh sein konnte, wenn sich Olsen mit dieser launigen Bemerkung zum Thema Hebammen und Chirurgie begnügte. Auch sie konnte scherzen. «Wenn es sein muss», sagte sie und hob lächelnd die Kochutensilien hoch.

Olsen drehte sich zu zwei bequem gepolsterten Sesseln an

der Fensterfront des Raumes um. Das junge Fräulein sollte nicht sehen, dass er äußerst amüsiert war. «Setzen Sie sich!», sagte er einigermaßen barsch.

Die Kupferschlägerin hatte Recht, dachte Clara, er ist ein einsamer Kauz.

Sie wartete ab, bis er sich gesetzt hatte, setzte sich dann selbst und sagte ihr kleines Sprüchlein auf. «Ich bin gekommen, weil mich die Erfahrung gelehrt hat, dass eine gute Zusammenarbeit von Ärzten und Hebammen …»

«Ich höre wohl nicht recht!», fuhr Olsen dazwischen. «Sie wollen sich doch wohl nicht mit mir auf eine Stufe stellen?»

Clara musste an sich halten, um höflich zu bleiben. «Selbstverständlich maße ich mir keinen ärztlichen Status an, aber …»

«Sind Sie überhaupt mit den geltenden Hebammenordnungen vertraut? Auch wenn es diesbezüglich in Glückstadt bisher keine spezielle *lex* gibt, so leben wir hier dennoch nicht in gesetzesfreiem Raum.»

«Selbstverständlich nicht. Ich …»

«Beginnen wir mit dem Grundsätzlichsten. Zaubermittel, abergläubische Rituale sowie Segensprechen mit religiösen Reimen und Begriffen …»

«… insbesondere dem Namen Gottes, zum Heilen oder Herbeiführen einer leichteren Geburt, sind verboten», vollendete Clara und fügte die Quelle des verhassten Zitats gleich mit kaum verhohlener Abscheu hinzu: «Trierer Agende, 1574.»

Olsen brummte etwas Unverständliches und fuhr dann fort: «Die Vorschriften für Taufe und Nottaufe …»

«Bekannt», sagte Clara knapp. «Ich komme aus Hamburg, Herr Olsen, einer stolzen, aber nicht gottlosen Stadt.»

Olsen protestierte nicht dagegen, dass Clara ihn ohne Titel anredete, aber er verzichtete nicht darauf, aus einem der ältesten Hebammeneide zu zitieren, und zwar just aus dem Teil, den Clara besonders ehrenrührig fand. «Dass Sie Arm und Reich ohne Unterschied beistehen und sich nicht an Kindesgaben bereichern, die ...»

«Herr Olsen!» Clara sprang auf, und ihre sonst so freundlichen Augen nahmen einen stählernen Glanz an. «Ich konzediere, dass Sie mich nicht kennen, aber ...»

«Schon gut. Machen Sie nicht so viel Wind und setzen Sie sich wieder! Wenn Sie so belesen sind, wie Sie vorgeben, dann wissen Sie, dass ich mir diese Dinge nicht ausdenke. Ohne Grund sind sie gewiss nicht festgeschrieben worden.»

«Gewiss nicht.» Clara zwang sich zur Ruhe und setzte sich. «Dennoch hatte ich auf ein Gespräch gehofft, in dem wir ...»

«Von *wir* kann vorerst keine Rede sein. Noch examiniere ich Sie.»

Clara schnappte nach Luft. «Sie examinieren mich?»

«Ich examiniere Sie», sagte Olsen unerbittlich und zeigte auf das Kochgeschirr, das Clara auf den kleinen Tisch zwischen den Sesseln gelegt hatte. «Wenn Sie nicht gerade in der Küche wirtschaften, benutzen Sie dann Instrumente? Sie wissen, dass es verboten ist.»

Clara presste die Lippen zusammen und sah stur aus dem Fenster. Nun kam er also doch noch darauf zurück. Sie wollte Olsen nicht direkt anlügen, aber solange er sich weigerte, vernünftig mit ihr zu reden, war sie nicht gewillt, ihm Auskünfte über ihre Arbeitsweise zu geben. Noch während sie in Gedanken die Arbeitsgeräte für Eingriffe in den Mutterleib durchging, schüttelte sie den Kopf. Die Geburtszange besaß sie ja noch nicht einmal. Die Bänder, mit denen man bei ungünstiger Geburtslage ein Kind im Mutterleib wenden konnte, besaß sie zwar, aber sie hatte sie noch nie benutzt. Ein Perforationsbesteck hatte sie nie besessen, da sie es, genau wie Henriette, immer abgelehnt hatte, toten – und eben oft auch nur vermeintlich toten – Kindern den Schädel zu zertrümmern, um sie aus der Mutter zu holen. Und nie im Leben würde sie es wagen, einen Kaiserschnitt selbst durchzuführen.

«Nein», sagte sie mit fester Stimme. «Ich habe noch nie einen Eingriff vorgenommen. Und selbstverständlich weiß ich, dass es mir als Hebamme nicht zusteht.»

Olsen nickte wohlgefällig. Sie war eine gescheite Person, zweifelsohne. Wenn sie die Grenzen akzeptierte, die ihrem Stand gebührten, und nicht auf Eigennutz aus war, sollte sie getrost ihr Werk in Glückstadt beginnen. «Ich sehe, wir verstehen uns», sagte er. «Wenn Sie mich nun noch über Ihren beruflichen Werdegang und Ihre Referenzen ins Bild setzen, können wir die Examinierung abschließen.»

Clara atmete tief durch. Die Lust an einem kollegialen oder sonst wie gearteten Gespräch mit Olsen war ihr gründlich vergangen. Sie war froh, dass sich die Begegnung offenbar dem Ende näherte. Wie auswendig gelernt schnurrte sie das Geforderte herunter, beginnend mit dem sechzehnten Lebensjahr, dem Anfang ihrer Hebammenausbildung. Ihre Erfahrung mit ungewöhnlichen und schwierigen Geburtsverläufen stellte sie dabei in den Vordergrund. Dass es sich in zwei Fällen, die sie schilderte, um Henriettes Erfahrung handelte und nicht um ihre eigene, sagte sie selbstverständlich nicht.

Olsen nickte gelegentlich, manchmal sogar anerkennend. Und als Clara über Ärzte sprach, von denen sie viel gelernt hatte, und Dr. Gerards Namen erwähnte, rief er aus: «John Gerard in London?»

Clara sah ihn erstaunt an. «Eben der», sagte sie.

«Sie sind doch viel zu jung, um ihn gekannt zu haben», wandte Olsen ein.

Clara berichtete ihm von der Verbindung zwischen Henriette und Gerard und fügte hinzu: «Wenn wir nur von Ärzten lernen wollten, die zur selben Zeit leben wie wir …»

Olsen unterbrach sie mit einem verlegenen Hüsteln. «Schon gut», sagte er. «Was haben Sie noch vorzuweisen?» Noch war er nicht bereit, die Zügel zu lockern, an denen er diese junge Hebamme zu halten gedachte. «Nur zu! Ich höre.»

Clara beschloss, thematisch bei Gerards Kräuterkunde zu bleiben. Sie würde Olsen ohnehin nicht lange verheimlichen können, dass sie in dieser Hinsicht versiert war, und so sprach sie über geburtshilfliche Mixturen, die sie selbst herstellte, damit er den Eindruck bekam, sie beschränke sich darauf.

Clara wurde rasch klar, dass mit Olsen kein wirklicher Austausch möglich war. Alles, was er sagte – und auch was er nicht sagte –, vermittelte ihr den Eindruck, dass er mit Geburtshilfe hauptsächlich aus Büchern und alten Schriften vertraut war. Offenbar hatte er nur sehr rudimentäre Vorstellungen vom Schaffen einer Hebamme, und seine eigene Erfahrung auf diesem Gebiet schien so begrenzt zu sein, dass es ihm gar nicht in den Sinn kam, konkret nach Dingen zu fragen, die in Grenzbereichen geburtshilflicher Kompetenzen lagen und die Dutzende von Hebammen die berufliche Existenz gekostet hatten. So verbot er ihr nicht, Arzneien, Bäder und Abführmittel zu verabreichen.

Clara fragte sich schon, ob er von diesen Verboten womöglich gar nichts wusste, als er sagte: «Es ist leicht, eine Hebamme zur Hexe zu machen, wenn man ihr alles verbietet, was sie zur Arbeit braucht. Das ist töricht und hilft niemandem weiter. Aber es gibt Grenzen, Frau Cordes, es gibt Grenzen. Und seien Sie sich gewiss, dass ich diese Grenzen überwachen werde.»

Clara nickte und seufzte resigniert. Womöglich würde sie aus seinem Munde nie ein Wort der Anerkennung hören, aber sie war sich ziemlich sicher, dass sie ihm einen gewissen Respekt abgerungen hatte. So hatte sie das Gefühl, dass sich der Besuch zumindest in dieser Hinsicht gelohnt hatte. Zur Gewissheit wurde ihr dieser Eindruck bei der Verabschiedung.

«Warten Sie», sagte Olsen, trat an eines der Bücherregale und zog zielsicher einen Folianten heraus, den er Clara übergab. «Nehmen Sie das mit. Dies hier sind Zeichnungen nach Lehrstunden des Leibarztes des Herzogs von Braunschweig-Wolfenbüttel. Wie Sie vielleicht wissen, hat er in Anwesenheit von Hebammen die Leichen von bei der Geburt Verstorbenen seziert.»

Sprachlos nahm Clara das Buch entgegen. Was für eine Überraschung!

«Das Werk datiert aus dem Jahre 1573, aber die dargestellten Anatomica dürften sich bei Müttern wie Kindern seither schwerlich verändert haben.»

«Danke», konnte Clara nun endlich sagen. «Danke.»

Frische Luft! Clara genoss es, wieder im Freien zu sein. Sie hatte sich ohnehin vorgenommen, heute einen Spaziergang zu machen, um ein wenig mehr von der Stadt zu sehen. Nach diesem Wechselbad der Gefühle war ihr umso mehr danach. Es war ein schöner sonniger Tag, wenn auch nicht sehr warm. Sie ging das kurze Stück zu ihrem Haus zurück, um sich des Buches und des Kochgeschirrs zu entledigen. Es wird schon, dachte sie, es wird schon. Immerhin bringst du von zwei Besuchen zwei Gaben mit nach Haus, auch wenn die von Olsen nur eine Leihgabe ist.

Clara ging die Nübelstraße bis zum Fleth hinunter. Heute bot sich hier ein ganz anderes Bild als am Vortag. Andere Schiffe lagen dort zum Be- und Entladen, Frauen wuschen

Töpfe und Wäsche, Kinder banden kleine Balken zu einer Art Floß zusammen, frisches Obst und Gemüse wurde direkt von etlichen Kähnen herab verkauft und fand zahlreiche Abnehmer. Clara betrachtete das Schauspiel eine Weile, dann zog es sie zum Hafen. Erst am Nachmittag sollte mit einsetzender Ebbe der Hamburger Ewer *Nixe* einlaufen, der ihren restlichen Hausrat brachte – zwei Truhen, einen Sekretär, zwei kleine Tische, einige Stühle und das Gewächshaus mit der großen Kiste, in der die vorgezogenen Pflanzen sorgsam in Erdballen verstaut waren. Sie zu verschiffen war Clara besonders schwer gefallen. Diese Kostbarkeiten erwartete sie am sehnlichsten, aber noch lief das Wasser auf. Erstaunlich, dachte Clara, wie unmittelbar sich die Tide im Leben der Stadt bemerkbar macht.

Schon von weitem fielen ihr die sechs Segel der königlichen Schaluppe auf, die vor der Hafeneinfahrt eingeholt wurden. Fasziniert beobachtete sie das Manöver.

«Da kommt er», sagte jemand an der Hafenmauer.

«C IV?», fragte jemand von der Straße her.

«Jau», kam die Antwort aus einer anderen Richtung.

Ein knappes Dutzend Menschen bewegte sich auf die Hafenmauer zu und schaute dem Schiff entgegen, gelassen, aber doch interessiert.

«Muss wohl mal wieder nach dem Rechten sehen.»

«Hatte wohl Sehnsucht.»

«Sei froh, dass er seine Vibeke hat, sonst würde er am Ende noch deiner Frau schöne Augen machen.»

«Und woher weißt du, dass er das nicht tut?»

Die Menge brach in Gelächter aus.

Clara hatte genug über Christian IV. gehört, um zu wissen, dass er jemand war, mit dem man in Glückstadt an jeder Straßenecke zusammentreffen konnte. Dennoch war sie erstaunt über den familiären Ton, den die Leute anschlugen.

Das Schiff kam näher, die Segel flatterten schlaff im Wind und waren bald zusammengebunden, und kaum waren zwei Kanonenschüsse abgefeuert, um die Ankunft des Königs anzukündigen, zerstreute sich die Menge. Clara wollte nicht als neugierige Gafferin gelten und ging weiter, vorbei an Fischerbooten und größeren Schiffen, die von der Nordsee hereingekommen waren und an den Hecks die verschiedensten Heimathäfen auswiesen – Lissabon, Amsterdam, Antwerpen, Bristol und Trondheim. Die meisten Schiffe wurden gerade entladen. Clara konnte Säcke voll Bettfedern ausmachen, Wolle und Kattun und Leimfässer. Und es roch nach Gewürzen.

Die Ladung des Antwerpener Schiffes beeindruckte Clara am meisten, denn dort wurden Teekisten und Tabaksballen entladen. Vor allem der Tee interessierte sie. Seine anregende Wirkung schätzte Clara in ermüdenden Geburtsphasen weit mehr als die verbreitete Unsitte, den Gebärenden Branntwein und Ähnliches einzuflößen. Allerdings hatten Henriette und sie nur gelegentlich über kleine Mengen Tees verfügt. Angesichts der vier großen Kisten, die hier verladen wurden, trat sie ganz aufgeregt an das Schiff heran, und noch ehe sie sich erkundigen konnte, wo man die kostbare Ware kaufen konnte, kletterte ein verschmutzter, müde wirkender Mann von Bord und drückte ihr eine Tüte in die Hand. Verblüfft sah Clara erst auf die Tüte und roch daran – zweifellos handelte es sich um frischen schwarzen Tee – und dann auf den Mann, der aber schon weitergegangen war. «Danke schön», sagte sie mehr zu sich als zu ihm.

Sie schaute sich noch einen Moment das geschäftige Treiben an, bis sie merkte, wie hungrig sie war. Statt außen über die Wälle nach Hause zurückzukehren, was sie eigentlich vorhatte, ging sie zur Hafenstraße zurück, um in Lenes Wirtshaus zu Mittag zu essen.

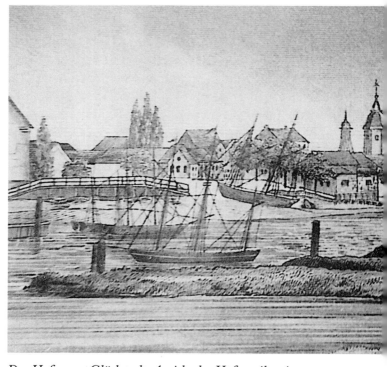

Der Hafen von Glückstadt. Ansicht der Hafenzeile mit dem Turmhaus (Mitte), in dem Christian IV. mit seiner Lebensgefährtin Vibeke Kruse bis zur Fertigstellung des Schlosses wohnte.

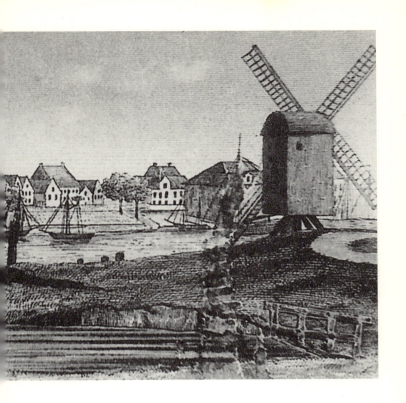

Den Blick noch immer aufs Wasser gerichtet, erschrak sie, als jemand sie plötzlich von hinten ansprach.

«Na, so etwas! Die neue Hebamme! Spaziert mutterseelenallein durch den Hafen, als wüsste sie nicht, dass es hier von Trunkenbolden und Draufgängern aller Art nur so wimmelt. Apropos: Bitte verzeihen Sie meinen Auftritt von gestern Abend!»

Clara fuhr herum und blickte in das unbekümmerte Gesicht des Büchsenschmieds.

«Willem!», entfuhr es ihr so freudig, dass sie gleich noch einmal erschrak, diesmal über sich selbst. Wie kam sie überhaupt dazu, ihn so vertraut mit dem Vornamen anzureden? Aber sie hatte keine Wahl, denn sie kannte seinen Familiennamen nicht.

«Ganz recht», erwiderte dieser und deutete eine leichte Verbeugung an. «Guten Morgen, Clara. Oder besser: Mahlzeit! Leider habe ich schon gegessen, Clara, und viel zu tun, sonst würde ich Sie jetzt einladen. Aber Lenes Hechtklöße sind heute ganz ausgezeichnet, da sollten Sie hingehen, Clara, die Klöße kann ich Ihnen wärmstens empfehlen. Außerdem wird Lene sich freuen. Oder sind Sie zu beschäftigt, um zu essen, Clara?»

Clara war nicht entgangen, dass sein Wortschwall hauptsächlich dem Zweck diente, sie möglichst oft beim Vornamen zu nennen. Was hatte Lene ihm bloß über sie erzählt? Sie musste sich zur Ruhe zwingen, als sie sagte: «Hechtklöße, sagen Sie? Nicht übel.»

«Gar nicht übel, Clara, gar nicht übel. Und wenn Sie schon dabei sind, dann erklären Sie den heutigen Tag doch zum Fischtag. Fischer Knoops hat mir vorhin einen Kabeljau gebracht, den ich allein nicht aufessen kann. Es wäre doch schade, sollte das Prachttier verderben. Und wenn ich es recht bedenke, Clara, ist Ihr Haus doch noch gar nicht so weit eingerichtet, dass Sie sich allein verköstigen können. Also heute Abend um sieben?»

Willems Tempo machte Clara zu schaffen. Andererseits war ihr Drumherumgerede zuwider. Und schließlich wollte sie selbst etwas von ihm.

«Welche Leistungen werden Sie bis dahin mit Branntwein begossen haben?», fragte sie, um sicherzustellen, dass er bis heute Abend nüchtern blieb.

Willem setzte eine schuldbewusste Miene auf und fasste sich mit einer übertriebenen Geste an die Brust. «Womöglich habe ich tatsächlich bis dahin etwas Bedeutendes geleistet, aber ich werde nichts trinken, Clara, Ehrenwort!»

«Nun gut.» Clara hoffte, es klang nicht zu erfreut. «Dann um sieben.»

Sie wollte schon weitergehen, als Willem ihr von hinten auf die Schulter tippte. Mit einem frechen Grinsen sagte er: «Nun vergessen Sie doch tatsächlich vor lauter Aufregung zu fragen, wo ich wohne!» Er drehte sich Richtung Hafenmündung und zeigte auf ein kleines, gepflegtes Haus kurz vor dem Jungfernstieg. «Sehen Sie die grünen Fensterkreuze?»

Clara nickte wieder sprachlos.

«Dann bis um sieben», sagte er und ging pfeifend davon.

Im Wirtshaus herrschte Hochbetrieb. Lene war zu beschäftigt, um sich mit Clara zu unterhalten, und Clara war das nur recht, denn so brauchte sie nichts von der abendlichen Verabredung zu erzählen. Trotzdem musste sie nicht allein essen. Die drei Apotheker saßen wieder zusammen und baten sie zu sich an den Tisch. Voller Stolz zeigte Clara den Herren ihren Tee, um sogleich noch weitere Anwendungen des weit gereisten Stoffes zu erfahren, die nicht in direktem Zusammenhang mit der Hebammerei standen. Von Darmkatarrh war die Rede, von Harndrang und Bindehautreizungen. Clara begann, ihr vollmundiges «Die Apotheke von Glückstadt bin ich» zu bereuen. Ihr wurde klar, dass sie schon genug zu tun haben würde, wenn sie ihren Kräutergarten ganz auf Frauenleiden und Geburtshilfe ausrichtete. Still hörte sie dem lebhaften Gespräch zu.

Bis zur Ankunft des Schiffes waren noch einige Stunden Zeit, die Clara zunächst in ihrem kleinen Garten verbrachte. Sie jätete Unkraut und lockerte den Boden, um die Setzlinge gleich nach dem Eintreffen einpflanzen zu können. Da der Boden hier schwer und lehmig war, würde sie noch vor dem Pflanzen Torf besorgen müssen.

Bald bezog Clara wieder ihren Beobachtungsposten auf der Hafenbrücke und wartete. Sie nutzte die Zeit, vorübereilende Fuhrmänner zu fragen, wo sie Torf kaufen könne. Doch alle zuckten nur die Schultern, einer jedoch hatte kürzlich einen Torfkahn gesehen, der aber schon wieder ausgelaufen sei. Endlich war es so weit. Die *Nixe* legte an, und nervös schaute Clara beim Entladen zu. Gottlob machten ihre Frachtstücke einen vollkommen unversehrten Eindruck. Sie winkte einen Lastkarren herbei und begleitete den Transport nach Hause.

Schon als sie neben dem Karren in die Nübelstraße einbog, sah sie einen unförmigen, schmuddelig braunen Sack an ihrer Haustür lehnen. Geistesgegenwärtig lief sie ans Fleth zurück, wo soeben ein Pferdekarren eingebogen war.

«Haben Sie gerade etwas in die Nübelstraße geschafft?», rief sie dem Fuhrmann zu.

Der nickte mürrisch und knurrte, ohne seinen Wagen anzuhalten: «Is all betohlt. Vun die Dochder in dat Wirtshus mit Utspann.»

Clara ging zu ihrem Haus zurück, wo der Fuhrmann mit ihren Sachen schon auf sie wartete. Das Kochgeschirr, die anatomischen Zeichnungen, der Tee und jetzt der Torf ... man begegnete ihr hier mit so viel Freundlichkeit und Hilfsbereitschaft, als habe man auf ihre Übersiedelung geradezu gewartet. Andererseits, so sagte sie sich, war man in dieser Stadt, die ja aus dem Nichts entstanden war und bevölkert werden musste, auf nachbarliche Hilfe angewiesen. Trotzdem war sie sehr dankbar dafür.

Der Fuhrmann half ihr, die schweren Dinge in Haus und Garten zu tragen. Als sie ihn entlohnt hatte, folgte ihr Blick der Spur, die der Torfballen durch Diele und Gartenzimmer gezogen hatte. Seufzend ging sie an den Verschlag unter der Treppe und holte einen Besen, um zu fegen, ehe sich der Schmutz im ganzen Haus verteilte. Im Gartenzimmer standen die angelieferten Möbel im Weg. Sie rückte sie hin und her, aber eine Truhe war zu schwer, um sie allein zu bewegen. Clara öffnete sie und holte das in Laken und Tücher eingeschlagene Geschirr heraus, das den größten Teil des Gewichts ausmachte. Sie legte alles auf die Sitzbank und den großen Tisch. Große Teile stellte sie auf den Boden. Bald gab es keine Abstellfläche mehr, und ehe sie noch mehr Sachen auspackte und irgendwo ablegte, begann sie, das Geschirr auszuwickeln und in die Küche oder dorthin zu tragen, wo es hingehörte.

Bald kam sie zu dem Schluss, dass es ganz unsinnig wäre, jetzt noch mit dem Pflanzen zu beginnen. Die Setzlinge steckten unversehrt und mit immer noch feuchten Erdballen im Gewächshaus, teils in der separaten Kiste. Dort konnten sie gut noch eine Nacht länger bleiben. Für heute hatte sie genug getan, und auf keinen Fall wollte sie vollkommen erschöpft bei Willem ankommen. Willem ... Clara merkte, dass sie Herzklopfen bekam.

Als sie sich wusch und umzog, überlegte sie, ob sie ihm wirklich von der Geburtszange erzählen sollte. Konnte sie ihm trauen? Wenn der Medicus Olsen davon erführe, könnte sie ihre Sachen gleich wieder packen! Nachdenklich machte sie sich auf den Weg.

Köstlicher Duft empfing Clara, als Willem ihr die Tür öffnete und sie mit einer übertrieben galanten Verbeugung begrüßte. Allerdings mischte sich dieser Duft mit dem strengen Geruch von Ölen und Fetten, Rauch und Metall. Obwohl es noch nicht dunkel war, brannten etliche Kerzen, teils offen, teils in hübschen Glaslaternen, als Clara einen niedrigen Raum betrat. Auch Öllampen und Talglichter konnte sie ausmachen. Eine solche Festbeleuchtung hatte sie, außer bei feierlichen Abendgesellschaften, noch nie gesehen. Verwundert sah sie sich um, aber sie konnte nicht erkennen, welchem Zweck dieser Raum dienen sollte. Bequeme Sitzmöbel und ein Holzschemel, eine Vitrine mit erlesenen Gläsern und groben Werkzeugen, ein fertig gestellter und ein unvollendeter Kandelaber, das alles passte einfach nicht zusammen. Ebenso wenig wie die stilvoll gerahmten Bilder und die provisorisch mit Kittklumpen an die Wände geklebten Konstruktionsskizzen.

«Eigentlich soll dies meine gute Stube sein», sagte Willem mit einer vagen Handbewegung durch den Raum, so als habe er Claras unausgesprochene Frage erfasst. «Aber ich gebe zu, dass das ganze Haus eine einzige Werkstatt ist.» Dann sah er Clara unverschämt direkt an und sagte: «So ist das eben, wenn keine weibliche Hand für Ordnung sorgt.»

Clara hatte das Zwinkern in den blauen Augen gesehen, die sie schon am Vorabend so beeindruckt hatten, und lachte. «Weil Aufräumen ja die Bestimmung der Frau ist, während der Mann sich um die wichtigen Dinge des Lebens kümmert.»

«Ganz recht.» Willem blies sich eine blonde Strähne aus

der Stirn und wischte mit dem Handrücken hinterher, als sei er ins Schwitzen gekommen. «Wie zum Beispiel Essen kochen. Kommen Sie, geben Sie mir Ihren Umhang. Das Geschenk nehme ich dann auch gleich an mich.»

Clara hatte den Folianten mit den anatomischen Zeichnungen mitgebracht, um Willem Kindslagen im Mutterkörper zu zeigen, bei denen die Geburtszange zur Anwendung kommen sollte. Falls sich tatsächlich im Fortgang des Abends ein solches Gespräch ergeben sollte. Da sie sich dessen jedoch nicht sicher war, hatte sie das Buch in Papier eingeschlagen.

«Das ist für später, quasi als Dessert», sagte Clara, als sie ihm das Buch und ihren Umhang reichte.

«Ein Geheimnis?» Willem verzog das Gesicht. «Ich hasse Geheimnisse. Aber bitte, ganz wie Sie wollen. Kommen Sie hier herein und nehmen Sie Platz. Ich hoffe, Sie haben Hunger mitgebracht.» Damit gestikulierte er Clara ins Nebenzimmer, wo ein Esstisch so sorgfältig gedeckt war, dass sie unwillkürlich an eine ordnende weibliche Hand denken musste.

«Bitte entschuldigen Sie mich. Fisch will auf die Minute gekocht sein, selbst ein strammer Kabeljau. Bin gleich wieder da», hörte Clara ihn von der Tür her sagen.

Im Gegensatz zur «guten Stube» war dieser Raum nicht ganz so hell beleuchtet, und es befanden sich weniger Werkzeuge, Werkstücke, Konstruktionszeichnungen und Bücher darin. Einige kleinere in Arbeit befindliche Gegenstände und die dazugehörenden Skizzen lagen sauber gestapelt auf einem kleinen Tisch in der Ecke des Raumes. Offenbar hatte Willem hier aufgeräumt, um den Esstisch frei zu bekommen.

Mit einem entschuldigenden Grinsen erschien er wieder in der Tür, eine silberne Platte mit dem dekorativ angerichteten Fisch vor sich her tragend. «Ich habe ihn einfach zu früh in den Topf gelegt. Ich dachte, so ein großes Tier bräuchte mehr Zeit zum Garen. Aber es war wohl tatsächlich so frisch, wie der Fischer sagte. Macht nichts. Dann essen wir die Suppe eben hinterher. In einigen Ländern soll das sogar üblich und übrigens sehr bekömmlich sein. Oder haben Sie etwas dagegen, Dinge gelegentlich anders zu machen als gewohnt?»

Willem stellte die Fischplatte auf den Tisch, verschwand noch einmal, um Brot und eine Sauciere mit zerlassener Butter zu holen, und als er sich Clara gegenübersetzte und sie ansah, wusste sie nicht, auf welche seiner Bemerkungen sie zuerst reagieren sollte.

Einen Moment saßen beide schweigend da und sahen einander an. Von allem, was Clara hier sah und hörte, war sie angenehm überrascht, aber bei Willem ging alles so schnell, dass sie nicht wusste, wie sie sich dazu verhalten sollte. Willem hingegen schien sich sehr wohl zu fühlen und machte aus seiner Neugier keinen Hehl.

«Sie haben vollkommen Recht», sagte er. «Bevor wir fremde Sitten erörtern, wollen wir dem Tier unsere Reverenz erweisen. Darf ich um Ihren Teller bitten?»

Der Fisch war köstlich, und während des Essens überwand Clara ihre Unsicherheit. Als auch die Markklößchensuppe verspeist war und man die Weisheit fremder Völker ob ihrer Tischsitten gepriesen hatte, sagte Clara schließlich: «Die vielen Lichter, hier und in der ‹guten Stube› …»

Willem war es gewohnt, damit Verwunderung auszulösen. «Berufskrankheit», sagte er, bevor Clara ihren Satz beendet hatte. «Ich muss einfach überall gut sehen können. Meine Werkstatt geht nach hinten raus. Dort habe ich große Fenster und eine doppelt breite Tür eingesetzt, die ich herausnehme, wenn es warm genug ist. Dann kann ich bei Tageslicht arbeiten. Aber oft sind mir die Tage viel zu kurz, und dann brauche ich auch im Sommer noch zusätzliches Licht. Und im Winter ja sowieso.»

«Arbeiten Sie denn immer und überall?»

«Wenn ich nicht gerade schöne Frauen bekoche und mit ihnen parliere.» Als Clara eine ungehaltene Geste machte, beschwichtigte er sie: «Schon gut, schon gut. Ob ich immer arbeite? Kommt darauf an, was Sie unter Arbeit verstehen. Es gibt Menschen, die mich nicht mögen, die halten mich für einen Spinner, wenn ich wieder mal etwas Neues konstruiere, das nicht funktioniert. Aber wenn es funktioniert, finden sich immer welche, die mein Genie zu würdigen wissen.»

Wenn man nur seine Worte hört, ohne ihn dabei zu sehen, dachte Clara, könnte man ihn für einen eingebildeten Schwätzer halten. Aber sie sah ihn ja, sah den Schalk in seinen Augen und spürte die Ernsthaftigkeit, die hinter seiner unbekümmerten Redeweise steckte.

«Sie sind also eine Art Erfinder», fasste sie fragend zusammen.

«Eine Art?», wiederholte Willem empört. «Wenn *ich* kein Erfinder bin, haben *Sie* noch nie ein Kind geholt.»

«O pardon», beeilte sich Clara zu sagen. «Ich wollte Ihr Genie gar nicht bezweifeln.» Sie gewöhnte sich schnell an Willems Ton und fand es sogar recht erheiternd, seine Ausdrucksweise zu übernehmen. «Und was erfindet ein Erfinder heute so?»

«Geschirr, das sich selbst vom Tisch räumt und nach unverzüglicher Selbstreinigung im Schrank verschwindet», erwiderte Willem.

Einen Moment lang sah Clara ihn verwirrt an, während Willem keine Miene verzog. Dann begriff sie und lachte. «Meinen Sie nicht, dass wir etwas nachhelfen sollten?»

«Wir sollten es gleich tun, denn Fischreste sind furchtbar klebrig, wenn man sie antrocknen lässt», bestätigte Willem und stand auf.

Clara begann im Sitzen, das Geschirr zusammenzustellen. «Nein, nein, ich …» Willem machte eine abwehrende Handbewegung, hörte aber gleich wieder damit auf. «Ach was! Sie machen ja doch, was Sie wollen. Trotzdem erkläre ich hiermit offiziell meinen Protest.» Einen Moment später fügte er hinzu: «Und mein Entzücken darüber, dass Sie ihn ignorieren. Wenn Sie mir bitte in die Küche folgen wollen.»

«Zeigen Sie mir nachher Ihre Erfindungen?»

Willem blieb stehen. «Alle?», fragte er erschrocken.

«Liebe Güte! Sind es denn so viele?»

«Das ganze Haus ist voll davon.»

Willem hatte nicht übertrieben. An der Küchendecke hing ein Gestell, das mit Hilfe eines Seilzugs heruntergelassen werden konnte. Allerlei Wäschestücke hingen zum Trocknen daran, neben einer Wurst und einem halben Schinken. Im Spülstein stand eine Art Rost, auf dem das bereits gespülte Kochgeschirr abtropfte. An den Wänden hingen Kerzenhalter mit einem seitlichen Schaft, in dem sich eine Spiralfeder befand, die es erlaubte, die Flamme in jeder Kerzenhöhe mit einem oben an der Feder sitzenden Metallplättchen zu löschen. Hinter dem Spülstein hingen an schön geformten Haken Bürsten, Lappen, Seifen- und Pulverschalen an einem Kupferrohr.

Clara würdigte diese praktischen Neuerungen mit anerkennenden Worten.

Willem goss heißes Wasser in den frei geräumten Spülstein und fügte ein wenig flüssige Seife hinzu. «Wie Sie sehen, bin ich in der Küche mit Leib und Seele Hausfrau», sagte Willem. «Meine männlichen Qualitäten zeige ich Ihnen dann in den anderen Räumen.» Er sah Clara viel sagend an, die sich bereits so an seine Art zu reden gewöhnt hatte, dass sie diese Bemerkung als das nahm, was sie war: ein Scherz.

«Ich kann es kaum erwarten», sagte sie, nahm die Spülbürste vom Haken und begann, das Besteck zu reinigen. «Ich werde Sie bei der Gelegenheit dann mit etwas rein Weiblichem vertraut machen.»

Willem stand gebeugt hinter ihr und schabte die Essensreste vom Geschirr in einen Schweineeimer. Er glaubte, nicht recht gehört zu haben, und sah fast schockiert zu Clara hoch. Die jedoch stand mit dem Rücken zu ihm, und so konnte er das triumphierende Lächeln nicht sehen, das sich auf ihrem Gesicht ausbreitete, als sie sich vorstellte, wie er sie jetzt ansah.

Schon zu diesem Zeitpunkt war es für Clara gar keine Frage mehr, ob sie Willem die Zeichnung von der Geburtszange zeigen würde, und ebenso wenig war es eine Frage, wie er darauf reagieren würde. Als er ihr später bei einem Glas Wein den filigranen Rückholmechanismus gezeigt hatte, den er für den Uhrmacher gebaut hatte, den beweglichen Brillenbügel, Arm- und Beinprothesen mit Gelenken, Schmuckverschlüsse, ein Stopf- und Reinigungsbesteck für Tabakspfeifen und vieles andere mehr, war sie sich sogar sicher, dass sie ihm geradezu einen Gefallen tat, wenn sie ihm einen Auftrag für etwas erteilte, womit er noch nie etwas zu tun gehabt hatte. Als Clara begann, ihm ihr Anliegen zu schildern, wurde Willem ernst, hörte aufmerksam zu, und Clara hatte nicht die geringste Befürchtung, dass er schlüpfrige Bemerkungen oder andere Witze machen würde. Bis spätabends saßen sie in der hellen guten Stube, und Clara erklärte ihm anhand der mitgebrachten Zeichnungen das weibliche Becken und die kindliche Anatomie.

«Verstehe», sagte Willem schließlich. «Brauchen Sie die Zange schnell? Ich habe gerade sehr viel zu tun, und besonders solch ein Instrument muss doch perfekt werden.»

«Nein, es eilt nicht», sagte Clara und holte tief Luft, denn nun kam sie zu der eigentlichen Schwierigkeit. Willems Bemerkung, er hasse Geheimnisse, machte die Sache nicht eben einfacher. «Es gibt da noch ein Problem», begann sie.

«Großartig.» Willem strahlte Clara an. «Probleme liebe ich.»

«Im Gegensatz zu Geheimnissen», sagte Clara und legte die Stirn besorgt in Falten. «Das ist ja gerade das Problem.» Dann erklärte sie Willem die Gesetzeslage für Hebammen in Bezug auf das Hantieren mit operativen Geräten. Von Olsens ausdrücklichem Hinweis sagte sie allerdings nichts.

Willem beugte sich etwas zu Clara vor und machte ein finsteres Gesicht. Trotzdem erkannte Clara den Schalk, der wieder in seinen Augen aufblitzte. «Dann müssen wir zwei Halunken eben dichthalten.»

«Willem, ich bitte Sie! In diesem Punkt bin ich wirklich nicht zu Scherzen aufgelegt.»

«Ich auch nicht. Ich meine es ganz ernst. Das mit dem Dichthalten wenigstens.»

«Und Sie kommen nicht voller Stolz und betrunken ins Wirtshaus gelaufen und zeigen …»

«Clara! Ich bitte Sie!»

Offenbar war ihm der gestrige Abend immer noch peinlich. Umso besser, dachte Clara. «Gut», sagte sie schnell. «Ich verlasse mich auf Sie.»

«Das können Sie auch.»

Etwas in Willems Stimme ließ Clara aufhorchen. Er schien mit seiner letzten Bemerkung mehr gemeint zu haben als das Stillschweigen über die Zange. Zum zweiten Mal an diesem Abend sahen sich beide einen langen Moment schweigend in die Augen. Als sie es nicht mehr aushielt, stand Clara abrupt auf.

«Es ist spät geworden. Aber es war ein schöner und anregender Abend. Vielen Dank», sagte sie. «Auch für das gute Essen.»

«Ich habe zu danken. Kochen Sie auch gut?», fragte Willem, als er Clara den Umhang gebracht hatte. Dabei grinste er so unverschämt, dass Clara den Versuch, ihr eine Gegeneinladung abzuringen, nur zu gut verstand.

«O ja», sagte sie. «Meine besondere Spezialität sind Milch bildende Säfte und Wöchnerinnenkost.»

«Macht nichts», sagte Willem, ohne die gute Laune zu verlieren. «Dann essen wir eben immer hier.»

Clara schluckte und nickte nur einen stummen Abschiedsgruß. Dass sie auf dem Heimweg auch noch eine von Willems Laternen bei sich trug, wurde ihr erst bewusst, als sie den schwach beleuchteten Hafen hinter sich ließ und das dunkle Fleth überquerte.

Fünf

GLÜCKSTADT
Freitag, 11. Juni 1632

Obwohl es immer noch kühl und der Himmel heute sogar bedeckt war, brachte die Gartenarbeit Clara ins Schwitzen. Zuerst hackte und rupfte sie alles aus, was sie nicht gebrauchen konnte, und dann beschloss sie, den Torf nicht nur um einzelne Pflanzenballen zu legen, sondern ihn beim Umgraben überall in den Boden einzuarbeiten. Sie hoffte inständig, dass ihre Kräuter hier überhaupt gedeihen würden, und um Mut zu schöpfen, sah sie immer wieder zu den Pflanzen hinüber, die hier schon wuchsen.

Als der anstrengende Teil der Arbeit erledigt war, brauchte sie eine Stärkung und ging ins Haus zurück. Sie schnitt sich eine Scheibe Brot ab und stellte fest, dass es hart zu werden begann. Sie hatte es in ein Tuch eingeschlagen, denn den Tontopf, in dem sie Brot normalerweise aufbewahrte, hatte sie noch nicht ausgepackt. Sie war sich nicht einmal sicher, in welcher Kiste er steckte. Das Durcheinander im Haus war für sie nur schwer zu ertragen, und sie musste sich wieder und wieder zu Ruhe und Geduld aufrufen. Seufzend ließ sie sich auf einen Küchenstuhl fallen und strich Butter aufs Brot.

«Dann essen wir eben immer hier», schossen ihr Willems Worte durch den Kopf. Plötzlich schien das ein wunderbares Angebot zu sein. Aber das Wochenende stand bevor, und sie musste trotzdem einkaufen gehen. Ohne die Lebensmittel richtig zu lagern, hatte das aber wenig Sinn. Um an die entsprechenden Utensilien heranzukommen, musste sie endlich ihre Sachen auspacken und das Haus einrichten. Bevor sie damit weitermachen konnte, musste sie aber erst die Kräuter pflanzen.

«Himmel! Wie habe ich denn sonst meinen Alltag bewältigt?», stieß sie ungehalten aus. «Ich habe doch sonst immer alles geschafft.»

Sonst bin ich auch nicht umgezogen, dachte sie. Und ich war nie allein.

Von diesem Gedanken bis zu der Erkenntnis, dass sie im Haushalt Hilfe brauchte, war es nicht weit. Eine richtige Magd benötigte sie jedoch nicht. Ich müsste eine Frau finden, dachte sie, die sich freut, wenn sie mir einige Stunden pro Woche zur Hand gehen und sich nützlich machen kann, eine, die das Geld braucht.

Lustlos kaute Clara auf dem letzten Bissen Brot herum, stand auf, ging ins Gartenzimmer und schaute hinaus. Obwohl es nur ein Stück rötlicher Erde war, worauf sie blickte, war es in einem deutlich besseren Zustand als am frühen Morgen. Dass hier bald ein richtiger Garten entstehen würde, war unverkennbar. Clara beeilte sich, mit dem Pflanzen zu beginnen. Außer auf Licht- und Schattenplätze brauchte sie sich um besondere Standorte für die einzelnen Pflanzen keine Gedanken zu machen, denn der Boden war für die meisten von ihnen überall gleich ungünstig.

«Beginnen wir also mit dem wunden Po», sagte sie halblaut und griff nach einer Kamille, um sie neben die Schafgarbe zu setzen, als sie am Zaun einen verhaltenen Schrei hörte. Sie blickte auf und sah die Fischerstochter, die vor zwei Tagen einen Botengang für sie und Lene gemacht hatte. Das Mädchen presste eine Hand auf den Mund und sah Clara erschrocken an.

«Stine!» Clara war froh, dass ihr der Name einfiel, denn das Mädchen kam ihr wie gerufen. «Kannst du etwas für mich einkaufen gehen?»

Stine sah Clara nur groß an. «Wo ist der wunde Po? Wollen Sie ihn vergraben? Ist ein Kind gestorben?»

Clara begriff nicht sofort. Ihr war nicht einmal bewusst, dass sie leise vor sich hingesprochen hatte.

«Ach, du dummes Ding!», sagte sie dann, trat an den Zaun und steckte zwei Finger hindurch, um Stine in die Wange zu kneifen. Kurz vor ihrem Gesicht zog Clara die Hand wieder zurück, weil sie sah, wie schmutzig sie war. «Glieder vergraben! Wer macht denn noch so etwas? Du glaubst doch wohl hoffentlich nicht an solchen Spuk? Und was sollte ein vergrabener Po wohl nützen, wund oder nicht? Kannst du mir das sagen?»

Stine schüttelte stumm den Kopf.

«Siehst du!»

«Aber gesagt haben Sie's», beharrte Stine.

«Ja, hab ich wohl. Und ich will dir auch sagen, warum. Siehst du die Schafgarbe da drüben?»

Stine nickte.

«Und das hier ist Kamille.» Sie hielt die Pflanze in ihrer Hand hoch. «Zusammen mit Lavendel, Rose und Geranie macht man daraus einen Aufguss, in den man, wenn er schön abgekühlt ist, einen wunden Säuglingspopo hineinsetzt. Besser noch, bevor er wund geworden ist. Oder man wäscht das Kind einfach damit, wenn man es wickelt. Das wollte ich sagen. Ich vergrabe keinen wunden Po, sondern die Pflanze, die dagegen hilft.»

«Das ist alles?»

«Das ist alles.»

Clara konnte Stine ansehen, dass sie noch dabei war, den Schreck zu überwinden und das, was sie gehört hatte, zu verdauen. Deshalb ließ sie ihr etwas Zeit, ehe sie nochmals fragte: «Kannst du nun für mich einkaufen gehen?»

Stine schien regelrecht erleichtert zu sein. Sie befand sich wieder auf gewohntem Terrain und war froh, helfen zu können. Dass Clara nicht wusste, welche Lebensmittel an diesem Tag gut und frisch zu bekommen waren, machte ihr gar nichts aus. Sie war es gewohnt, für ihre Familie und bei verschiedenen Botengängen nach eigenem Gutdünken einzukaufen. Zum Abschied winkte sie Clara zu.

War es nicht weiter verwunderlich, dass Stine, die ständig in der ganzen Stadt herumlief, auf dem schmalen Pfad hinter Claras Gartenzaun aufgetaucht war, so staunte Clara doch, als wenig später zwei Frauen am Zaun standen. Wie beiläufig grüßten sie und gingen nicht eher weiter, bis Clara ihre fragenden Blicke beantwortet hatte.

«Fenchel und Kümmel», sagte sie knapp.

Die Pflanzen waren noch so klein, dass ein ungeübtes Auge nicht erkennen konnte, worum es sich handelte. Kaum hatte Clara jedoch ihre Namen genannt, nickten die Frauen, und ihre Mienen entspannten sich. Eine rieb sich den Bauch, und die andere sagte: «Gegen Bauchweh und lästige Winde.»

«So ist es», sagte Clara.

Damit schienen die Frauen das Interesse an Claras Arbeit zu verlieren. Offenbar hatten sie etwas Geheimnisvolles erwartet. Kopfschüttelnd sah Clara ihnen nach.

Sie sollten jedoch nicht die Einzigen bleiben, die den sonst praktisch unbenutzten unwegsamen Pfad zwischen Claras Garten und dem südöstlichen Wall an diesem Vormittag hinunterschlenderten. Die von Stine verbreitete Nachricht, es werde gerade ein kleiner, aber doch reich bestückter Garten angelegt, löste Erstaunen aus, weil es in der ganzen Stadt kaum Gärten gab. Der König hatte ausdrücklich bestimmt, dass Glückstadt «keine Ackerbürgerstadt» sollte. Die Stadtfläche sollte optimal für Handel und Handwerk genutzt werden. Außerdem waren die Bauern aus dem Umland darauf angewiesen, ihre Produkte in der Stadt verkaufen zu können, und deshalb wurde peinlich darauf geachtet, dass in der Stadt nicht doch heimlich hier und da Gärten zur Selbstversorgung angelegt wurden. So war Glückstadt bei aller Schönheit eine praktisch gartenlose Stadt. Auch das Fleckchen Erde hinter Claras Haus war nicht als Garten gedacht gewesen. Lediglich seine Randlage vor dem Wall hatte es vor einer Bepflasterung verschont.

Clara hörte schnell auf, sich über den unerwarteten Publikumsverkehr hinter ihrem Garten zu wundern, da konnte nur Stine dahinter stecken. Offenbar hatte sie die ihr übertragene Aufgabe um die der selbst ernannten Stadtschreierin ergänzt. Dass Stines Bekanntmachung so große Resonanz fand, freute Clara, die gerne freigebig Auskunft darüber gab, was sie tat. Zu verbergen hatte sie nichts, und wenn sie sogar dazu beitragen konnte, Gerüchten um Hexenwerk entgegenzuwirken, dann freute sie sich umso mehr.

«Gegen übermäßigen Milchfluss», hätte sie beinahe zu der nächsten Frau gesagt, die vorbeikam, freundlich grüßte und dann am Zaun stehen blieb, als sie kniend eine Minze eingrub. Stattdessen schaute sie nur zu der Frau auf und erwiderte den Gruß.

Die Frau lächelte schüchtern, murmelte: «Viel Arbeit, so ein Garten.»

«Das kann man wohl sagen», sagte Clara und war froh, dass die Frau es offenbar eilig hatte. So kam sie mit ihrer Arbeit voran.

Lange währte die Ruhe aber nicht. Als Nächstes waren es gleich drei Frauen, die dicht hintereinander den schmalen Pfad herunterkamen und mit unverhohlener Neugier in Claras Garten blickten.

Clara sah von einem Büschel Ringelblumen auf, wischte sich den Schweiß aus dem Gesicht und sagte: «Gegen Blessuren aller Art, oben und unten herum. Und wenn es ganz schlimm kommt ...», sie zeigte erst auf ihren Unterleib und dann auf eine Pflanze, die schon im Boden steckte, «... dann hilft nur Beinwell. Also Hände weg von schlimmen Rissen – oder erst mich fragen!»

Hätte Clara dem Bild einer leibhaftigen Hexe entsprochen, die Frauen hätten sie nicht verschreckter ansehen können.

«Was starren Sie mich so an?»

Eine der Frauen holte ein großes Stück Speck aus ihrem Korb, räusperte sich und sagte: «Wir sind nur gekommen, um Sie willkommen zu heißen, und haben Ihnen etwas mitgebracht.» Eine andere holte ein Glas eingekochter Birnen aus ihrem Korb und die dritte einen Topf Honig. «Auf gute Nachbarschaft», sagte sie und deutete mit dem Kopf in Richtung Kirchgang. «Ich wohne gleich da drüben.» Sie rieb sich den Bauch und lächelte schüchtern. «Ich glaube, ich kann Ihre Dienste bald brauchen. Sophie Delacroix», stellte sie sich vor.

«Vielen, vielen Dank», sagte Clara und wusste gar nicht, wie sie die Gaben mit ihren schmutzigen Fingern in Empfang nehmen sollte.

«Wir kommen eben rum und bringen Ihnen die Sachen rein», sagte die erste Frau.

«Die Haustür ist offen.» Clara ging den Frauen entgegen, und es waren vier, die sie kurz darauf in Empfang nahm.

Während die drei, die sie erwartet hatte, nur ihre Begrüßungsgeschenke auf einen Stuhl in der kleinen Diele stellten und sich dann mit guten Wünschen verabschiedeten, hatte die vierte mehr auf dem Herzen. Sie stellte sich als Catarina

Da Silva vor, Ehefrau des Porzellanbrenners Alvaro Da Silva. Sie war eine winzige Person und machte einen zerbrechlichen Eindruck, aber obwohl Clara inzwischen überall mit torfroter Erde beschmiert war, erschrak Catarina nicht vor ihrem Anblick. Die Porzellanbrennerin wusste, dass Clara gerade ihren Garten bestellte, und deswegen war sie gekommen. Auch sonst täuschte ihr Äußeres, denn in Wirklichkeit war sie resolut und wusste, was sie wollte.

«Mein Alvaro will nicht zum Arzt gehen», klärte sie Clara ohne Vorrede über ihr Anliegen auf. «Er sagt, es sei nur ein Zipperlein. Aber es ist mehr, das können Sie mir glauben.»

«Worum handelt es sich denn?» Clara machte sich mit dem Gedanken vertraut, dass sie, zumindest für den Anfang, nicht so arbeiten konnte, wie sie es sich vorstellte, sondern dass sie sich den Fragen der Frauen stellen musste, wann und wie sie kamen. Sie bat die Porzellanbrennerin in die Küche, die mittlerweile einigermaßen eingerichtet war, und bot ihr ein Glas Most an, nachdem sie sich die Hände abgespült hatte.

«Seine Augen», sagte die Porzellanbrennerin. «Sie brennen ständig. Ich glaube, es kommt von seiner Arbeit, immer diese feinen Pulver. Und *wegen* seiner Arbeit mag er es auch nicht zugeben. Eigentlich stellt er ja nur glasierte Irdenware her, aber er probiert immerzu, echtes Porzellan zu machen. Oft ist sein Geschirr genauso schön. Da braucht er ein gutes Auge. Wenn die Leute erst wissen …»

Catarina Da Silva brach ab.

«Verstehe», sagte Clara. «Wie ist es denn mit seiner Sehkraft? Ist sie beeinträchtigt, oder klagt er nur über das Brennen?»

«Er sieht so gut wie eh und je. Sie sollten mal seine wunderbaren Dekors sehen! Auch seine Hand ist ruhig. Nein, Alvaro ist ein guter Handwerker, einer der besten seiner Zunft, aber er fürchtet eben …»

«… was die Leute sagen», vollendete Clara den Satz und sah die offenbar verzweifelte Frau freundlich an. «Was das angeht, ist er nicht der Einzige», sagte Clara.

«Sicher. Ich verstehe ihn ja auch. Und deswegen dachte ich, wenn ich Sie einmal frage …»

«Recht so. Gut, dass Sie mich fragen. Und ich glaube, ich kann Ihrem Alvaro helfen. Allerdings nicht mit den Kräutern aus meinem Garten.»

Clara stand auf und suchte den Tee, den sie am Vortag geschenkt bekommen hatte. Sie fand ihn recht schnell, aber nun musste sie noch das feine Nesseltuch suchen, das sie für Umschläge benutzte. Diese Suche gestaltete sich durchaus schwieriger, und Clara klagte der Porzellanbrennerin ihr Leid mit dem Einrichten und der Haushaltsführung und fragte sie, ob sie nicht eventuell jemanden wisse, der ihr zur Hand gehen könne.

«Für regelmäßig wüsste ich nicht, aber wenn Ihnen einige Stunden in der Woche genügen, dann könnten Sie Amalie Bruns fragen. Sie holt übrigens auch manchmal Kinder, aber eigentlich ist sie Schneiderin.»

«Amalie Bruns!», rief Clara vom Gartenzimmer aus, allerlei Stoffe in der Hand, die aber nicht der gesuchte Nessel waren. «Von der habe ich schon gehört.»

«Eine nette Frau», sagte die Porzellanbrennerin. «Aber leider arm dran, seit ihr Mann verstorben ist. Sie ist immer froh, wenn sie sich hier und da etwas dazuverdienen kann. Soll ich sie einmal fragen?»

Eigentlich wäre Clara jede Hilfe recht gewesen, aber da es sich um eine der Frauen handelte, mit denen sie ohnehin sprechen und möglicherweise einiges ausfechten musste, wollte sie lieber selbst mit ihr reden. Sie ließ sich aber dankbar sagen, wo die Schneiderin wohnte.

«Da ist es ja!» Clara hatte den Nessel gefunden, riss einige Streifen davon ab, kam in die Küche zurück und maß einige Prisen Tee hinein. Dann begann sie zu erklären, wie der Tee aufgebrüht und die erkalteten Stoffsäckchen auf Alvaros Augen gelegt werden sollten. «Eine halbe Stunde sollte genügen, heute Abend, nach getaner Arbeit», sagte Clara. «Und wenn's hilft, holen Sie morgen mehr.»

Catarina Da Silva wand sich sichtlich.

«Wie soll ich meinem Alvaro das erklären? Und was mache ich, wenn er ablehnt? Er hört ja nicht auf mich.»

Clara wurde plötzlich bewusst, dass sie schon viel zu weit gegangen war. In Hamburg waren Henriette und sie oft auch dann um Rat gefragt worden, wenn es nicht um spezielle Frauenbelange ging, und niemand hatte sie daran gehindert, ihr heilkundliches Wissen in vollem Umfang anzuwenden. Aber durfte sie es hier tun? Was würde Olsen davon halten? Doch jetzt gab es kein Zurück mehr. Sie hatte der Porzellanbrennerin einen Rat gegeben, und wenn diese sich damit schwer tat, ihn in die Tat umzusetzen, musste sie ihr eben helfen. Außerdem sollten die Glückstädter Frauen möglichst schnell Vertrauen zu ihr fassen. Wenn sie sie etwas fragten, würde sie antworten. Wenn sie um Hilfe baten, würde sie ihnen helfen. So hatte sie es immer gehalten, und dabei wollte sie auch bleiben, Olsen hin oder her.

«Wenn Sie sich einen Moment gedulden, komme ich mit», sagte sie. «Ich muss mich erst noch kurz waschen und umziehen. Dann kümmere ich mich um Ihren Alvaro.»

Catarina Da Silva stand zufrieden vom Tisch auf und ging an das Fenster, um einen Blick in den Garten zu werfen.

Unterwegs zur Porzellanbrennerei in der Judenstraße auf der anderen Flethseite erfuhr Clara noch mehr Unvernünftiges über Catarinas Mann. Am meisten ärgerte sich die geplagte Frau darüber, dass er neuerdings einen «Floh im Ohr» habe.

«Gold», sagte sie und schnaubte verächtlich. «Wenn ich das schon höre! Wer behauptet, er kann Gold machen, versucht doch nur, sich wichtig zu machen.»

«Behauptet Ihr Mann das denn?»

«Nein», räumte die Porzellanbrennerin ein, «das nicht gerade. Aber dieser Roselius ist wieder in der Stadt, und dieses Mal will er Alvaro die Grundstoffe für eine Goldlegierung verkaufen, die er bisher offenbar selbst nicht ausprobiert hat. Jedenfalls hat er uns noch kein Porzellan mit Goldbemalung gezeigt. Aber Alvaro ist ganz aus dem Häuschen und träumt schon davon, das Porzellan für den König herzustellen, wo nun das Schloss bald fertig wird und größere Gesellschaften in Glückstadt zu erwarten sind. Alvaro sieht schon die königliche Tafel mit seinem goldenen Porzellan gedeckt!» Sie machte eine wegwerfende Handbewegung. «Pah! C IV und Gold! Ich kann mir gar nicht vorstellen, wie der von goldenem Geschirr isst, aber Alvaro meint, es sei das Geschäft seines Lebens, wenn er dem König dieses Goldgeschirr verkaufen kann.»

«Und Sie glauben, dass dieser, dieser ...»

«Roselius.»

«... dass dieser Roselius Ihren Mann betrügt?»

Die beiden Frauen überquerten die belebte Marktbrücke. Catarina Da Silva hob mahnend den Finger an ihre Lippen und sah sich nach etwaigen Zuhörern um. «Sch, bitte nicht so laut!», raunte sie Clara zu. «Roselius ist ein mächtiger Mann. Aber wenn Sie mich fragen: Irgendwas stimmt mit dem nicht. Als er das letzte Mal in der Stadt war, hat er uns eine Waage verkauft, die, kaum war er wieder weg, ungenau wurde. Selbst unser Waagenbauer konnte sie nicht neu eichen. Alvaro denkt, das war Zufall. Aber ich sage, der Mann ist ein Schwindler. Ich kann es nicht leiden, wenn er und Alvaro die Köpfe zusammenstecken. Hinterher ist mein

Mann immer wie ausgewechselt, und es dauert einige Tage, bis er wieder der Alte ist.»

Der Versuch der Porzellanbrennerin, trotz Aufregung und Wut leise zu bleiben, verlangte ihr einiges ab. Wild gestikulierte sie mit den Händen. Diese Frau hatte Temperament.

Clara sah sie amüsiert an und fragte: «Also ist dieser Roselius nun ein Gauner oder nicht?»

«Das wüsste ich auch gerne», erwiderte Catarina Da Silva und seufzte schließlich. «Vielleicht lernen Sie ihn sogar selbst kennen. Er wollte heute kommen, wahrscheinlich, um meinem Alvaro endgültig den Kopf zu verdrehen.» Vor einem stattlichen Haus blieb sie stehen. «Da wären wir.»

Es war heiß in der Werkstatt, die das gesamte Erdgeschoss einnahm. Ein großer Raum ging unter Mauerbögen an den Seiten und nach hinten in kleinere Werkstattbereiche über.

Überall standen Gestelle mit Tellern, Tassen und Schüsseln in den unterschiedlichsten Fertigungsstadien zum Trocknen und Abkühlen. Kübel, Säcke und Bottiche mit Pulvern und Flüssigkeiten standen auf dem Boden. Arbeitstische und Werkbänke säumten die Wände, bedeckt mit Dekormustern, Farbtöpfen, Wassergläsern, Pinseln und Lappen. Zwischen den Tischen standen verschiedene Brennöfen, die eine enorme Hitze verströmten. Eine Unzahl von Lichtern, die auch in dieser Werkstatt für ausreichendes Licht sorgten, trug zu der unerträglichen Temperatur noch zusätzlich bei.

Alvaro Da Silva stand über einen Bottich gebeugt und rührte mit einem Holzstab in einer schlammigen Masse. Als er die Frauen hörte, richtete er sich auf, ohne dabei besonders an Größe zu gewinnen. Clara war sich nicht sicher, ob er überhaupt größer war als seine Frau. Er blickte sich nach den Frauen um und fuhr sich unwillkürlich mit der Hand an die Augen, ließ sie dann aber wieder sinken. Wie der ganze

Körper war seine Hand von feinem weißen Pulver bedeckt. Da er, wie seine Frau, eine hellbraune Haut hatte, sah er aus wie ein mit Puderzucker bestäubter Lebkuchenmann.

«Die Augen wieder?» Seine Frau kam gleich zur Sache und wartete die Antwort gar nicht erst ab. «Ich habe dir etwas mitgebracht. Oder besser gesagt: Ich habe die neue Heb…, die … unsere …»

Die vorher so selbstsichere Frau kam ins Stocken. Ihrem Mann die Hilfe einer Hebamme anzudienen kam ihr plötzlich vollkommen abwegig vor, so musste es zumindest Alvaro empfinden.

Clara räusperte sich und trat mit ausgestreckter Hand auf den Mann zu. «Clara Cordes», stellte sie sich vor. «Da ich Hebamme bin, kenne ich mich mit allerlei Heilkräutern aus. Ihre Frau bat mich, Ihnen etwas für Ihre Augen zu bringen.»

Alvaro Da Silva wischte sich die Hand am Kittel ab, ohne dass sie dadurch sauberer wurde, begrüßte Clara zögerlich und sah dabei skeptisch zu seiner Frau hinüber.

«Schaden wird's nicht», sagten Catarina Da Silva und Clara gleichzeitig. Erst schauten sie sich verdutzt an, dann lachten sie.

«Eine Verschwörung?» Auch der Porzellanbrenner musste grinsen. «Meine Augen sind wirklich schlimm», sagte er schließlich. «Was haben Sie mir denn mitgebracht?»

«Tee», sagte Clara schlicht und holte die Nesselsäckchen aus dem kleinen Beutel, den sie bei sich trug.

Der Porzellanbrenner machte ein verdutztes Gesicht. «Tee?», wiederholte er. Dann hellte sich seine Miene auf. «Tee! Natürlich, Tee!» Er ging auf seine Frau zu und fasste sie am Arm. «Erinnerst du dich nicht? Mein Oheim Joshua!»

Was immer es mit diesem Joshua auf sich hatte – auf jeden Fall hatte er seinem Neffen offenbar den Weg dafür bereitet,

Tee als Heilmittel gegen brennende Augen anzuerkennen. Mit einer raschen Bewegung nahm der Porzellanbrenner Clara eines der Säckchen ab, betrachtete es interessiert und nickte. Offenbar entsprach es dem, was er von seinem Oheim gewohnt war.

«Aufbrühen, abkühlen lassen und ein halbes Stündchen auf die Augen legen, nicht wahr?», sagte er.

Clara sah ihn überrascht an und nickte.

«Daran hätte ich auch eher denken können», sagte der Porzellanbrenner. «Vielen Dank, Frau Cordes. Was schulden wir Ihnen?»

Darüber hatte Clara noch gar nicht nachgedacht. Sie zuckte mit der Schulter und machte eine vage Handbewegung, als jemand vom Hintereingang her den kleineren Teil der Werkstatt betrat und dabei laut redete.

«Auf, Da Silva, dann wollen wir mal!», ertönte eine sonore, herrische Stimme. «Leider bleibt Ihnen nicht viel Zeit. Komme soeben aus Kopenhagen und muss Ihnen sagen, dass Ihre Konkurrenten nicht länger warten wollen.»

Der Sprecher war immer noch nicht zu sehen.

Im Gegensatz zu den portugiesischen Eheleuten, die wussten, wer da so forsch bei ihnen eingedrungen war, hatte sich Clara in die Richtung gereckt, aus der die Stimme kam. Sie vermutete, dass es sich um Roselius handelte. Und natürlich wollte sie von seinem Auftritt, der bemerkenswert zu werden versprach, keinen Augenblick versäumen. Schon die wenigen Worte, die er bisher grußlos gesprochen hatte, amüsierten sie, denn sie deuteten nach ihrem Dafürhalten stark darauf hin, dass er den Porzellanbrenner unter Druck setzen wollte, ohne ihm wirklich etwas bieten zu können. Das musste doch auch Alvaro durchschauen! Sie fragte sich schon, ob sie sich mit spitzer Zunge in die folgenden Verhandlungen einmischen sollte, als sie plötzlich erstarrte.

Roselius war nicht direkt vom Hintereingang nach vorne gekommen, sondern hatte sich einen Weg durch die Nebenräume gebahnt, bis er unter einem Mauerbogen hervortrat. Seine imposante Erscheinung – er war groß und überaus prächtig gekleidet – wirkte durch eine raumgreifende Handbewegung noch eindrucksvoller.

Roselius verstummte. Einen Moment herrschte Stille in der Werkstatt. Nur das lodernde Feuer von den Öfen war noch zu hören.

Roselius starrte in die große Werkstatt, und Clara merkte befremdet, dass aus seinem Blick blankes Entsetzen sprach und dass dieser Blick ganz allein auf sie gerichtet war. Dann ließ er die Arme sinken, um sich mit der rechten Hand sogleich erschrocken an die Wangen zu fahren. Er wurde so blass, als habe sich der feine weiße Staub plötzlich auch auf ihn gelegt.

«An ...», murmelte er, brach ab, räusperte sich und begann erneut. Er sprach so schnell, dass er zu stottern begann: «An ... an, das hätte ich ja nie gedacht.» Immer noch starrte er Clara so erschrocken an, als sähe er ein Gespenst. Er nahm die Hand von der Wange und schlug sich an die Stirn. «Ha!», schrie er unvermittelt und viel zu laut. «Die Konkurrenz! Gerade fällt's mir wieder ein. Es tut mir Leid für Sie, Da Silva, aber ich muss unverzüglich eine Depesche senden. Duldet keinen Aufschub.» Abrupt drehte er sich um und rannte geradewegs auf die Hintertür zu, als sei der Teufel persönlich hinter ihm her. «Keine Sorge, Da Silva», rief er über die Schulter. «Bin bald zurück.»

«Was war denn das?», fragte Catarina Da Silva, die sich als Erste fasste. «Was ist denn mit Roselius los?»

Ihr Mann machte ein paar schnelle Schritte Richtung Hintertür, um Roselius aufzuhalten und ihn davon abzubringen, erneut der Kopenhagener Konkurrenz zu schreiben, blieb dann aber ratlos stehen. Auch er konnte sich offenbar das gerade Erlebte nicht erklären.

Clara stand immer noch wie versteinert da. Was war geschehen? Warum hatte Roselius sie so angestarrt? Warum war er bei ihrem Anblick so erschrocken? Und warum sie bei seinem?

«Frau Cordes», sagte die Porzellanbrennerin. «Ist Ihnen nicht gut?»

«Nicht gut?», wiederholte Clara abwesend und kam durch den Klang der eigenen Stimme wieder zu sich. «Doch, doch», sagte sie hastig. «Das also war der berühmte Roselius?»

«Ja. Carl Roselius», sagte die Porzellanbrennerin. «Kennen Sie ihn?»

Clara gab keine Antwort, sondern schüttelte nur stumm den Kopf.

«Merkwürdig», sagte die Porzellanbrennerin. «So wie er Sie ansah, hätte ich schwören können, Sie beide kennen sich.»

«Was will er bloß von den Kopenhagenern?», fragte der Porzellanbrenner beunruhigt.

Seine Frau sah immer noch Clara an. «Gar nichts, glaube ich», sagte sie leise. «Kann ich etwas für Sie tun, Frau Cordes?»

Wieder schüttelte Clara den Kopf. «Mit dem Tee wissen Sie ja Bescheid», murmelte sie. «Ich muss jetzt gehen.»

«Und die Bezahlung?», fragte Da Silva.

Clara schüttelte sich ein wenig, wie um einen bösen Spuk zu bannen, und sagte im Hinausgehen: «Sie werden sicher noch mehr brauchen. Wir können das besprechen, wenn Sie Nachschub holen.»

Schnellen Schrittes ging Clara auf das Fleth zu. Dort angekommen, blieb sie stehen. Luft, Wasser, das geschäftige Treiben dort unten taten ihr gut. Trotzdem sah sie immer noch Roselius vor sich. Was hatte ihn so aus der Fassung gebracht? Clara war sich ganz sicher, dass sein Verhalten eine Reaktion auf sie gewesen war, denn sonst hatte es in der Werkstatt ja nichts Ungewöhnliches gegeben. Warum hatte er immer nur «An ...» gestottert? Langsam schob sich ihr ins Bewusstsein, was Henriette auf dem Sterbebett gesagt hatte, als Clara sich mit einem kühlenden Tuch über sie beugte: «Deine leibliche Mutter hieß Anne, ein schöner Name. Du bist ihr Ebenbild, sie sah aus wie du jetzt, damals, als sie dich gebar.» War es das? Hatte Roselius etwa die Frau in ihr gesehen, die er bei der Geburt der gemeinsamen Tochter verlassen hatte? War er deswegen so erschrocken? Wollte er «Anne» sagen, den Namen ihrer Mutter? Konnte Roselius ihr Vater sein? Clara spürte, wie sich alles in ihr gegen diesen Gedanken sträubte. Doch war dieser Gedanke schon zutiefst beunruhigend, so gab es noch etwas viel Beunruhigenderes: wie sie auf ihn reagiert hatte. Roselius hatte sie an niemanden erinnert, den sie kannte, und doch war er ihr merkwürdig vertraut vorgekommen. Warum? War er wirklich ihr Vater, oder bildete sie sich da etwas ein, weil sie nun so oft darüber nachdachte, wer ihre wirklichen Eltern sein konnten? Warum sollte sie ihm ausgerechnet jetzt begegnen? Es war unglaublich. Und doch ... irgendetwas war da zwischen ihnen gewesen.

Von der Marktbrücke aus blickte Clara auf die Kirchturmuhr: schon zwei. Sie war viel zu schockiert, um Hunger zu verspüren. Dennoch zog es sie zu Lene ins Wirtshaus. Wenn jemand etwas über diesen Roselius wusste, dann Lene.

Der Gastraum leerte sich bereits, als Clara das Wirtshaus betrat. Lene zwinkerte ihr von dem Tisch zu, den sie gerade abräumte, und zog besorgt die Brauen hoch, als sie sie genauer ansah. Nach einem schnellen Gang in die Küche kam sie an Claras Tisch, stellte ihr unaufgefordert einen Teller Hühnersuppe vor und sagte: «Schlechte Nachrichten? Trotzdem musst du etwas essen. Die letzten Gäste gehen gleich. Lass uns gleich darüber reden. Aber erst sollst du wieder zu Kräften kommen.»

Clara hatte es aufgegeben, sich über das innige Verständnis zu wundern, das zwischen Lene und ihr herrschte, und obwohl sie zuerst appetitlos auf die Suppe starrte, merkte sie doch, wie gut ihr die Stärkung tat, als sie brav zu löffeln anfing. Während sie aß, wurde ihr plötzlich klar, dass sie gar nicht über die Begegnung mit Roselius sprechen konnte, ohne den Verdacht zu äußern, dass er möglicherweise ihr Vater war. Aber war es überhaupt ein Verdacht? Unsinn, dachte Clara wieder. Das kommt dir wirklich nur in den Sinn, weil es genau das Problem berührt, das du mit all dem Umzugsgetümmel zu vergessen suchst. Es ist doch vollkommen absurd, dass du hier deinem Vater begegnest! Oder? Ein imposanter Kaufmann zweifelhaften Charakters, der viel herumkommt. Das war Roselius ebenso wie ihr Vater.

«Der Stadtgouverneur sagt, du kannst hier nicht wohnen», sagte Lene, als sie sich zu Clara setzte und sie besorgt ansah.

Clara fiel der Löffel aus der Hand, und Suppe spritzte über den Tisch. Dann stieß sie ihren Stuhl zurück und sprang auf. «Was? Na, warte! Dem werde ich was erzählen!», rief sie und stürmte zur Tür.

«Clara, so warte doch!», rief Lene, ohne die Freundin dadurch im mindesten aufhalten zu können. «Clara, bleib hier! Ich hab das doch nur so gesagt!»

Kurz vor der Tür blieb Clara stehen und drehte sich wütend zu Lene herum. «Wie bitte? Du sagst einfach so, dass ich hier nicht wohnen kann?»

«Meine Güte, so beruhige dich doch!» Lene hob Claras

Stuhl auf und gab ihr zu verstehen, dass sie sich wieder hinsetzen sollte.

Clara dachte gar nicht daran. Mit raschen Schritten kam sie wieder zu Lene herüber und blieb vor ihr stehen. «Wie kannst du so etwas sagen? Wie kommst du dazu?»

«Ich hab doch bloß laut überlegt, warum du ein Gesicht machst, als sei dir das Schlimmste passiert, was man sich vorstellen kann.»

Clara brauchte einen Moment, ehe sie begriff. «Es war also nur eine Frage?»

Lene nickte ernst und sorgte sich nun ernstlich darüber, was Clara wirklich widerfahren war.

Clara holte tief Luft und setzte sich. «So ein Gesicht hab ich also gemacht?»

«Hätte ich sonst etwas so Arges vermutet?»

«Ach, Lene!» Clara legte den Kopf auf ihre Schulter. «Jag mir doch nicht einen solchen Schreck ein!» Dann setzte sie sich auf und sah Lene ernst an. «Aber du hast Recht: Darum müsste ich mich auch mehr kümmern. Meinst du nicht, dass von Pentz für mein Wohnrecht sorgt? Er sagte doch, ich solle mir keine Sorgen machen.»

«Dann tu's auch nicht. Und nun erzähl endlich, was geschehen ist.»

Clara zog einen Lappen aus Lenes Schürzentasche und machte sich daran, die Suppenspritzer vom Tisch zu wischen. Hauptsächlich ging es ihr darum, Lene nicht ins Gesicht sehen zu müssen. «Gar nichts», sagte sie bemüht unbekümmert. «Ich bin nur müde. Hab den ganzen Morgen im Garten gearbeitet. Und was im Haus noch alles zu tun ist, weißt du ja selbst.»

Das wusste Lene, aber sie wusste auch, dass Arbeit Clara nicht schreckte. Und sie wusste, dass sie vor einigen Minuten etwas ganz anderes als Müdigkeit in Claras Gesicht gesehen hatte. Folglich gab es etwas, das Clara ihr nicht erzählen wollte. Ob es dasselbe war wie neulich? Lene erneuerte ihren Beschluss, zu warten und zum gegebenen Zeitpunkt dahinter zu kommen, was es war. «Ja, ja, die leidige Arbeit», sagte sie und stand auf. «Meine ruft auch.»

«Warte!» Clara hielt sie am Arm zurück. «Ich will es dir erzählen. Ich habe eben einen merkwürdigen Mann getroffen.»

«Einen Mann?» Lene lachte. «Merkwürdiger als Willem?»

«Nun hör doch mal mit diesem Willem auf!» Clara merkte, dass sie wieder heftiger reagierte als nötig.

«Sehr wohl.» Lene lächelte frech und deutete einen Knicks an. «Thema Nummer eins, über das wir nicht sprechen, ist Willem ten Hoff. Recht so, gnädige Frau?»

Clara rollte ungehalten mit den Augen, aber dann musste sie lachen. «Also gut. Komm, setz dich wieder! Ich war gestern Abend bei ihm und ...»

«Bei dem merkwürdigen Mann?»

«Nein, bei Willem. Er hatte mich zum Essen eingeladen, weil ...»

«Davon versteht er etwas. Es war sicher gut, oder?»

«Unterbrich mich doch bitte nicht ständig! Du wirst schon alles erfahren.»

In diesem Moment rief Lenes Vater aus der Küche nach seiner Tochter. Als er aus der Küchentür trat und Clara erblickte, kam er kurz an ihren Tisch, begrüßte sie erfreut und betonte, er habe nicht stören wollen. Dennoch ließ er sich anmerken, dass Lene in der Küche gebraucht wurde.

«Versprochen», nahm Clara ihren Faden wieder auf. «Ich werde dir alles haarklein erzählen. Sag mir nur noch schnell, ob du einen Kaufmann namens Roselius kennst und was du über ihn weißt.»

«Carl Roselius?» Lene war überrascht. «Den hast du auch schon kennen gelernt? Nun ja, das lässt sich wohl kaum vermeiden, wenn er in der Stadt ist. Den übersieht man nicht.»

«Wo kommt er her, womit handelt er, was ist er für einer?»

Lene staunte immer mehr. «Wieso interessierst du dich für Roselius? An deiner Stelle würde ich mich von dem fern halten.»

«Warum?»

Lene zögerte mit der Antwort. «Ich weiß nicht so recht», sagte sie schließlich. «Irgendwas stimmt mit ihm nicht, aber ich kann dir nicht sagen, was. Ich hab ja auch nichts mit ihm zu tun. Meine ganze Familie nicht. Wenn er in der Stadt ist, wohnt er in einem Haus auf dem Rethövel, das große mit dem geschwungenen Giebel. Ich höre nur manchmal, wie unsere Gäste über ihn reden. Dabei geht es meist um viel Geld und teure, ungewöhnliche Waren, die offenbar nur er beschaffen kann. Niemand scheint recht zu wissen, was er eigentlich genau treibt.»

«Und wo kommt er her?»

«Keine Ahnung. Warum interessierst du dich für ihn?»

Wieder steckte Lenes Vater den Kopf durch die Küchentür, und wieder lächelte er freundlich. Lene und Clara standen auf.

«Ich weiß nicht», sagte Clara. «Ich bin ihm eben bei den Da Silvas begegnet und fand ihn einfach ...» Ihr fehlte das passende Wort.

Lene nahm den Lappen vom Tisch und drehte sich Richtung Küche. «Ich möchte ihm jedenfalls lieber nicht im Dunkeln begegnen», sagte sie. «Apropos. Kommst du heute Abend nochmal vorbei?»

«Ich glaube schon. Stine kauft zwar für mich ein, aber

heute Abend habe ich bestimmt keine Lust, für mich allein zu kochen.»

«Gut. Außerdem wolltest du mir noch etwas erzählen.» Lene zwinkerte Clara verschwörerisch zu.

«Neugieriges Frauenzimmer», sagte Clara schmunzelnd.

«Was kann ich dafür, wenn du so viele Bekanntschaften machst, dass man mit dem Erzählen gar nicht nachkommt?»

«Mach, dass du in die Küche kommst!»

«Und dir einen schönen Hausputz, Clara!»

Hausputz wie Gartenarbeit erledigte Clara am Nachmittag, ohne sich jedoch recht darauf konzentrieren zu können. Viel mehr war sie in Gedanken mit den zwei Begegnungen beschäftigt, die sie kurz nach dem Besuch bei Lene hatte.

Als sie das Wirtshaus verlassen hatte, war sie am Hafen entlanggegangen, um Roselius' Haus zumindest einmal aus der Ferne zu betrachten. Dabei war sie fast mit dem Kaufmann zusammengestoßen. Schnellen Schritts war er aus dem Jungfernstieg gekommen, offenbar auf dem Weg zur Hafenbrücke und hinüber zu seinem Haus. Sobald er Clara am Hafen erblickte, machte er abrupt kehrt und eilte in die Richtung zurück, aus der er gekommen war. Clara lief zur Straßenecke, um ihm hinterherzuschauen, aber er war verschwunden. Er musste in die nächste Querstraße eingebogen sein. Clara verzichtete auf ein Katz- und Mausspiel, fragte sich aber umso nachdrücklicher, warum ihr dieser Mann so offensichtlich aus dem Weg ging. Eine andere Erklärung, als dass sie ihn zumindest an eine Frau erinnerte, die er kannte, fiel ihr dafür nicht ein. Sollte es tatsächlich Anne sein? Trotzdem konnte sie nicht glauben, dass sie so schnell den Vater gefunden hatte, von dessen Existenz sie erst seit kurzem wusste. Und sie war sich absolut nicht sicher, ob sie ihn wiedersehen oder gar näher kennen lernen wollte. Schließlich hatte er sich nie um sein Kind gekümmert, sondern war damals einfach verschwunden.

Sie war noch ganz in Gedanken versunken, als jemand sie plötzlich von der Seite ansprach.

«Gehen, ohne zu gehen, sehen, ohne zu sehen. Wie machen Sie das nur, mein Fräulein? Und was bezwecken Sie damit?»

Clara blickte hoch, um den Fremden in seine Schranken zu weisen. «Frauen ansprechen, ohne sie anzusprechen, kommt Ihnen hingegen ganz natürlich vor, nicht wahr?»

Der Mann lachte und stellte sich direkt vor Clara, um sie ungeniert zu betrachten. «Sie meinen, ich soll mich Ihnen erst einmal vorstellen, ehe ich mit Ihnen spreche?»

«Das meine ich wohl», sagte Clara und stand kerzengerade und so abweisend wie möglich da.

Jetzt lachte der Mann so laut, dass es schallte.

«Hören Sie», erboste sich Clara, «es mag ungewöhnlich sein, dass eine ledige Frau nach Glückstadt kommt, aber Freiwild ist sie deswegen nicht, und schutz- und wehrlos ist sie auch nicht. Ich muss Sie höflichst ersuchen, mir aus dem Weg zu gehen.»

Clara hatte nicht damit gerechnet, sich des unverschämten Kerls gleich auf Anhieb entledigen zu können. Aber es erstaunte sie doch, als er, noch während sie sprach, ganz ernst wurde.

«Dann sind Sie also tatsächlich die neue Hebamme», stellte er fest.

Clara wusste nicht, woraus er das so schnell geschlossen hatte, aber das tat nichts zur Sache. Sie raffte ihre Röcke, um forsch weiterzugehen. «So ist es. Spätestens jetzt müsste Ihnen klar sein, dass wir zwei nichts miteinander zu schaffen haben. Und nun machen Sie mir bitte Platz. Guten Tag.»

«Sie machen mir wirklich Spaß», sagte der Mann sichtlich

amüsiert. «Platz machen will ich Ihnen wohl, aber leider werden Sie nicht ganz an mir vorbeikommen.» Wieder lachte er, und dann stellte er sich vor. Es war seine Königliche Hoheit Christian IV.

Clara blieb keine Zeit, sich zu entschuldigen, und der König legte auch gar keinen Wert darauf. Sofort verwickelte er sie in ein Gespräch über ihren Beruf. «Persönliche Erfahrung hat mich gelehrt», sagte er und fügte lachend hinzu, dass er damit im Grunde genommen die persönliche Erfahrung seiner verschiedenen Frauen meinte, «wie wichtig Hebammenarbeit ist und wie unterschiedlicher Qualität sie sein kann. Und Sie», er machte eine kurze Pause und sah Clara prüfend an, «Sie meinen wohl, Sie sind eine gute. Oder warum sonst ziehen Sie in die Fremde und bieten ungebeten Ihre Dienste an?»

«Ja», sagte Clara, die sich überraschend schnell von dem Schreck erholt und nun keine Zeit mehr hatte, sich zu fragen, warum um alles in der Welt sie den König nicht gleich erkannt hatte. «Ja, ich meine, dass ich eine gute Hebamme bin. Aber das behauptet wohl jede von sich. Wenn Sie, wie Sie sagen, etwas von der Hebammerei verstehen, wäre es mir ein Vergnügen, mich mit Ihnen einmal näher darüber zu unterhalten, damit wir uns darüber verständigen, was eine gute Hebamme ist.»

«Damit Sie mich in Grund und Boden reden?» Der König winkte gut gelaunt ab. «Aber ich würde gerne Ihre Räume inspizieren, Ihre Räume, Ihr Arbeitsgerät und was Sie sonst noch vorzuweisen haben.»

Clara schluckte und rief sich das Durcheinander in ihrem Haus vor Augen, aber sie konnte ja nur schwerlich dagegen protestieren. «Wann denn?», fragte sie gefasst.

«Sagen wir: am Sonntagnachmittag. Ich weiß, dass Sie gerade erst angekommen sind und noch etwas Zeit brauchen, um sich einzurichten, obwohl Sie das gar nicht tun dürften, da Sie sich unter Missachtung unserer Stadtgesetze hier niederlassen.» Er schnalzte mit der Zunge und wiegte anerkennend den Kopf. «An Courage mangelt es Ihnen jedenfalls nicht. Sollte mit dem Deubel zugehen, wenn wir das nicht zu honorieren wüssten. Aber erst mal schaue ich mir Ihren Laden an. Auf Sonntag.» Der König warf einen letzten wohlwollenden Blick auf die nun nicht mehr ganz so couragiert wirkende Hebamme, hob die Hand zum Gruß und setzte dann seinen Weg fort, in Richtung Turmhaus, das er zusammen mit Vibeke Kruse am Hafen bewohnte.

Clara blieb einen Moment verwirrt stehen. Sie war es nicht gewohnt, Orders dieser Art zu bekommen, und sie war sich nicht sicher, ob sie die angekündigte Inspektion fürchten oder eher als eine Gunstbezeugung nehmen sollte. Schließlich sagte sie sich, dass sie es selbst in der Hand hatte, welchen Eindruck der König von ihr und ihrer Arbeit gewinnen würde, und beeilte sich, nach Hause zu kommen.

Dass ihr die Haus- und Gartenarbeit dann so schwer von der Hand gehen wollte, lag an ihrem unablässigen Nachdenken über Roselius und den König. Die beiden Männer lösten ganz gegensätzliche Gefühle in ihr aus, die sie ganz unruhig und fahrig machten. Sie war froh, dass Stine die Einkäufe während ihrer Abwesenheit vor die Haustür gelegt hatte und auch sonst niemand mehr vorbeikam, um ein Schwätzchen zu halten. Das Einzige, was sie an diesem Nachmittag jedoch wirklich erheiterte, war der Gedanke, dass sie Lene am Abend von einer zusätzlichen Männerbekanntschaft berichten konnte.

Sechs

GLÜCKSTADT
Sonntag, 13. Juni 1632

Das Treffen der Handwerkerfrauen fand im Gemeindesaal der Reformierten Kirche statt. Acht Tische waren beladen mit allerlei selbst gebackenen Kuchen, Plätzchen, Säften und etlichen Krügen Dünnbiers. Die Frauen saßen jeweils zu viert daran zusammen und unterhielten sich angeregt. Nachdem Clara mit der Frau des Kupferschlägers den Saal betreten hatte, führte diese sie zu Cornelia Thode, der Versammlungsleiterin der heutigen Zusammenkunft. Die Frau des Schiffszimmermanns machte zwar auf den ersten Blick einen zurückhaltenden, sanften Eindruck, aber sobald sie zu sprechen begann, strahlte sie Autorität aus. Freundlich begrüßte sie Clara und zeigte ermutigend auf den Platz neben sich, an der Stirnseite des Saales. Dann eröffnete sie die Versammlung und stellte Clara den anderen vor. Sie fügte hinzu, dass man sehr froh sei, nun eine erfahrene Hebamme in der Stadt zu haben, worauf jemand im Saal murmelte: «Erfahrung! Erfahrung haben wir auch.»

«Sicher», sagte Cornelia Thode, «aber Frau Cordes hat ihr Handwerk gründlich gelernt und regelmäßig ausgeübt, und wie wichtig das ist, brauche ich in dieser Runde ja wohl nicht zu betonen.» Dann bat sie Clara, ihren Vortrag zu beginnen. Als geladener Gast hatte sie das erste Wort.

Clara erhob sich von ihrem Stuhl und blickte mit einem offenen Lächeln in die Runde. Knapp schilderte sie ihren beruflichen Werdegang und sagte dann: «Aber wir wollen hier nicht über mich reden, sondern über Geburtshilfe, die man, wie Sie alle wissen, sehr unterschiedlich handhaben kann. Deswegen würde ich mit Ihnen gerne über die hiesigen Gepflogenheiten reden, damit ich daran anknüpfen kann. Denn auch wenn ich sehr klare Vorstellungen von meinem Beruf habe, so möchte ich Sie doch nicht damit überfahren.»

Hier und dort wurde Gemurmel laut, aber recht sagen wollte niemand etwas, bis Greetje Skipper den lapidaren Zwischenruf machte: «Kinderkriegen ist doch wohl das Natürlichste von der Welt! Warum da jetzt so ein Brimborium drum gemacht wird, will mir nicht in den Kopf.»

«Greetje!», sagte Cornelia Thode mit leichtem Vorwurf in der Stimme. «Erinnere dich doch an die Niederkunft von Elsbeth Peters, letzten Johanni, oder an das Drama bei der Geburt von Martensens Jüngstem! Das mag wohl alles natürlich gewesen sein, aber gut getan hat es weder den Frauen noch den Kindern.»

In das betretene Schweigen, das nun einsetzte, fragte Clara, was denn da vorgefallen sei.

«Ach, die faule Petersche, Gott hab sie selig», ereiferte sich Greetje. «Von Anfang an treib ich sie an und an und wieder an, und dann macht sie schlapp, kurz bevor ich die Lütte zu fassen kriegen konnte.»

Zum ersten Mal sah Clara die Frau, vor der Lene sie schon gewarnt hatte, richtig an. Hager und verbittert, mit einem harten Zug um den Mund und fordernden, stahlblauen Augen entsprach sie in schon fast erschreckendem Maße der Vorstellung, die sie sich von ihr gemacht hatte. Clara fragte nach, ob sie recht verstünde, dass Greetje die Gebärende tatsächlich von den ersten Wehen an zum Pressen und Drücken gedrängt habe.

«Na, sicher!», rief Greetje. «Wenn das Kind rausmuss, muss es raus. Das ist ja nun mal so.»

Wieder erhob sich Gemurmel, aber dieses Mal hörte es sich nicht so an, als sei man allgemein Greetjes Meinung.

Clara wiegte nachdenklich den Kopf und sagte, es stimme natürlich, dass vielerorts von Geburtsbeginn an auf Eile gedrängt werde. Ihre eigene Erfahrung habe sie jedoch gelehrt, dass Geburten in ganz unterschiedlicher Geschwindigkeit abliefen, von ganz unterschiedlicher Dauer sein könnten und dass es verschiedene Phasen dabei gebe. Pressen sei erst zum Schluss sinnvoll und wichtig, und oft merkten Frauen ganz von allein, wann der rechte Zeitpunkt dafür gekommen sei. «Einen natürlichen Geburtsverlauf geduldig zu begleiten ist für mich einer der wichtigsten Grundsätze der Geburtshilfe», schloss sie. «Denn nicht selten nimmt man den Gebärenden mit Dauerpressen von Anfang an die ganze Kraft für die anstrengende letzte Austreibungsphase.»

«Neumodischer Tüdelkram», befand Greetje, hielt sich dann aber für eine Weile zurück, weil sie spürte, dass die Mehrheit der geburtserfahrenen Frauen ihr nicht zustimmte, wie sie überhaupt schon länger bemerkt hatte, dass ihre geburtshilflichen Dienste nicht mehr gern in Anspruch genommen wurden. Deshalb hatte sie in letzter Zeit immer, wenn ihr Mann auf See war, geschickt selbst dafür gesorgt, dass sie als Erste zur Stelle war, wenn eine Geburt begann.

Eine Frau, die sich als Therese Mohr, Frau des Hutstaffierers, vorstellte, fragte, ob Clara denn selbst Kinder habe.

Clara seufzte. Diese Frage begegnete ihr immer wieder, und sie war sie mehr als leid, ebenso wie die sich daran für gewöhnlich anschließende Debatte über Schmerzen, Hingabe, Opferbereitschaft und Muttergefühle. Aber sie hatte erst kürzlich gute Erfahrungen damit gemacht, wenn sie an dieser Stelle einfach zurückfragte, ob ein Arzt denn selbst die

Krankheiten gehabt haben müsse, die er behandle. «Oder kann eine Frau, die selbst nur komplikationslose Geburten erlebt oder begleitet hat, nicht auch bei schwierigen helfen?»

Wieder begann allgemeines Gemurmel, aber dieses Mal waren die Frauen eher verblüfft, denn Claras Haltung schien ihnen einzuleuchten. Clara atmete tief durch. Genau wie sie erwartet hatte, schien Vernunft in dieser Stadt wirklich eine Chance zu haben. Aber immer noch las sie in etlichen Gesichtern Skepsis.

Um die Situation zu entspannen, berichtete sie von dem Kräutergarten, den sie anlegen wollte. Das löste allerdings Empörung bei der Hutstaffierersfrau aus, die indigniert fragte, ob Clara denn etwa Arzneien herstellen und vertreiben wolle. «Das ist ja wohl ausschließlich dem Medicus vorbehalten.»

Clara zögerte, ehe sie antwortete. Olsen hatte sich zu diesem Punkt nicht explizit geäußert. Trotzdem musste sie vorsichtig sein. «O ja», sagte sie dann und lächelte süffisant. «Ich bin mir ganz sicher, dass der Medicus das so sieht. Aber sagen Sie selbst: Empfinden Sie sich denn als krank, wenn Sie sich mit den üblichen Frauenbeschwernissen plagen? Und soll in solchen Fällen der Medicus Linderung verschaffen? Kümmert er sich denn überhaupt um Frauensachen – mit oder ohne Geburt?»

Kopfschütteln an etlichen Tischen zeigte Clara, dass sie auf dem richtigen Weg war, aber niemand sagte etwas.

«Nun, ich denke, ich kann für alle sprechen», sagte Cornelia Thode, als Clara beharrlich auf eine Antwort wartete, «wenn ich sage, dass das nicht der Fall ist.»

«Sehen Sie?», triumphierte Clara. «Dann sind es auch keine Arzneien, die ich herstelle.» Damit war genau die Verabredung unter den Frauen getroffen, die Clara im Sinn gehabt hatte: Es war keine Medizin, die sie ausübte, und was sie verabreichte, waren keine Medikamente.

«Was wird uns Ihr Kräutergarten bringen?», fragte die Versammlungsleiterin.

Dankbar sah Clara sie an, denn mit dieser Frage war der Kräutergarten akzeptiert, zumindest bei den Glückstädter Frauen. «Abgesehen von allgemein stärkenden oder beruhigenden Kräutern, die manchmal helfen, den Alltag zu bewältigen, arbeite ich mit solchen, die lindernd wirken, wenn die Brüste spannen. Die Kräuter sollen auch verschiedene Unwohlseinsgefühle bei Schwangeren lindern oder beseitigen oder den Milchfluss befördern oder hemmen. Ich mache auch Salben, die wunden Stillbrüsten helfen, und einige Kräuter erleichtern das Geburtsgeschehen.» Clara merkte, dass sie aufhören musste, obwohl sie noch etliches zu sagen gehabt hätte. Offenbar schwirrte ihren Zuhörerinnen schon jetzt der Kopf. «Nun, um es kurz zu machen», sagte sie und strich eine braune Locke unter die Haube zurück, «wir Frauen wissen doch alle, dass es mancherlei Dinge gibt, die nicht so einfach sind, und um dabei zu helfen, bin ich da.» Sie bestärkte die Frauen darin, sich selbst um diese Dinge zu kümmern, und sie bot ihnen Rat und Unterweisungen an, die weit über das hinausgingen, was sie von einer Hebamme erwarteten. Daraufhin begann eine Frau zögernd zu klatschen, und andere fielen mit ein.

«Moment mal!», erhob sich eine Stimme. Es war Annegret Simon, die Frau des Käsemachers, ein dralles Weib, das Tatsachen liebte. «Wissen Sie auch etwas für meine Schwägerin, Käthe Assmann? Ihr Kind ist zwei Wochen alt und furchtbar hartleibig.»

Clara runzelte missbilligend die Stirn und sagte der Frau auf den Kopf zu, das Kind werde bestimmt sehr eng gewickelt.

«Selbstverständlich», sagte die Simon. «Das gehört doch so.» Clara schüttelte den Kopf. «Das gehört gar nicht so und ist im Übrigen der Grund für die Hartleibigkeit.»

Gesine Pröll, die zweite Glückstädter Laienhebamme, wagte endlich auch, sich einzumischen, und fragte provokant, ob Clara nun grundsätzlich alles anders zu machen gedenke, als es üblich sei.

«Nur wo's nötig ist», sagte Clara und fragte in die Runde, ob der Zusammenhang zwischen Bewegung und Verdauung denn nicht allgemein bekannt sei.

«Aber Neugeborene gehören doch trotzdem fest gewickelt!», beharrte Gesine Pröll.

«Sicher», räumte Clara ein, «aber nicht zu fest! Der Zusammenhang, von dem ich gerade sprach, ist bei Neugeborenen schließlich derselbe wie bei Erwachsenen.» Clara blickte die Frauen eindringlich an. «Und noch etwas», hakte sie nach und schaute nun wieder zu Annegret Simon hinüber. «Kann es sein, dass die junge Mutter, also Ihre Schwägerin, womöglich auf Magerkost gesetzt wurde?»

Die Käsemacherin riss die Augen auf, als habe sie einen Geist gesehen. «Woher wissen Sie das?»

«Nur eine nahe liegende Vermutung», sagte Clara leichthin. «Wenn sich eine stillende Mutter nicht ausreichend ernährt, wie kann sie dann Ihrer Meinung nach das Kind ausreichend ernähren? Und was hat es unter diesen Umständen groß zu verdauen?»

Auch dieser Zusammenhang leuchtete den Frauen unmittelbar ein, was Gesine Pröll gar nicht recht war.

Sie wolle sich nicht einmischen, sagte Clara, aber wenn es Mutter und Kind wirklich nicht gut gehe, solle gehandelt werden, und zwar schnell. «Das Rezept für die beste Wochensuppe, die ich kenne, gebe ich Ihnen gern mit auf den Weg. Frau Thode, können Sie vielleicht mitschreiben?» Sie nickte der Versammlungsleiterin neben sich aufmunternd zu.

«Gern», erwiderte diese. «Gleich ein handfestes Ergebnis. Ich wusste ja, Sie passen nach Glückstadt. Ich höre.»

Clara unterdrückte ein triumphierendes Lächeln. Sehr sachlich sagte sie: «Wie man Suppe kocht, brauche ich hier wohl niemandem zu erklären. Für diese spezielle braucht man zwei Pfund Rindfleisch, ¼ Maß Rahm, 8 Eier, ¼ Maß Wein, Safran, Muskatblumen und natürlich Wasser. Das war's schon.» Sie deutete eine leichte Verbeugung an.

Ihr Vortrag wurde beklatscht, aber ehe sich Clara setzte, sagte sie noch: «Nicht viele Frauen haben die Möglichkeit, sich diese edlen und nahrhaften Zutaten zu besorgen. Wir Glückstädterinnen können uns wahrhaft glücklich schätzen, all das hier in Hülle und Fülle zu unserer Verfügung zu haben. Ich freue mich, hier zu sein und Ihnen meine Dienste anbieten zu können. Bis ich so weit bin, dass ich regelmäßige Unterweisungsstunden einrichte, können Sie selbstverständlich jederzeit zu mir kommen, wenn Sie Rat und Hilfe brauchen.»

Der nun einsetzende Beifall fiel deutlich kräftiger aus.

Im weiteren Verlauf des Treffens wurden Informationen ausgetauscht, etwa über neue Handels- und Transportverbindungen, über vorgesehene Fertigstellungstermine von gerade in Arbeit befindlichen Produkten und über die in den kommenden zwei Wochen erwarteten Schiffe und ihre Ladungen. Die meisten Frauen machten sich Notizen, um ihren Männern alles mitteilen zu können oder sich selbst um Verschiedenes zu kümmern. Clara staunte über die aktive Rolle, die diese Frauen im Geschäftsleben der Stadt spielten. Dass fast alle lesen und schreiben konnten, wunderte sie hingegen inzwischen schon kaum noch.

Anschließend beendete die Versammlungsleiterin den offiziellen Teil des Treffens, dankte Clara noch einmal und erklärte ihr, die Frauen hätten nun noch Gelegenheit, sich miteinander zu unterhalten. Sicher wolle die eine oder andere auch mit der neuen Hebamme sprechen.

Clara blieb also sitzen, während die anderen Frauen begannen, von Tisch zu Tisch zu gehen und die Gesprächspartnerinnen je nach Anliegen zu wechseln. Wieder staunte Clara, dieses Mal über Disziplin und Geschäftssinn der Frauen, denn den Gesprächsfetzen, die durch den Saal schwirrten, war zu entnehmen, dass sie die Zeit fast ausschließlich für ihre gewerblichen Belange nutzten.

Von dem Tisch her, an dem Catarina Da Silva saß, hörte sie den Namen Roselius. Eine Frau, offenbar eine Schuhmachersgattin, nickte aufgebracht und sagte, ihrem Mann habe dieser Roselius einen Patentleisten verkaufen wollen, und nun sei er wie vom Erdboden verschwunden. Clara wollte sich gerade zu ihnen gesellen, als sie freundlich von einer hoch gewachsenen schlanken Frau mit grau melierten Haaren angesprochen wurde.

«Verzeihen Sie, darf ich mich wohl kurz zu Ihnen setzen? Mein Name ist Amalie Bruns, und ich …»

«Amalie!», rief Clara freudig aus. Immer wieder hatte sie gestern an sie gedacht, als sie in Erwartung der königlichen Inspektion ihr Haus in Ordnung gebracht hatte. Gerne hätte sie sich schon früher mit ihr in Verbindung gesetzt, aber dafür hatte sie keine Zeit gehabt. Jetzt merkte sie, dass sie sie beim Vornamen genannt hatte, obwohl sie deutlich älter war als Clara. «Entschuldigen Sie», fügte sie hinzu. «Ich habe schon viel Gutes von Ihnen gehört. Darf ich Amalie sagen?»

«Nur zu.» Die Schneiderin lächelte freundlich, setzte sich auf den Platz, an dem vorher die Versammlungsleiterin gesessen hatte, und fragte: «Ich wollte Sie fragen, ob Sie das Kind von Mette Nickels holen wollen.»

Clara hätte sie ohnehin gefragt, ob in nächster Zeit Geburten anstanden, und sie hatte es für eine delikate Frage gehalten, wer nun die Geburtshilfe übernehmen sollte. Auf ein so direktes Angebot hatte sie gar nicht zu hoffen gewagt. «Wann ist es denn so weit?», fragte sie aus reiner Gewohnheit und bereute die Frage sogleich, denn sie konnte von Amalie nicht erwarten, dass sie einzuschätzen vermochte, was sogar manch ausgebildete Hebamme nicht einschätzen konnte.

«In zwei bis vier Wochen, denke ich», kam Amalies prompte Antwort.

«Und geht es der Mutter gut?»

«Als Mutter schon», sagte Amalie nach kurzem Zögern.

«Wer ist sie denn? Hat sie andere Probleme?», fragte Clara.

«Sie ist die Frau von Claas Nickels», erwiderte Amalie auf den einfacheren Teil der Frage. Allerdings klang es, als sei Nickels jemand, den es zu fürchten galt. Dann fügte sie noch hinzu: «Ein wohlhabender Kaufmann. Herrschsüchtig, wenn Sie mich fragen. Und Mette ist noch so ein junges Ding, gerade mal siebzehn.»

«Ach, herrje!» Clara sah das Paar fast bildlich vor sich. «Und Sie sollen bei der Geburt helfen?»

«Ja, Mette hat mich darum gebeten. Und nun dachte ich, vielleicht könnten wir zusammen …» Sie stockte, weil sie selbst nicht recht wusste, ob Clara viel von Zusammenarbeit hielt.

«Eine ausgezeichnete Idee», sagte Clara. «Aber wird Nickels damit einverstanden sein?»

«Was soll er schon tun, wenn es erst einmal losgeht und zwei Frauen vor der Tür stehen?» Amalie senkte den Kopf und sah Clara spitzbübisch an. «Ich glaube, Mette wird sich mit den Wehen schwer tun und außer sich geraten. Da wird er sich freuen, wenn Leute im Haus sind, die wissen, was zu tun ist.»

«Ich sehe, Sie haben Erfahrung», sagte Clara und lachte.

Amalie wurde aber gleich wieder ernst, denn eine Frage lag ihr noch am Herzen. «Haben Sie wirklich nichts dagegen, wenn ich ... also eigentlich erwartet man ja hauptsächlich meine Hilfe.»

«Sie meinen, ob ich damit einverstanden bin, wenn Sie dort als die Hebamme auftreten und ich mich zurückhalte?» Clara gab ihr einen freundlichen Klaps auf den Arm. «Aber ja! Vielleicht ergibt sich schon während der Geburt eine Situation, die ein gemeinsames Vorgehen erfordert, oder es ergibt sich etwas, wobei Sie meinen Rat brauchen. Und wenn alles gut geht – warum sollten Sie dann nicht die Hauptperson sein? Sie haben, wie ich höre, ja auch früher schon sehr gute Hilfe geleistet. Das will ich Ihnen gar nicht streitig machen.»

«Aber Sie verstehen doch viel mehr davon», wandte Amalie schüchtern ein.

«Wenn das wirklich der Fall ist, sollten wir erst recht zusammenarbeiten. Apropos Zusammenarbeit: Wie ich höre, gibt es noch zwei andere Frauen, die hier Geburtshilfe leisten.»

Amalie hob abwehrend die Hände. Sie beugte sich zu Clara vor und sagte leise: «Schon. Aber wir haben nie zusammengearbeitet.»

Clara lächelte verschwörerisch und sagte ebenso leise: «War wohl besser so.»

Amalie blickte sich verstohlen nach Greetje Skipper und Gesine Pröll um. Als sie sah, dass beide aus verschiedenen Ecken des Saals mit unverhohlenem Argwohn in ihre Richtung sahen, zuckte sie unbehaglich zusammen.

Clara hatte den Blickwechsel bemerkt und sagte beruhigend: «Wenn ich mich nicht irre, sind die Glückstädter Frauen schon jetzt einhelliger Meinung über Sie drei. Und wenn ich mich erst einmal richtig eingearbeitet habe, werde ich bereits vor den Geburten mit den Frauen arbeiten. Es gibt so vieles, was man vorbereitend tun kann und sollte, wissen Sie. Dann wird es sich ganz von allein fügen, dass sich die Frauen, die unsere Auffassung teilen, an uns wenden.»

Amalie sah Clara mit großen Augen an. Es machte sie ganz verlegen, wie selbstverständlich Clara sie anerkannte und in ihre Pläne einbezog.

Als hätte Clara ihre Gedanken erraten, fuhr sie fort: «Ich fände es sehr schön, in Ihnen eine Collega zu haben. Denn, sehen Sie, ich komme durchaus nicht mit allen Frauen gut aus. Sie scheinen ein ganz anderes Naturell zu haben als ich. Ich glaube, wir könnten uns gut ergänzen. Außerdem kennen Sie die hiesigen Gepflogenheiten und ...»

Clara blickte in die klaren grauen Augen, die geradewegs auf ihr Gesicht gerichtet waren, und überlegte, ob sie Amalie jetzt gleich um Hilfe im Haushalt bitten sollte. Sie entschied sich dagegen, denn sie wollte unbedingt den Eindruck vermeiden, als betrachte sie Amalie von Stund an als ihre persönliche Hilfskraft für alles.

«Ich bin ja so froh», unterbrach Amalie Claras Gedanken. «Denn diese Arbeit habe ich immer besonders gern getan. Und außerdem ...» Sie blickte schamhaft zu Boden.

«Außerdem brauchen Sie das Geld oder was immer man Ihnen als Lohn dafür gibt», sagte Clara. «Ich weiß. Und das ist keine Schande.»

In diesem Moment erhob die Versammlungsleiterin die Stimme und bat die Frauen, nach Haus zu gehen, da der Saal in Kürze abgeschlossen werde.

«Besuchen Sie mich doch einmal in den nächsten Tagen», sagte Clara. «Dann können wir alles Weitere besprechen.»

Beim Hinausgehen wurde Clara von Catarina Da Silva angesprochen. Der Tee wirke wahre Wunder bei ihrem Mann, sagte sie und dankte Clara noch einmal. Clara fragte sie, ob er noch mehr Tee brauche.

«Wir haben uns schon selbst welchen besorgt», erwiderte die Porzellanbrennerin. «Sie haben Recht: Was das betrifft, geht es uns in Glückstadt wirklich gut.»

Immer wieder hatte sich Clara gesagt, dass der König ein vernünftiger Mann war und so kurz nach ihrem Einzug gewiss keine Perfektion erwartete. Und trotzdem hatte sie sich immer wieder dabei ertappt, dass sie alles perfekt herrichten wollte. Jetzt ging sie, obwohl sie gestern eigentlich alles geschafft hatte, unruhig durchs Haus, rückte Bücher und Hausgerät zurecht und prüfte vor allem die Einrichtung ihres Arbeitszimmers.

Von Henriette hatte sie die Angewohnheit übernommen, alles, was sie zur Ausübung ihres Berufes brauchte, nach den einzelnen Phasen von Schwangerschaft, Geburt und Wochenbett zu sortieren. Es war ihr lieber, Stärkungs- und Beruhigungsmittel wie Extrakte aus Melisse und Johanniskraut, die immer nützlich sein konnten, doppelt und dreifach abzufüllen und sie in Regalen und Schrankfächern griffbereit zusammenzustellen, als ständig alles hin und her zu räumen. Diese ihr in Hamburg so selbstverständliche und durch den Umzug durcheinander geratene Ordnung wiederherzustellen hatte sie gestern schon begonnen, und nun machte sie damit weiter, statt sich vor dem königlichen Besuch ein wenig auszuruhen. Immer wieder verlor sie sich in Überlegungen, ob sie dieses oder jenes nicht anders zuordnen sollte als bisher, schlug Dinge, die ihr beim Sortieren durch den Kopf gingen, in Büchern und Aufzeichnungen nach, und als es laut und vernehmlich an der Haustür klopfte, saß sie tief in Gedanken über eine Zeichnung gebeugt, die zeigte, wie man ein Kind bei ungünstiger Geburtslage mit Bändern im Mutterleib wenden konnte. Sie selbst hatte einen solchen Eingriff noch nie vorgenommen, aber sie war einmal dabei gewesen, als Henriette es getan hatte. Henriette hatte ihr und der Mutter jeden einzelnen Handgriff genau erklärt, aber das war natürlich nicht dasselbe wie eigene Erfahrung. Immer schon hatte sie den Moment gefürchtet, in dem sie ein Kind selbst würde wenden müssen. Seit ihr Olsen derlei verboten hatte, fürchtete sie sich davor noch mehr.

Jäh riss sie das Klopfen aus ihren Gedanken. Das musste der König sein. Clara legte die Zeichnung ins Regal zurück, blickte sich rasch um und fand das Arbeitszimmer wirklich präsentabel. Trotzdem atmete sie noch einmal tief durch, bevor sie die Tür öffnete, und rief sich die lässige Unbesorgtheit in Erinnerung, mit der Lene auf die Mitteilung vom bevorstehenden Besuch des Königs reagiert hatte. «Das ist doch nichts Besonderes», hatte sie gesagt. «Er geht hier überall ein und aus.» Dennoch hatte sich Clara noch nicht an diese Sorte König gewöhnt.

Als sie ihm die Tür öffnete und ihn freundlich lächelnd auf der Straße stehen sah, begriff sie, warum sie ihn neulich am Hafen nicht gleich erkannt hatte. Mit seiner langen, scharfkantigen Nase, den großen, fordernd dreinblickenden Augen und dem langen Unterlippenbart sah er genauso aus wie auf den Gemälden und Stichen, die sie kannte. Allerdings war den Porträts nicht anzusehen, wie freundlich und charmant dieser groß gewachsene, starke Mann *in personam* wirkte.

«Na, dann wollen wir mal», sagte er, und Clara trat mit einem angedeuteten Knicks zur Seite, um ihn ins Haus zu lassen.

Er hielt sich nicht mit gefälligen Vorreden auf, sondern kommentierte, kaum hatte er das Haus betreten, nach einem prüfenden Rundumblick das Gesamterscheinungsbild, indem er vor sich hin brummte: «Hmm. Recht ordentlich.» Dann sah er Clara streng an und fragte: «Und wo hat sie ihre Arbeitsstätte?» Mit dem Duktus wechselte plötzlich auch sein ganzes Auftreten. War er ihr vorher als eher jovial und leutselig erschienen, so ließ er jetzt keinen Zweifel daran aufkommen, dass er unvoreingenommen über den Status ihrer Professionalität und ihren Nutzen für die Stadt richten würde.

Clara bat ihn ins vordere Zimmer und zeigte ihm die Vorräte an Kräutern, Tinkturen, Ölen und Essenzen, sprach, ohne in Details zu gehen, über deren Anwendungsbereiche, nannte Titel und Themenbereiche der dort gelagerten Fachliteratur und zeigte ihm zum Schluss die eigentlichen Arbeitsgeräte. Sie begann mit der Säuglingswaage, die sie sich vor Jahren aus Haltebändern und einem festen Tuch hatte anfertigen lassen.

«Sie ist nicht so kalt und hart wie übliche Waagen. Das Kind verkrampft und zappelt nicht, wenn es hiermit gewogen wird. Das tut dem Messergebnis gut, den Nerven von Mutter, Hebamme und Kind allemal.»

Das leuchtete dem König ein. Interessiert probierte er die Vorrichtung aus, indem er ein Pfundgewicht in das Tuch und eins auf die Waagschale legte, die Bänder einhängte und das Gewicht von einer feinen Skala ablas. Mit dem Ergebnis war er zufrieden. Dennoch wandte er ein: «Ein wenig Geschrei hat noch keinem Säugling geschadet.»

«Sicher nicht», stimmte Clara ihm zu. «Aber es gibt schon genug Gründe zum Schreien. Soll das Kind auch noch schreien, wenn es *nicht* hungrig ist, wenn *nicht* das Bäuchlein drückt, wenn *keine* Zähnchen kommen? Wollen Sie das hören? Oder Ihre Frau?»

Der König verzog das Gesicht, als hörte er tatsächlich einen Säugling schreien, und winkte ab. «Nun gut, sie bevorzugt also stummes Wiegen. Dagegen ist so weit nichts einzuwenden. Dient das da», er zeigte auf den Gebärstuhl, der zusammengeklappt an einer Wand lehnte, «einer stummen *Geburt?*»

Der Frage entnahm Clara, dass er wusste, um was für ein Gerät es sich handelte. Und nicht nur das. Er schien auch den Unterschied zwischen diesem und den gebräuchlichen Gebärstühlen zu erkennen. Bevor sie antworten konnte, hatte er sich des Stuhles bemächtigt und ihn auseinander geklappt. Mit den Händen fuhr er über Rücken- und Armlehnen. Clara ließ ihn gewähren und beobachtete sein Mienenspiel. Es schien nicht nötig zu sein, ihm die Vorteile dieser Konstruktion zu erklären.

Nach einer Weile sah er sie auffordernd an, und Clara sagte: «Eine Geburt ist ein viel zu bedeutendes und bei allem Wunderbaren auch ein viel zu schmerzhaftes Ereignis, um stumm bewältigt zu werden. Aber die Schmerzen zu vermindern ...»

Clara stockte. Sie wusste, dass dieser König für das neue Denken stand, dass er nicht das Hohelied auf Verzicht und Leid sang. Aber ob er auch das biblische Postulat von der schmerzhaften Geburt verwarf, wusste sie nicht. «Die Schmerzen zu vermindern», nahm sie ihren Faden wieder auf, «ist wichtig, damit die Frauen den Geburtsverlauf aktiv voranbringen, statt zu erstarren oder gar ohnmächtig zu werden und damit die Geburt ins Stocken und sich und das Kind in Gefahr zu bringen.»

Der König sagte nicht ja und nicht nein, sah sich nur in dem engen Raum um, nickte und fragte: «Ist das alles, was sie mir zu zeigen hat?»

«Aber nein! Bitte folgen Sie mir.» Clara trat in den Flur,

um den König ins Gartenzimmer zu führen. Wie angewurzelt blieb sie stehen, als sie den König hinter sich brummeln hörte: «Ich ihr folgen!»

«Verzeihung, Majestät», sagte sie, drehte sich um und wies ihm den Weg.

«Geh sie nur, geh sie nur.» Der König wedelte so mit der Hand, dass Clara sein Gesicht nicht sehen konnte. Sie war sich nicht sicher, aber es wollte ihr scheinen, als habe er geschmunzelt.

Weder der Garten noch das Zimmer verfehlten ihre Wirkung. Zuerst trat der König verblüfft durch die offene Gartentür. Ihm war neu, dass es hier einen Garten gab, und entsprechend ungehalten gab er sich zunächst. Doch sobald er sich vergewissert hatte, dass keinem Kohlpflanzer dadurch Konkurrenz entstand und dass Clara diesen Garten nicht zur eigenen, sondern ausschließlich zur beruflichen Selbstversorgung betrieb, zeigte er sich durchaus beeindruckt. «Bevor sie jedoch neben der Hebammerei auch noch als Apothekerin aktiv wird, lässt sie sich eine Lizenz geben, nicht wahr?», sagte er in einem Ton, mit dem er der eher scherzhaften Formulierung jegliche Leichtigkeit nahm.

Clara fühlte sich regelrecht ertappt und hielt es für das Beste, einfach nur zu lachen, so als sei der Gedanke völlig aus der Luft gegriffen. Um das Thema nicht zu vertiefen, ging sie ins Gartenzimmer zurück.

Dort gab es zusätzlich zu der eingebauten Bank inzwischen drei Sitzgelegenheiten. Ringsum an den Wänden hingen Kopien von Michelangelos Skizzen stillender Mütter, die Henriette einmal von einem befreundeten Künstler geschenkt bekommen hatte. Sie war sehr stolz auf sie gewesen und hatte sie in ihrem Hamburger Behandlungsraum aufgehängt. Die warmen Farben der Zeichnungen, die vollen, weichen Formen von Müttern und Kindern, die den eingefangenen Momenten innewohnende Hingabe prägten den Raum. Sie sagten: Hier geht es um eine ernste Sache, eine schöne und natürliche, aber eben auch ernste Sache.

«Soll dieses der Stillraum sein? Und wie viele Frauen erwartet sie zur Stillstunde?», fragte der König, als er sich umblickte.

Clara erklärte ihm, dass sie hier eben jene Unterweisungsstunden halten wollte, von denen bisher noch niemand in der Stadt verstanden hatte, welchen Sinn und Zweck sie haben sollten. Dass es ausgerechnet der König sein würde, mit dem sie ausführlich darüber sprechen sollte, hätte sie niemals erwartet. Als er begriff, dass es Clara darum ging, ihr Wissen und ihre Erfahrung weiterzugeben und Frauen in die Lage zu versetzen, besser auf ihre Körper Acht zu geben, Krankheiten und Schwierigkeiten vorzubeugen und sich auf Geburten und den Umgang mit dem Neugeborenen vorzubereiten, hatte sie ihn endgültig für sich gewonnen. Er hatte ihren Unternehmungsgeist von Anfang an geschätzt, und ihr fundiertes Wissen und ihr menschenfreundliches Berufsverständnis hatten sein Wohlwollen gefunden. Was ihn aber eine regelrechte Zuneigung zu ihr fassen ließ, war ihr Bemühen um Verbreitung des neuen Denkens. Dass sie ihm ganz nebenbei zu verstehen gegeben hatte, sie habe durchaus auch die Soldaten und die Mädchen, denen sie gefallen könnten, im Visier, war ihm mehr als recht. Schon länger schien ihm, als habe er diesen Aspekt einer Garnisonsstadt ohne Soldatenquartiere unterschätzt. Je mehr Auskunft Clara über sich und ihre Arbeit gab, desto überzeugter kam er zu dem Schluss, dass es genau solche Leute waren, die diese Stadt brauchte.

Lange, bevor er sich verabschiedete, merkte Clara, dass sie den König für sich gewonnen hatte. Seines knapp formulierten Bescheids, sie möge sich über ihr Recht, hier zu wohnen und zu arbeiten, keine Sorgen machen, bedurfte es dann kaum noch. Dennoch fühlte sie sich durch seine Worte außerordentlich erleichtert, und sie fasste genügend Mut, um zu sagen: «Majestät, dürfte ich Sie vielleicht noch etwas fragen?»

Der König war schon fast an der Haustür. «Nur zu!», sagte er und blieb stehen.

«Es weilt ein Kaufmann in der Stadt, den alle zu kennen scheinen und von dem doch niemand etwas Genaues weiß.» Als sie so weit gekommen war, merkte sie, dass sie unmöglich sagen konnte, warum sie sich für diesen Mann interessierte. Aber ehe sie in die Verlegenheit kam, es doch zu tun, sagte der König mit der größten Selbstverständlichkeit:

«Roselius.»

«Eben der», sagte Clara und überlegte noch, was sie eigentlich genau fragen wollte, als der König ungehalten auflachte.

«Ha, der! Was hat sie mit dem zu schaffen? Wenn sie besondere Waren braucht, wende sie sich lieber an die Garnisonsapotheke, an die hiesigen Kaufleute oder kaufe sie direkt von den Schiffen im Hafen! Oder frage sie Olsen um Rat. Meine Kommerzienräte beschäftigen sich gerade mit diesem Roselius und bezweifeln, ob das überhaupt sein richtiger Name ist. Er erinnert verflixt an einen gewissen Jacobus zur Brügge, der uns vor einigen Jahren in Kopenhagen Reitpferde für eine ganze Kompanie verkaufen wollte, die sich dann als huflahme Ackergäule entpuppten. Die Anzahlung von tausend Reichsthalern verschwand mitsamt dem zur Brügge auf Nimmerwiedersehen. Hat sie Probleme mit ihm?»

«Nein, nein.» Clara hoffte, keine weiteren Erklärungen abgeben zu müssen. «Er kam mir nur merkwürdig vor.»

«Sie hat ein gutes Gespür für Menschen. Beschränke sie

sich darauf, es in ihrem Beruf anzuwenden! Den Kaufmann überlasse sie mir. Im Übrigen scheint er die Stadt bereits wieder verlassen zu haben. Und nun Adieu!»

«Adieu.» Erneut deutete Clara einen Knicks an.

Der König war schon zur Tür hinaus, als er sich noch einmal zu Clara umdrehte und fragte: «Arbeitet sie übrigens mit Olsen zusammen?»

Clara atmete tief ein. Wie sollte sie diese Frage kurz und klar beantworten? «Ich hoffe es», sagte sie ausweichend.

«Hat sie schon mit ihm gesprochen?»

«Ja.»

«Und sie weiß trotzdem nicht, ob sie mit ihm zusammenarbeiten wird?»

«Ich weiß, dass ich es möchte. Ich weiß nicht, wie zugänglich er ist.»

«Olsen zugänglich?» Wieder lachte der König kurz auf. «Da erwartet sie zu viel. Nehme sie ihn einfach, wie er ist. Er ist ein tüchtiger Arzt. Allerdings muss sie seinen Respekt gewinnen. Aber das wird sie schon schaffen.»

«Ich hoffe es», wiederholte Clara. «Nach seinem Dafürhalten kümmere ich mich um Dinge, die in seinen Zuständigkeitsbereich gehören. In dieser Frage werde ich möglicherweise mit ihm aneinander geraten.»

«Dann gerate sie getrost mit ihm aneinander! Ihr weit gefasstes Verständnis von der Hebammerei gefällt mir ausnehmend gut. Olsen ist ein gescheiter Mann. Auch er wird es mit der Zeit zu schätzen lernen. Und wenn sie Unterstützung braucht, wende sie sich an mich oder an den Stadtgouverneur.» Mit diesen Worten wandte er sich zum Gehen.

Dankbar und erleichtert sah Clara ihm nach. Trotzdem war sie nicht so zufrieden, wie sie es sein sollte. Gewiss, das Inspektionsergebnis hätte nicht besser sein können. Doch des Königs Bemerkungen über Roselius – oder wie immer er hieß – hatten sie nicht weitergebracht. Und dass er unter Beobachtung stand, beunruhigte sie. Vor allem aber interessierte sie, warum Roselius so schnell die Stadt verlassen hatte. War sie etwa der Grund dafür?

Sieben

GLÜCKSTADT
Montag, 14. Juni 1632

Obwohl – oder weil – der Tag so ereignisreich gewesen war, konnte Clara nicht einschlafen. Von einer der Schänken am Fleth her hörte sie Männer Soldatenlieder grölen. Als der Gesang leiser wurde und ihr dann doch die Augen zufielen, bevölkerten ganze Versammlungen merkwürdig gesichtsloser Männer und Frauen ihre Träume. Allen gemeinsam war, dass sie Erklärungen, Rechenschaft und Offenlegung ihrer Pläne forderten, ohne zu sagen, worum es eigentlich genau ging. Clara hörte sich und die anderen immerzu reden, ohne Sinn und Verstand, als ein Geräusch sie weckte. Es kam von unten, aber Clara brauchte eine Weile, bis sie begriffen hatte, dass es nicht die Stimmen aus ihrem Traum waren, die sie nachhallen hörte. Nein, jemand klopfte an die Tür und rief verhalten ihren Namen. Sie fuhr auf, wischte sich die schweißnassen Haare aus der Stirn und sprang aus dem Bett. Sie nahm sich nicht die Zeit, ein Licht anzuzünden, ehe sie die Treppe hinuntereilte. Der Mond war nicht voll, aber Clara konnte genug sehen. Die Stimme, die nach ihr rief, war eine weibliche, und als Clara die Haustür öffnete, sah sie Amalie dort stehen.

«Mette Nickels», stieß Amalie aufgeregt und ganz außer Atem hervor. «Es heißt, sie liegt in den Wehen. Dabei kann das Kind in ihrem Leibe doch noch gar nicht so weit sein, dass es …»

«Ruhig, Amalie, ganz ruhig!» Clara nahm ihr die Laterne ab, hängte sie an einen Haken in der Diele und zeigte auf einen Schemel. «Setzen Sie sich und erzählen Sie, was geschehen ist, während ich mich anziehe.» Damit hastete sie die Treppe wieder hoch, zurück ins Schlafzimmer.

«Sie wissen doch, Mette Nickels, wir haben über sie gesprochen», begann Amalie erneut.

«Ja, ich weiß», sagte Clara von oben, während sie sich eilig umzog.

«Ihr Mann, der Kaufmann Claas Nickels, hat heute den Medicus gerufen. Ich weiß nicht, warum er so drängt. Jedenfalls ist er überzeugt davon, dass es mit seinem Nachwuchs so weit sein müsste. Und der Medicus hat Mette wohl untersucht und ...»

«Woher wissen Sie das alles?», fragte Clara dazwischen. «Waren Sie dabei? Und wo kommen Sie jetzt überhaupt her?»

«Direkt von Mette. Die Magd hat mich geholt, aber Nickels hat schon nach drei Fuhrmännern schicken lassen, die Mette schütteln sollen, denn der Medicus hat gesagt, das Kind liegt verkehrt herum.»

Jetzt verstand Clara Amalies Aufregung und Verzweiflung. Einen Moment lang hielt sie inne und schloss die Augen. Dann lief sie die Treppe hinunter, während sie sich die nass geschwitzten, strähnigen Haare mit einigen Spangen eng an den Kopf steckte und eine feste Haube darüberzog. Als sie vor Amalie stand, sah sie ihr geradewegs in die Augen. «Sie meinen, das Kind ist von seiner Größe und Entwicklung her noch längst nicht geburtsbereit, und auch seine Lage deutet darauf hin, dass es noch nicht so weit ist, und nun soll gewaltsam eine Geburt erzwungen werden? Hat Nickels denn etwas getan, um Wehen auszulösen?»

Amalie zuckte mit der Schulter, stand auf und griff nach

ihrer Laterne. «Ich weiß es nicht. Vielleicht hat ja schon die Ankündigung genügt, dass er Mette mit den anderen drei Männern schütteln will. Ist das nicht furchtbar? Ich habe so etwas noch nie erlebt, aber ich stelle es mir ganz entsetzlich für Mette vor.»

«Und für das Kind.» Clara stand jetzt in ihrem Arbeitszimmer und sah sich ratlos um. Was sollte sie mitnehmen? Wenn Amalie Recht hatte, wurde ja gar nichts gebraucht – außer Geduld. Um sicherzugehen, packte sie ihre Tasche trotzdem wie zu einer anstehenden Geburt. «Kommen Sie», sagte sie und ließ Amalie den Vortritt.

«Das Schütteln», sagte Clara leise, als sie durch die dunklen Straßen eilten, «hat Olsen es angeordnet?»

«Bestimmt nicht», meinte Amalie. «Er soll nur gesagt haben, das Kind liegt verkehrt herum.»

«Also ganz normal für das Entwicklungsstadium, in dem es sich vermutlich befindet?», vergewisserte sich Clara.

«Jedenfalls ist das meine Meinung», bestätigte Amalie. «Waren Sie schon mal bei so einem Schütteln dabei?», fragte sie dann mit brüchiger Stimme.

«Nein», sagte Clara viel zu laut in die Stille. «Das hätte ich wohl zu verhindern gewusst. Aber ich kenne Berichte darüber. Oft überleben weder Mutter noch Kind. Und wenn sie überleben, tragen sie Schäden davon. Vor allem, wenn die Frauen auch noch gestürzt werden. Das Einzige, woran sich dadurch gar nichts ändert, ist die Kindslage.»

«Gestürzt? Um Himmels willen, wie soll das denn gehen?»

«Man stellt die Frauen auf einen Tisch, eine Leiter, einen Baum, irgendetwas Hohes, und dann stürzt man sie kopfüber hinab, auf dass sich das Kind dann ebenfalls kopfüber in die richtige Lage begebe.»

«Aber das tut es natürlich nicht.»

«Natürlich nicht.»

«Warum macht man es dann?»

«Weil mancherorts noch die alte Vorstellung herrscht, das Kind sei im Mutterleib von einem wahren Meer umgeben, in dem es nach Belieben herumschwimmen und in jede beliebige Position gebracht werden könnte.»

Amalie blieb empört stehen. «So stellte man sich das vor?»

«Nicht wenige stellen sich das heute noch so vor», erwiderte Clara. «Kommen Sie weiter!»

Schweigend eilten sie nebeneinander her, bis Amalie sagte: «Wir sind da.» Sie legte eine Hand auf den Mund und horchte.

Eine aufgebrachte Männerstimme schallte nach draußen, mal kam sie mehr von dem einen, mal mehr von dem anderen Fenster. Nickels ging offenbar laut schimpfend in der Stube auf und ab. Ab und an war das verhaltene Schluchzen einer Frau zu hören.

«Was erdreistet er sich, seine Frau so in Angst und Schrecken zu versetzen!» Clara fühlte, wie ihr Gesicht vor Wut heiß wurde. «Kommen Sie, schnell!»

Als sie mit Amalie die vornehm möblierte Stube betrat, unterbrach Nickels seinen Sermon, von dem die Worte «zusammenreißen», «zimperlich» und «zupacken» zu verstehen waren, und sah erwartungsvoll zur Tür, nur um sogleich weiterzuschimpfen, als er sah, dass nicht die Männer hereingekommen waren, die er erwartet hatte.

«Frauensleute! Glauben Sie ja nicht, dass ich mich durch Ihr Zuwarten um meinen Erben bringen lasse!» Drohend ging er auf Amalie zu. «In diesem Haus bestimme ich. Halten Sie sich strikt an meine Anweisungen!»

Clara hatte sich gar nicht erst mit dem tobenden Mann aufgehalten, sondern war gleich zu Mette geeilt, die rücklings auf einer gepolsterten Sitzbank lag und sich den Bauch hielt.

«Haben Sie Schmerzen?», fragte sie, als sie sich neben sie kniete.

Mette nickte unglücklich. «Claas hat so an mir herumgedrückt, dass ich ... dass ich ...» Statt weiterzusprechen, brach sie in Tränen aus.

Clara fühlte ihren rasenden Puls, legte sie sanft auf die Seite, winkelte ihre Beine an und reichte ihr ein Taschentuch. Dann drückte sie der Magd ein Glas mit einer Kräutermischung aus Melisse, Mistelkraut und Weißdorn in die Hand und wies sie an, davon einen Tee zu kochen.

«Kommt damit das Kind?», fragte die Magd, die ständig voller Angst zwischen Herr und Herrin hin und her schaute und offenbar nichts anderes wünschte, als dass dieser entsetzliche Zustand ein Ende nähme.

«Nein», sagte Clara leise. «Es soll nur Mettes Herz beruhigen. Und nun mach schon!»

Erleichtert huschte die Magd aus der Stube.

«Was machen Sie sich an meiner Frau zu schaffen?» Nickels war sich sicher, Amalie hinreichend eingeschüchtert zu haben, und nahm sich nun Clara vor. «Wer hat Sie überhaupt gerufen?»

Es schien nicht nötig zu sein, Clara und Nickels einander vorzustellen. Clara verzichtete auf jegliche Höflichkeit, als sie sich erhob, und ignorierte seine Fragen.

«Wenn Ihnen so viel an Ihrem Erben liegt, der übrigens außer der starken väterlichen Hand auch eine gesunde Mutter braucht, dann gönnen Sie den beiden eine friedliche Geburt», sagte sie und entnahm ihrem Koffer eine Flasche Johanniskrautöl und je ein Töpfchen Lavendel, Majoran und Thymian. «Ich werde jetzt etwas anmischen, das den Bauch Ihrer Frau beruhigen soll und ...»

«Das werden Sie nicht tun!» Mit einem Satz sprang Nickels auf Clara zu und riss ihr den Koffer aus der Hand. Etliche Utensilien flogen in hohem Bogen heraus, und ein Flakon zersprang auf dem Boden in Dutzende feine Scherben.

Es folgte ein regelrechtes Handgemenge, bei dem beide Kombattanten sich gegenseitig Vorwürfe machten, bis Clara einen verängstigten Aufschrei von Mette hörte, mit dem Lärmen aufhörte und von Nickels abließ.

«Herr Nickels», sagte sie beschwörend, «Sie sehen doch, in welchem Zustand Ihre Frau ist. Lassen Sie mich wenigstens …»

«Gar nichts lasse ich Sie. Eine Geburt ist nun mal nichts Angenehmes. Wieso sollte es meiner Frau da anders gehen als anderen? Ich wünschte, ihr alle miteinander würdet mit dem Gezeter aufhören.»

«Verschiedenes spricht dafür, dass es bei Ihrer Frau mit der Geburt noch nicht so weit ist», sagte Clara so ruhig sie konnte. «Ich würde sie gerne einmal untersuchen. Hinterher wissen wir mehr.»

«Ich werde mir von Ihnen …», begann Nickels, brach aber gleich wieder ab, weil in diesem Moment die herbeigerufenen Männer in die Stube traten.

Mette schrie auf und krümmte sich. Amalie wich erschrocken an die Stubenwand zurück, und Clara stellte sich den Männern ohne nachzudenken in den Weg.

«Was Sie hier vorhaben, ist grober Unfug», sagte sie laut und bestimmt. «Es kann nichts als Schaden anrichten. Erlauben Sie mir, Ihnen zu erklären …»

«Erlauben Sie mir, Sie aus dem Haus zu werfen», fuhr Nickels dazwischen. Er zeigte auf die Männer, um ihr zu bedeuten, dass er das Gesagte ganz wörtlich meinte.

«Frau Cordes!», wimmerte Mette. «Gehen Sie nicht!»

Clara drehte sich zu Nickels um. «Wenn Sie Ihrer Frau

schon nichts ersparen wollen, so denken Sie doch wenigstens ans Wohl Ihres Erben! Es ist unmöglich, ihn in eine Geburtslage zu schütteln. Sie werden ihn dabei allenfalls ...»

Mette schrie auf. Amalie stand immer noch hilflos an der Wand. Clara sah sich verzweifelt in der Stube um. Statt die Lage zu beruhigen, hatte sie Mette nur noch mehr Angst gemacht, und Nickels hatte sie nicht umstimmen können. Die Männer warteten ungeduldig auf ihren Einsatz. Amalie hatte Claras Sachen vom Boden aufgesammelt, reichte sie ihr mit einem resignierten Blick und ging zu Mette.

«Packen Sie Ihr Zeug ein und verschwinden Sie! Raus jetzt!», schrie Nickels und zeigte unmissverständlich auf die Tür.

Clara wusste, dass sie hier kaum noch etwas ausrichten konnte, aber sie musste einfach noch einen letzten Versuch unternehmen, um das drohende Unheil abzuwenden. Noch einmal die Unsinnigkeit des Schüttelns zu betonen hatte wohl keinen Sinn. Vielleicht konnte sie Nickels jedoch umstimmen, wenn sie ihm eine andere Möglichkeit aufzeigte.

«Wenn es so weit ist und Ihr Erbe liegt immer noch falsch, kann ich ihn mit diesen Bändern wenden.» Sie holte einen kleinen Holzkasten aus ihrem Koffer, aber noch ehe sie ihn öffnen konnte, traten die drei Männer auf einen Wink von Nickels gefährlich nahe an sie heran.

«Gehen Sie nur, Clara, ich bleibe noch einen Moment hier», sagte Amalie ängstlich.

Clara begriff, dass ihr nichts anderes übrig blieb, als Amalies Rat zu befolgen.

An der Tür stieß sie mit der Magd zusammen, die, statt in der Küche den Tee zu bereiten, das Geschehen in der Stube belauscht hatte. Clara warf ihr einen wütenden Blick zu, und dann stand sie allein auf der menschenleeren Straße.

Es war dunkel, es war kühl, aber still war es nicht. Aus dem

Haus war Geschrei zu hören – Männerstimmen, die barsch Anweisungen erteilten, und immer wieder «Nein, nein!» von Frauenstimmen. Clara meinte Amalie und die Magd auszumachen. Das Schlimmste aber war, dass Mette immer wieder Claras Namen rief.

Clara fröstelte vor Schreck und Kälte. In der Eile hatte sie sich nur ein dünnes Schultertuch umgeworfen. Sie lehnte sich an die Hauswand, hörte Mette in höchster Not schreien, scharrende Geräusche, das Durcheinander der allesamt erregten Stimmen und Gepolter. Sie wusste nicht, wie lange sie so dagestanden hatte, als es plötzlich still wurde. Clara zuckte zusammen und hielt den Atem an. Sie horchte. Nach und nach ließen sich wieder Stimmen vernehmen, nun aber kaum hörbar und von ganz anderer Art. Clara rutschte mit dem Rücken an der Hauswand herunter, bis sie auf dem kalten Straßenpflaster saß. Nun spürte sie die Kälte nicht mehr. Das ganze Szenario in der Stube drängte sich vor ihr inneres Auge. Mette war tot. Clara wusste es einfach. Sie war tot, tot, tot.

Gefühllos starrte Clara in die Nacht. Sie fühlte sich leer und nutzlos. Tränen schossen ihr in die Augen, und sie sah das ganze Ausmaß ihrer Fehler und Versäumnisse klar vor sich: Sie hätte die Ruhe bewahren müssen. Sie hätte von vorneherein viel deutlicher sagen müssen, dass eine Geburt noch gar nicht anstand. Sie hätte stärkere wehenhemmende Mittel mitbringen müssen. Kurzum: Sie hätte dem ganzen Geschehen vollkommen anders begegnen müssen. Und vor allem Mette nicht noch zusätzlich ängstigen dürfen. Und dass sie zuletzt auch noch von den Bändern gesprochen hatte … Aber das war nun auch egal. Ob Mette wirklich tot war? Clara wischte sich die Tränen ab, schnäuzte in eine Windel aus ihrer Hebammentasche und horchte noch einmal, wie um das Ereignis ungeschehen zu machen. Es drangen noch Geräusche aus dem Haus, aber so leise, dass Clara sie nicht zuordnen konnte. Ermutigend waren sie jedenfalls nicht. Was immer dort drinnen geschah – *sie* würde man nicht dazu holen. Es wusste ja noch nicht einmal jemand, dass sie immer noch hier war. Plötzlich wurde ihr bewusst, dass sie selbst gar nicht wusste, wo sie war. Als sie mit Amalie hergekommen war, hatte sie nicht auf den Weg geachtet.

Langsam stand sie auf und sah sich um. Das erste Morgengrauen und das letzte Mondlicht vereinten sich zu einem diffusen Zwielicht, das gerade ausreichte, um zu sehen, dass sie am Hafen war, gleich neben dem Speicherhaus. Jetzt hörte sie auch das Wasser leise an die Hafenmauer schlagen. Schiffe schaukelten sacht in einer leichten Brise. Als wäre nichts geschehen, dachte Clara bitter.

Sie konnte jetzt unmöglich nach Haus und zu Bett gehen. Hier bleiben konnte sie aber auch nicht. Sie wusste nicht, wie früh der Hafenbetrieb begann, wann das Speicherhaus seine Tore öffnete, wann Lenes Wirtshaus öffnete, wann – sie blickte Richtung Elbe – Willem sein Tagwerk begann. Willem! Ein Gefühl, das sie bisher nicht kannte, überkam sie plötzlich, und sie sehnte sich nach einem Menschen, mit dem sie so vertraut war wie mit Henriette, einem Menschen, zu dem sie jetzt einfach gehen konnte und der sie verstehen würde. Aber was gab es da zu verstehen? Sie hatte versagt. Sie hatte das grausige Geschehen nicht nur nicht verhindert, sondern die Stimmung noch zusätzlich angeheizt, alles nur noch schlimmer gemacht. Henriette, was hättest du dazu gesagt? Wieder fühlte sie Tränen kommen. So sollte sie hier niemand vorfinden. Aber wohin sollte sie gehen? Amalie! Wenn sie schon nicht bei dem Menschen, den sie jetzt brauchte, sein konnte, so wollte sie wenigstens mit Amalie reden, die dabei gewesen war, die wusste, was wirklich geschehen war.

Clara hatte gehört, dass Amalie ein Zimmer bei einer Familie am anderen Ende der Stadt gemietet hatte, fast am Ende der Reichenstraße. Mit steifen Gliedern ging sie los.

Sie wartete noch weit über eine Stunde auf Amalie. Dass sie dabei entsetzlich fror, betrachtete sie als gerechte Strafe.

Blass und niedergeschlagen kam Amalie in den frühen Morgenstunden nach Haus. Clara waren inzwischen, auf die Treppenstufen des Hauseingangs gekauert, die Augen zugefallen. Amalie blieb kurz stehen und sah überrascht auf sie hinab. Was sie erlebt hatte, war furchtbar, und dass Clara offenbar die ganze Zeit im Geiste nicht hatte ruhen können und bei ihnen geblieben war, obwohl man sie aus dem Haus geworfen hatte, berührte Amalie zutiefst. Leise stellte sie ihre Tasche auf die Stufen, und den Tränen nahe sog sie die kühle Morgenluft ein. Clara schreckte hoch und stand sofort auf.

«Schön, dass du da bist, Clara. Komm mit rein, hier draußen wirst du noch krank.» Amalie nahm Clara vorsichtig am Arm. Ihr war nicht aufgefallen, dass sie Clara gerade zum ersten Mal geduzt hatte, und Clara merkte es auch nicht. Es schien die angemessene Anrede zu sein.

Amalies Zimmer lag hinter der Küche und war noch warm. Clara spürte erst jetzt, wie durchgefroren sie war, und rieb sich die Arme.

«Ich glaube, eine heiße Milch mit Honig kann uns jetzt nicht schaden», sagte Amalie und reichte Clara ein Wolltuch.

Clara verzichtete darauf, Amalie mit Fragen zu bestürmen. Was immer sie erlebt hatte, war gewiss furchtbar, und Amalie musste selbst ihren Weg finden, es in Worte zu fassen, wenn sie jetzt darüber reden wollte.

«Mette ist tot», waren Amalies erste Worte.

Clara nickte. «Es ist nicht deine Schuld.»

«Ich weiß. Und dennoch ...»

Die Frauen setzten sich an einen kleinen Esstisch. Clara legte ihre Hände auf Amalies Arme und sagte nichts.

«Das Kind auch», sagte Amalie nach einer Weile.

«Wirklich? Hast du das zweifelsfrei feststellen können?»

Amalie nickte. «Ich habe so etwas zum ersten Mal gesehen. Nicht nur das Schütteln und Stürzen. Auch ein totes Ungeborenes. Trotzdem gab es keinen Zweifel.»

«Verstehe.»

Wieder schwiegen die Frauen.

«Du sprachst eben vom Stürzen. Das haben sie also auch noch getan?»

Amalie konnte die Tränen nicht länger zurückhalten. Clara ließ sie weinen.

Nach und nach redete sich Amalie dann das entsetzliche Erlebnis von der Seele: Je ein Mann habe ein Bein und einen Arm von Mette gepackt und aus Leibeskräften daran herumgezerrt. Mette habe vor Schmerz und Angst gebrüllt und sei ab dem Moment, in dem Clara das Haus verließ, vollkommen außer sich gewesen. Dann habe man ihr den Mund verbunden und sie auf den Tisch gehievt, um sie zu stürzen. Zwei der Fuhrmänner seien angetrunken gewesen. «Es war ein entsetzliches Gezerre und Gerangel. Dann muss wohl jemand gestolpert sein, denn plötzlich wusste niemand mehr, was der andere tat, weil sich Mette auch wehrte, und dann ist Mette, ohne noch festgehalten zu werden, von selbst zu Boden gestürzt. Platt auf Gesicht und Bauch ist sie gelandet, und offenbar war sie sofort tot. Gut möglich, dass sie sich das Genick gebrochen hat.»

Nickels habe dann von Amalie verlangt, sie solle trotzdem seinen Erben holen. Sie habe es versuchen wollen, aber der Muttermund sei noch vollkommen geschlossen gewesen, und da habe sie es sein lassen. Zu dem Zeitpunkt habe das Kind ohnehin auf gar nichts mehr reagiert, und dann habe man die Magd nach dem Pastor geschickt, damit er die Nottaufe vornehme. Nickels sei gar nicht wieder zu beruhigen gewesen und habe in einem fort die wüstesten Anschuldigungen ausgestoßen, gegen alle Beteiligten. Und je mehr er sich in Wut und Trauer geredet habe, desto mehr habe er sich darauf versteift, dass Clara an allem schuld sei.

«Das hat er gesagt: Wäre diese Person hier nicht einfach aufgetaucht, hätte sie meine Frau und überhaupt alles nicht vollkommen durcheinander gebracht, dann hätte es auch das ganze Geschrei und Gezänk nicht gegeben. Alles wäre so gegangen, wie es gehen sollte. Und ich hätte jetzt meinen Erben.» Nichts, was Amalie dagegengehalten habe, sei zu ihm durchgedrungen. Clara müsse sich darauf gefasst machen, dass Nickels ihr Versagen überall herumerzählen und sie vielleicht sogar verklagen werde. Jedenfalls habe er das angekündigt.

Mit großen, hohlen Augen sah Amalie Clara an, und Clara senkte den Kopf.

«Er hat ja Recht, ich habe ja tatsächlich versagt», sagte sie leise. «Und das wiegt umso schwerer, als ich hier doch noch nur zur Probe arbeite.»

Amalie wollte ihr widersprechen, aber Clara schüttelte den Kopf. «Du brauchst mich nicht in Schutz zu nehmen, Amalie. Und du brauchst es nicht schönzureden. Ich habe versagt. Und dabei wolltest du doch von mir lernen. Also bitte, nun hast du etwas gelernt: Egal, wie schwierig die Situation ist, in die du gerufen wirst, verliere niemals den Kopf! Sei immer ruhig und besonnen. Und was habe ich getan? Ins allgemeine Gezeter und Gezänk mit eingestimmt.»

«Nun ja, aber …»

«Nichts *aber*!»

«Trotzdem bist du doch nicht an Mettes Tod schuld oder an dem des Kindes.»

Clara sah Amalie ernst an. «Wer weiß», sagte sie fast tonlos. «Wer weiß.»

«Unsinn!» Amalie stand auf und begann, im Zimmer auf und ab zu gehen. «Du hast doch nur versucht, das Schlimmste zu verhindern.»

Clara schüttelte den Kopf. «Was immer ich getan oder beabsichtigt habe – ich habe unbesonnen und kopflos gehandelt, und das ist immer das Verkehrteste, was eine Hebamme tun kann. Nein, nein, Amalie, was immer jetzt nachkommt, kommt zu Recht.»

Clara hatte gedacht, sie würde nicht schlafen können, und doch war sie wie bewusstlos weggesackt, kaum dass sie sich, voll bekleidet, aufs Bett gelegt hatte. Erst gegen vier Uhr nachmittags wachte sie wieder auf und rieb sich verwundert die Augen. Sie wusste nicht, wo sie war, wie spät es war, noch, ob es ein guter oder ein schlechter Tag war.

Doch sobald ihr bewusst wurde, was gestern Nacht passiert war, machten sich Unruhe und Unsicherheit in ihr breit. Sie hasste dieses Gefühl und wollte etwas dagegen unternehmen. Das Schlimme war nur, dass sie gegen das, was sie am meisten bedrückte, gar nichts unternehmen konnte. Mette und das Kind sind tot, dachte sie. Sie saß auf dem Bett und dachte immer wieder diesen einen Satz. Nein, dagegen und gegen Nickels Vorwurf konnte sie nichts unternehmen. Aber sie konnte sehr wohl dafür sorgen, dass sich ihr eigener Zustand verbesserte.

Sie beschloss, sich zuerst einmal gründlich zu waschen und später einen Tee zu kochen und dann in Ruhe darüber nachzudenken, was seit ihrer Ankunft in Glückstadt alles geschehen war. Eine gute Gelegenheit, ihrer Freundin Johanna endlich einen Brief zu schreiben, in dem sie auch für sich alles noch einmal Revue passieren lassen konnte. Sie war noch keine ganze Woche hier, und doch war viel mehr geschehen, als sonst in eine Woche passte. Johanna wartete sicher schon sehnsüchtig auf eine Nachricht. Mit einem matten Lächeln stand Clara auf und dachte: Ich werde ihr Warten mit einem halben Roman belohnen. Sie wird kaum glauben, was in meinem bisschen Leben alles Platz hat.

Als Clara sich im Gartenzimmer mit einer dampfenden Tasse Lindenblütentees und einem Zwieback an den zierlichen Sekretär setzte – ein Erbstück von Henriette –, gerieten ihr beim Schreiben sowohl ihre persönlichen Erlebnisse als auch die Schilderung der Stadt zu einer Gegenüberstellung von Gut und Böse. Zwar war sie auch Johanna eine ehrliche Bilanz schuldig, sich selbst jedoch wohl am meisten.

In Bezug auf die Stadt schilderte sie außer ihrer Schönheit, wie sich auch hier Hierarchien herausbildeten. Sie berichtete von einer giftigen Bemerkung Greetje Skippers, der sie im Vorbeigehen Folgendes entnommen hatte: dass Bürgermeister und Magistrat, die nun über Claras Wohn- und Arbeitsrecht befanden, nur zur Hälfte von Deutschen gestellt wurden, während niederländische Remonstranten und portugiesische Juden die andere Hälfte stellten. «Hamburger sind doch auch Deutsche, nicht wahr?», hatte Greetje abfällig gesagt. «Die kann der Remonstrant nicht brauchen und der Jude auch nicht.» Und dann hatte sie noch hinzugesetzt: «In dem Fall der Neuen kann man das ja sogar verstehen. Da wollen wir mal die Daumen drücken, dass die schnell wieder weg ist.» Clara berichtete von einigem Neid auf die Juden, aber auch von der Offenheit gegenüber allem Fremdem und der Nachbarschaftshilfe, der sie hier begegnete. Und natürlich schilderte sie den Besuch des Königs in allen Einzelheiten.

In der Bilanz ihrer persönlichen Erlebnisse hätte durchaus die positive Seite überwogen, wäre da nicht das dramatische Geschehen der letzten Nacht gewesen.

«*Ach, Johanna*», endete sie, nachdem sie, noch einmal über alles nachsinnend durchs Zimmer gegangen war und einige Kerzen angezündet hatte, «*wie soll ich dir ein schlüssiges Bild dieser neuen Stadt malen, in die ich so stürmisch eingebrochen bin oder die so stürmisch über mich hereingebrochen ist? Weißt du, was das Beste sein wird? Komm mich besuchen, sobald du kannst! Ich könnte deinen Rat und dein Urteil in so vielen Dingen gut gebrauchen.*

Bis dahin grüße mir ganz herzlich deinen Vater. Erzähle ihm aber bloß nichts von meinem Probebürgerrecht und auch nicht unbedingt alles von Willem! Die Nickels-Tragödie hingegen erzähle getrost. Sie wird mich noch sehr beschäftigen, und da kann jeder Rat nützlich sein.

Deine dich vermissende Clara.»

Bei einem schwermütigen Spaziergang am frühen Abend fand Clara ein Schiff am Hafen, dem sie den Brief mitgeben konnte, auf dass Johanna bald Nachricht von ihr erhielte.

Acht

GLÜCKSTADT
Mittwoch, 16. Juni 1632

Als Clara morgens um sieben bei schönstem Sonnenschein aufstand, sich reckte und streckte und aus dem kleinen Schlafzimmerfenster auf den Kirchturm schaute, hatte sie ganz unvermittelt das Gefühl, hier zu Hause zu sein. Es war ein schönes Gefühl, aber sie fragte sich, woher es so plötzlich über Nacht gekommen war.

Sie hatte gestern Briefe geschrieben, ihre Gedanken für die künftigen Unterweisungsstunden notiert und noch einmal in Ruhe ihre Arzneien geordnet. Langsam zog sie sich an und hing noch einmal ihren Überlegungen von gestern nach, wie um zu prüfen, ob sie auch heute noch von Bestand waren. Doch, es stimmte: In Hamburg hatten sich Kolleginnen in anderen Stadtvierteln um junge Frauen gekümmert, die mit Seeleuten und Matrosen Umgang hatten. Hier kamen noch die Soldaten hinzu, meist recht hübsche Kerle, wie Clara fand. Ohne Hurerei und Unzucht Vorschub zu leisten, durfte man vor den Kontakten zwischen Frauen und Männern nicht die Augen verschließen. Und hier gab es außer ihr niemanden, der sich darum kümmern wollte. Auch deshalb waren die Unterweisungsstunden so wichtig.

Sorgfältig bürstete sich Clara die Haare und lächelte bei dem Gedanken, dass sie eine delikate, aber auch schöne Arbeit vor sich hatte, neben dem ohnehin befriedigenden Dienst an den verheirateten Schwangeren. Allerdings musste sie berücksichtigen, dass die Frauen hier viel stärker in das Berufsleben ihrer Männer eingebunden waren als in Hamburg. Und es gab nur einen Arzt, auf dessen Rat sie zurückgreifen konnte. Aber es war wohl das Gefühl der Herausforderung, das ihr neue Kraft gab, mehr, als sie während des Briefes an Johanna gespürt hatte. Und Lene gab ihr das Gefühl, hier erwünscht zu sein, Lene und Amalie. Zu Hause. Sie probierte das Wort aus, und ja, es gefiel ihr. Zu Hause.

Frisch und schwungvoll ging sie die Treppe hinunter und freute sich, als sie an der Haustür vorbeikam. Dort prangte seit gestern das schöne neue Türschild, das ihr die Kupferschlägerin schon zum Treffen der Handwerkerfrauen mitgebracht hatte. Am liebsten hätte sie die Tür geöffnet, um es sich noch einmal anzusehen, aber das kam ihr dann doch albern vor.

Als sie in die Küche kam, um sich Frühstück zu machen, fand sie dort keineswegs die Ordnung vor, die sie sich wünschte. Aber auch das Problem der Haushaltsführung hatte sich gestern gelöst. Amalie war nämlich zu Besuch gekommen, um mit etwas Abstand noch einmal die Nickels'sche Tragödie zu besprechen. Clara und Amalie merkten, dass sie das gemeinsam Erlebte einander sehr nahe gebracht hatte. So war es für Clara plötzlich ganz einfach gewesen, Amalie zu bitten, ihr im Haus zur Hand zu gehen. Gleichzeitig wollte Amalie die Zeit bei Clara nutzen, um sich in der Hebammerei fortzubilden. Am frühen Nachmittag würde sie heute kommen, und Clara freute sich darauf.

Sie strich Brombeermarmelade auf ein Stück Brot und überlegte, was sie heute sonst noch tun würde. Als Erstes wollte sie zu Willem gehen und sich danach erkundigen, wie er mit der Zange vorankam. Und sie würde noch einmal mit Olsen sprechen müssen. Sie war sich sicher, dass er nichts von dem zu verantworten hatte, was sich bei den Nickels ereignet hatte, aber seine Diagnose über das falsch liegende Kind hatte doch eine Rolle gespielt. Gewiss würde Olsen zu einem Gespräch bereit sein.

Welche Schrecken dieser Tag für sie bereithalten sollte, konnte sie in diesem Moment noch nicht ahnen.

Willem saß auf der Bank vor seinem Haus und rauchte eine Pfeife. Er sah Clara schon von weitem kommen und blickte ihr auf eine Art entgegen, die sie von jedem anderen Mann als ungehörig und despektierlich empfunden hätte. Seine Augen blitzten erwartungsvoll, und sein Mund war wohlgefällig gespitzt.

«Müßiger Spaziergang am Wasser?», fragte er, als sie in Hörweite war.

«Müßiges Herumsitzen am Wasser?», fragte sie zurück, ohne auch nur die Spur beleidigt zu sein.

«Päuschen nach drei Stunden Arbeit», erwiderte er, ebenfalls ohne jeden Groll.

«Was? So früh beginnen Sie mit der Arbeit?» Es war erst kurz nach neun Uhr, aber seine Hände, sein Gesicht und seine Arbeitsschürze waren so ölverschmiert, dass Clara ihm glaubte. «Darf ich mich zu Ihnen setzen?»

«Ich bitte darum.»

«Sagen Sie doch nicht ständig solche Sachen!» Clara rollte mit den Augen, setzte sich aber doch.

«Was soll ich denn sagen? Dass ich nicht neben einer Hebamme sitzen möchte, die gleich bei ihrem ersten Einsatz Chaos verbreitet und ...» Willem hatte, wie so oft, einen belustigten Ton angeschlagen und nur eine Posse reißen wollen. Aber Clara sah ihn jetzt so entsetzt an, dass er nicht weiterredete. Er wollte sich schon entschuldigen und sagen, dass er es nicht so gemeint habe, als Clara sagte: »Wie haben Sie davon erfahren? Und was haben Sie gehört? Himmel, spricht denn schon die ganze Stadt davon?»

«Da haben Sie sich die Antwort praktisch schon selbst gegeben. Ja, die ganze Stadt scheint davon zu sprechen. Und Sie wissen ja, wie das so ist, wenn eine ganze Stadt von etwas spricht: Jeder sagt etwas anderes.»

Clara schlug die Hände vors Gesicht. Da waren sie wieder, die Tränen, die sie so gern zurückgehalten hätte. Die gute Stimmung war schlagartig wieder der Unsicherheit gewichen. Was würde sein, wenn sie nun nicht mehr in Glückstadt bleiben durfte?

Willem beugte sich zu ihr vor und sagte leise: «Gehen wir ins Haus.»

Dankbar folgte Clara ihm. Willem führte sie durch den schmalen Flur zur Rückseite des Hauses, wo er einen Stuhl und einen kleinen Tisch vor die offene Werkstatttür gestellt hatte.

«Setzen Sie sich. Ich hole uns einen Krug Most, und dann erzählen Sie mir alles.»

Clara nickte. Willems Ton hatte sich gänzlich verändert. Er spottete nicht, und er war auch nicht auf eine sensationelle Geschichte aus. Was er ihr anbot, war vielmehr, sich alles von der Seele zu reden. Und das war in diesem Moment genau das Richtige für Clara. Als Willem jedoch kurz darauf mit den Krügen und einem Stuhl für sich wiederkam, wusste sie zunächst gar nicht, was sie sagen sollte, denn ihr Problem war ja nicht das Geschehen jener Nacht, obwohl natürlich auch das ein Problem war. Aber was sie genau so hart traf, das merkte sie jetzt, war die Erkenntnis, dass man sich das Maul über sie zerriss, ohne dass sie es wusste und ohne dass sie sich dazu äußern konnte. Und ehe sie sich's versah, schilderte sie Willem ausführlich, was geschehen war, was sie mit Amalie besprochen hatte, dass Nickels etwas gegen sie unternehmen wollte und welche Rolle Olsen – wahrscheinlich unwissentlich und unabsichtlich – mit seiner Diagnose dabei gespielt hatte. Dann begann sie über die irrige Vorstellung zu dozieren, nach der das Kind im Mutterleib fast von Beginn der Schwangerschaft an vollständig ausgebildet sei. «Solange es Leute gibt, die das glauben, wird man nicht aufhören, Geburten zu forcieren», sagte sie. «Aber damit muss Schluss sein. Schluss, Schluss, Schluss!» Sie sah Willem so aufgebracht an, als sei er der Schuldige. Dann brach sie ab und senkte den Kopf.

Willem lächelte breit. «So», sagte er und atmete geräuschvoll aus. «Das musste ja wohl erst mal raus.»

«Ja.» Clara lehnte sich zurück. Beim Reden hatte sie weit vorgebeugt dagesessen und ihre Hände zu Fäusten geballt. Jetzt schloss sie die Augen. «Ja, das musste wohl erst mal raus.» Dann sah sie Willem ernst an. «Im Grunde wusste ich, dass diese Sache ein Nachspiel haben würde. Nur hatte ich erwartet, dass ich mich nur bei Olsen und vielleicht gegenüber irgendwelchen offiziellen Stellen dazu äußern müsste, wissen Sie. Dieses Gerede jedoch – wie soll ich dem begegnen?»

«Gar nicht», sagte Willem schlicht. «Ignorieren Sie es. Antworten Sie, wenn Sie angesprochen werden, aber auch nur dann, wenn jemand wirklich eine Antwort hören will. Ansonsten beschränken Sie sich auf genau die Fach- und Amtsgespräche, die Sie erwarten. In dieser Stadt setzt sich meist die Vernunft durch. Und ich bin mir sicher, dass Sie hier bleiben dürfen. Wir brauchen eine gute Hebamme, und Sie sind wohl eine sehr gute! So, und nun trinken Sie einen Schluck Most!»

Fast ärgerte sich Clara über Willems Rat, denn er lautete genauso, wie sie ihn jemandem in vergleichbarer Lage erteilt hätte. Es schien alles so einfach, doch das war es nicht. «Ich hoffe, Sie behalten Recht», sagte sie nachdenklich. «Es ist nur dumm, gleich zu Beginn meiner Tätigkeit in so eine Sache verwickelt zu werden.»

Willem verzog zweifelnd das Gesicht, und die bizarr verteilten Ölflecken ließen es zu einer grotesken Grimasse werden. «Vielleicht erweist es sich aber auch als Segen», überlegte er. «Vielleicht gibt Ihnen das Gelegenheit, Ihr Können und Ihr Verständnis vom Hebammenberuf öffentlich kundzutun.»

Clara sah ihn skeptisch an. «Ich verstehe, was Sie meinen. Tatsache bleibt aber, dass auch ich mich falsch verhalten habe.»

«Dann geben Sie eben auch das öffentlich zu. Solche Eingeständnisse wirken manchmal Wunder und tragen einem mehr Sympathie als Ablehnung ein.»

«Vielleicht, es bleibt nur zu hoffen.» Clara konnte schon wieder lächeln. Auf jeden Fall hatte Willem es geschafft, ihrer Lage den Schrecken zu nehmen. Clara blickte über die kleine Grünfläche hinterm Haus in einen Baumwipfel und versuchte sich vorzustellen, wie sie den Leuten ins Gesicht blicken würde, wenn sie wieder auf die Straße trat, wie sie Olsen begegnen sollte und dass sie vielleicht sogar noch einmal zu Nickels gehen und mit ihm reden sollte. Andererseits hatte sie ihn als jemanden erlebt, der nicht mit sich reden ließ. Dass seine Frau und sein ersehnter Erbe tot waren, machten ihn gewiss nicht zugänglicher. Aber nicht sie, nein, ganz gewiss nicht sie sollte zu ihm gehen. Sie könnte Amalie bitten, noch einmal mit ihm zu sprechen.

Willem hob seinen Krug, und Clara fuhr aus ihren Überlegungen auf. Sie errötete, als sie merkte, dass sie einfach so dagesessen und nachgedacht hatte. Warum hatten Willem und auch sie selbst das so geduldig geschehen lassen? War sie mit ihm denn schon so vertraut?

«Na, alles gründlich durchdacht?» Willem schien den Moment zu genießen.

«Ach, Sie …!» Clara wusste nicht, was sie sagen sollte, und besann sich auf ihr ursprüngliches Anliegen. «Wie steht es mit der Geburtszange? Hatten Sie schon Gelegenheit, mit der Arbeit zu beginnen?»

«In gewisser Weise schon», sagte Willem. «Habe mich erst einmal mit der Zeichnung beschäftigt und versucht, mir den gewünschten Gebrauch des Geräts vorzustellen. Warten Sie!» Willem verschwand einen kurzen Moment lang in die Werkstatt und kam mit zwei Bögen zurück. «Die beiden Zangenlöffel auf Ihrer Zeichnung laufen jede in ihren eigenen Griff aus, hier, einer links, einer rechts. Das bedeutet, Sie müssen jeden Zangenlöffel einzeln bewegen. Sie können das zwar mit einer Hand tun, aber dabei kommt immer eine ungleichmäßige Bewegung heraus. Anders wäre es, wenn man die beiden Seiten an der Verbindungsstelle zwischen Greiflöffel und Griff kreuzen würde, verstehen Sie? Wie bei einer Schere. Sie öffnen sie – schnipp – und schließen sie wieder – schnapp – und beide Seiten bewegen sich gleichmäßig. Wäre das nicht besser?»

«Viel besser!», rief Clara ganz begeistert aus. «Sie haben vollkommen Recht.»

«Sag ich doch.» Willem breitete den zweiten Papierbogen vor Clara aus. «So würde *ich* das Instrument konstruieren.»

Clara betrachtete Willems Zeichnung und stellte sich vor, wie geschmeidig es zu handhaben wäre und wie sehr dadurch Mutter und Kind geschont würden. «Ich muss zugeben, dass die Zeichnung, die ich Ihnen gegeben habe, schon viele Jahre alt ist …», begann sie.

«Und dass der Konstrukteur, von dem sie stammt, es selbst schon längst viel besser macht. Danke für das Kompliment.»

«Nein, nein, das wollte ich damit nicht sagen.»

«Was denn?» Willem lehnte sich steif zurück und verschränkte die Arme.

Clara sah ihn forschend an und merkte, dass er nicht wirklich beleidigt war. Ihre Lippen zuckten, als sie ihn fragte: «Sie wollen es unbedingt hören, nicht wahr?»

«So ist es.»

«Also gut: Sie sind ein Genie.»

Willem grinste jetzt übers ganze Gesicht. «Brav», sagte er, setzte sich wieder bequem zurecht und sog an seiner Pfeife. «Das Problem mit uns Genies ist nur, dass wir so begehrt sind. Ich habe im Moment wirklich viel zu tun und weiß immer noch nicht, wann ich mich richtig an die Arbeit machen kann.»

«Das macht nichts. Außerdem haben Sie doch schon dran gearbeitet. Ein sehr wichtiges Stück Arbeit. Ich danke Ihnen sehr dafür.»

«Ich kann Ihnen aber für die nächste Zeit nicht viel Hoffnung machen.»

«Woran arbeiten Sie denn gerade?»

«Jetzt gerade? Warten Sie.»

Wieder verschwand er kurz in seiner Werkstatt und kehrte mit einer Spieluhr zurück. Er stellte sie auf das Tischchen und öffnete den Deckel. Fein klimpernd ertönte ein militärischer Marsch, und ein kaiserlicher Soldat drehte sich in Ballerinapose auf einer kleinen Plattform, ein Gewehr am ausgestreckten Arm. Als die Melodie endete und die Plattform sich nicht mehr drehte, war ein zartes Puffen zu hören.

Clara lachte.

«Das Beste fehlt noch», sagte Willem. «Am Ende, wenn es pufft, soll ein richtiger Schuss losgehen. Und zwar nach hinten. Mit Pulverdampf und allem Drum und Dran, damit man auch sieht, dass der Schuss nach hinten losgeht.»

«Eine hübsche Spielerei», sagte Clara anerkennend, «und ein sehr feines Stück Handwerkskunst. Aber wie lange werden Sie noch daran arbeiten?»

«Ach, das wird heute noch fertig, spätestens morgen. Es ist ein Geburtstagsgeschenk für den ... Ich weiß gar nicht, ob ich Ihnen das sagen darf. Bei den *Von*s und *Zu*s weiß man ja nie. Na, jedenfalls will die Frau von Pferdedreck es dem Herrn von Pferdedreck übermorgen schenken.»

«Gut», sagte Clara. Jetzt lehnte sie sich steif zurück. «Dann kenne ich nun ja Ihre Auftraggeber und die Arbeit, die Sie über Wochen daran hindert, sich meiner Zange zu widmen.»

Sichtlich verlegen stopfte Willem seine Pfeife nach. «Gleich kommt Bauer Jensen und bringt seinen Schießprügel zum Reparieren.» Er sah Clara nicht an, während er sprach. «Er braucht ihn, um die Karnickel vom Feld zu jagen», fügte er hinzu, als würde das alles erklären.

«Verstehe.» Clara nickte übertrieben mit dem Kopf. Willem wollte sie also für dumm verkaufen. «Das ist es, was Sie wochenlang in Atem halten wird, Bauer Jensens Schießprügel? Himmel hilf! Ob Sie mit der Reparatur überhaupt zurechtkommen werden? Ich meine, so ein Karnickelgewehr ist doch sicher eine ...»

«Hören Sie auf!» Willem sog an der Pfeife, nahm einen Schluck Most, wischte den nassen Rand vom Tisch, den der Krug hinterlassen hatte, stellte den Krug wieder ab und sagte leise: «Das mit der Zange soll doch unter uns bleiben, nicht wahr?»

War ihre Steifheit eben nur Pose gewesen, so versteifte sich Clara jetzt wirklich. Wollte er ihr drohen oder ihr seinerseits ein Geheimnis anvertrauen? Keins von beidem war ihr recht. Warum brachte sie dieser Mann immer wieder in Verlegenheit? Andererseits: War es seine Schuld? War nicht vielmehr sie diejenige, die das Gespräch an diesen Punkt getrieben hatte? Zweifelnd schloss sie für einen Moment die Augen und sagte dann knapp: «Ja. Ich hatte Sie darum gebeten.»

«Dann bitte ich Sie jetzt auch darum zu schweigen. Also, es ist so: Thelonius, der neue Kontorist im Zeughaus, der Mann, der das Arsenal verwaltet, hat mir vorgestern ein höchst lukratives Angebot für das kommende Quartal gemacht. Allerdings weiß ich nicht, wie viel Arbeit dadurch auf mich zukommt. Kann viel sein, kann wenig sein – und vielleicht auch gar keine.»

«Und selbst dafür sollen Sie gut bezahlt werden?», fragte Clara ungläubig nach.

«So ist es. Ich soll mich nur in Bereitschaft halten für den Fall, dass schnell neue Waffen oder Waffenteile gebraucht werden.»

Clara legte erschrocken die Hand auf die Brust. «Steht denn eine Schlacht bevor? So entspannt, wie sich der König zurzeit in der Stadt gibt, scheint mir das nicht der Fall zu sein.»

«Nein», sagte Willem zögerlich. «Eine Schlacht steht wohl nicht an.»

«Und trotzdem kann es sein, dass im nächsten Quartal plötzlich viele neue Waffen benötigt werden – oder auch nicht. In jedem Fall bekommen Sie aber viel Geld, und ein Geheimnis ist es obendrein?» Clara ließ es so absurd klingen, wie es ihr vorkam, und schüttelte unwillig den Kopf. «Ich hasse es, Dinge nicht zu verstehen. Also bitte, erklären Sie es mir etwas genauer!»

So ratlos hatte sie Willem noch nie gesehen. «Kann ich nicht», sagte er nach einer Weile. «Habe, offen gestanden, noch gar nicht drüber nachgedacht. War viel zu beschäftigt. Aber wenn Sie es so formulieren ...»

«Formuliere ich es denn falsch?»

Clara konnte förmlich sehen, wie sich in Willems Kopf ein unschöner Gedanke ausbreitete. Dann machte er eine Handbewegung, als wische er diesen Gedanken wieder weg. «Wenn ich's recht bedenke, ist es wohl so: Berns und Marselis handeln mit Waffen. Sie leiten das Handelshaus, von dem auch das Zeughaus unterhalten wird. Mit dem Waffenarsenal darf durchaus frei gehandelt werden. Allerdings sind die Kaufleute verpflichtet, ständig ausreichend Gerät für zwölftausend Mann hier am Ort parat zu halten. Und da kann es unter Umständen doch vorkommen, dass ... nun, wie soll ich sagen?»

«Dass leider und unerlaubterweise nicht genug Gerät in Glückstadt verbleibt, wenn die Nachfrage gut ist und der Handel floriert?», vollendete Clara seinen Gedanken.

Willem sah Clara nachdenklich an, und offenbar fiel es ihm schwer zu bestätigen, was Clara offen ausgesprochen und er selbst schon angedeutet hatte. Langsam hellte sich seine Miene aber wieder auf. «Und selbst wenn», sagte er leichthin. «Dafür bin ich dann ja da.»

«Sie können aber doch nur kleinere Waffen herstellen. Was ist mit den größeren?»

Willem schwieg einen Moment, dann zuckte er mit der Schulter und breitete die Arme aus. «Was soll damit schon sein? Nichts, gar nichts! Alles ist in schönster Ordnung. Dafür ist der Zeugschmied Assmann zuständig.»

Clara hatte den Eindruck, dass er seine aufkeimenden Zweifel ersticken wollte, ohne selbst recht an die Lauterkeit seines Tuns zu glauben. Als ob jemand im dunklen Wald pfeift, dachte sie. Aber da sie selbst nicht wusste, was wirklich vor sich ging, mochte sie Willem auch nicht weiter bedrängen. Trotzdem fragte sie: «Hat es so etwas denn früher schon gegeben? Wurde schon mal jemand verpflichtet, sich zur Verfügung zu halten und gegebenenfalls schnell für Nachschub zu sorgen – über so einen langen Zeitraum?»

«Nicht dass ich wüsste», musste Willem zugeben.

Clara konnte nicht an sich halten, obwohl sie ihn nicht bedrängen wollte: «Dann geht also doch etwas Ungewöhnliches vor. Warum sonst ist alles so ungewiss? Und warum geheim?»

«Ach was!», sagte Willem zu laut und zu heftig. «Waffenhandel und Geheimhaltung sind doch wie Bruder und Schwester. Am besten vergessen Sie das Ganze schnell wieder. Ich glaube wirklich nicht, dass ...»

«Willem, wo steckst du?», rief jemand von der Haustür her.

Schnell stand Willem auf. Die Unterbrechung schien ihm höchst willkommen zu sein. «Sie hören ja: Die Arbeit ruft», sagte er und rief dann durchs Haus: «Hier hinten. Komm ruhig rein, Jensen.»

Clara erhob sich. «Noch mal vielen Dank für die Verbesserung der Zangenkonstruktion», sagte sie etwas verschnupft. «Auf bald.» Sie wandte sich zum Gehen, besann sich aber eines Besseren und sagte leise: «Ich glaube, Sie fühlen sich wohler, wenn Sie noch einmal mit diesem Thelonius sprechen. Sie sind kein Mann für undurchsichtige Geschäfte.»

Das Gespräch mit Olsen musste warten. Clara hing noch ihrem Gespräch mit Willem nach, als sie am Hafen entlang Richtung Fleth ging. Erst nachdem sie im Vorbeigehen von zwei Frauen gegrüßt worden war und selbst zurück gegrüßt hatte, fiel ihr wieder ein, dass sie oder zumindest das Geschehen im Hause Nickels angeblich Stadtgespräch war. Clara konnte Olsen nicht eher gegenübertreten, bevor sie nicht noch einmal in Ruhe überlegt hatte, wie sie sich verteidigen sollte und wie sie es schaffen konnte, nicht noch einmal innerhalb von zwei Tagen bei einer Auseinandersetzung – denn die würde es mit Sicherheit geben – den Kopf zu verlieren. Dafür stand zu viel auf dem Spiel.

Obwohl sie es sonst auf ihren Wegen durch die Stadt immer noch so hielt, dass sie ein möglichst großes Stück am Fleth entlang und über Marktbrücke und den geschäftigen Marktplatz ging, um die schönsten und ausladendsten Ausblicke zu genießen, wählte sie jetzt den weniger belebten Weg über die Brücke am südlichen Ende des Fleths und dann über den schmalen Pfad hinter ihrem Haus.

Kaum hatte sie sich an den Sekretär im Gartenzimmer gesetzt und Feder und Papier bereitgelegt, um Punkt für Punkt zu notieren, worum es aus ihrer Sicht ging und auf welche Anschuldigungen sie sich gefasst machen musste, da klopfte es.

Eine rundliche junge Frau stand knicksend an der Tür und bat um Einlass. Zilla Gerdes sei ihr Name, Magd der Zeugschmiedsfamilie Assmann.

Clara erinnerte sich dunkel an den Namen, konnte ihn aber zunächst nicht zuordnen. Trotzdem bat sie die Magd ins Gartenzimmer. Zilla erinnerte sie an das Treffen der Handwerkerfrauen, wo sie Ratschläge für ihre Herrin und deren Säugling gegeben habe. «Die Sache mit dem Wickeln und der Wochensuppe», erinnerte sie die Magd.

«Ah ja, ich weiß. Und hat deine Herrin meinen Rat befolgt?»

Ja, das habe sie getan, den beiden gehe es schon viel besser, und deswegen sei sie, Zilla, jetzt hier, um Clara den Dank ihrer Herrin zu übermitteln und sie zu bitten, doch einmal zu kommen und sich das Kind anzusehen, denn das Kleine sei immer noch recht schwach und bewege sich wenig. Der

Gedanke, etwas falsch gemacht zu haben, beunruhige ihre Herrin.

«Ist das Kind denn zu träge zum Trinken?», fragte Clara besorgt und fürchtete schon, ihre Hilfe komme wieder einmal zu spät.

«Nein, es hat einen gesunden Appetit.» Zilla kicherte und fügte hinter vorgehaltener Hand hinzu: «Genau wie meine Herrin. Die Suppe schmeckt aber auch wirklich gut!»

Clara sah die Magd belustigt an. «Du hast selbst davon gegessen?»

Zilla errötete. «Schließlich musste ich sie abschmecken», verteidigte sie sich. «Und wer weiß, wie lange wir noch gut zu essen haben», fügte sie mehr zu sich selbst hinzu.

Clara wollte das Gespräch schon beenden und sagen, sie werde im Laufe des Tages einmal nach dem Kind sehen, aber Zillas letzte Bemerkung ließ sie aufhorchen, und sie fragte, ob es denn Grund zur Sorge gebe.

«Wer weiß …» Zilla hob unsicher die Schultern. «Mein Herr, der Herr Assmann, wartet seit einem Jahr die Geschütze im Zeughaus, und heute sagt meine Herrin nun plötzlich, im nächsten Quartal ist Schluss damit. Nicht dass es sein einziger Broterwerb war, aber doch ein schönes Zubrot. Und nun fürchtet meine Herrin, wenn erst mal ein anderer seine Arbeit macht, und wenn's nur für ein Quartal ist, dann wollen sie ihn vielleicht danach nicht mehr haben, und wie sollen wir dann …»

Zilla hätte sicher noch weitergeredet, wenn Clara sie nicht unterbrochen hätte. «Wer übernimmt denn die Arbeit deines Herrn im Zeughaus?», fragte sie.

Wieder hob Zilla die Schultern.

«Weiß nicht», sagte sie. «Die Herrin und der Herr wissen es auch nicht. Die Herrin sagt, vielleicht schuldet C IV jemandem einen Gefallen und …»

«Und nimmt deswegen einem anderen die Arbeit weg?» Clara schüttelte den Kopf. «Das glaube ich nicht. Hat sich dein Herr vielleicht etwas zuschulden kommen lassen?»

Empört wies Zilla diese Frage von sich.

«Und trotzdem hat der König gesagt …», begann Clara.

«Der König hat gar nichts gesagt», fiel Zilla ihr ins Wort und begann zu schwitzen. «Bitte verstehen Sie mich nicht falsch! Nie würde ich es wagen, etwas gegen C IV zu sagen. Auch meine Herrschaft nicht. Es war nur so ein Gedanke, verstehn Sie.»

«Wer war es denn, der deinem Herrn gesagt hat, dass er im nächsten Quartal nicht gebraucht wird?»

Zilla wusste es nicht, beteuerte aber noch einmal, dass es nicht der König war und dass sie nie im Leben etwas Schlechtes über ihn sagen werde.

«Schon gut», sagte Clara beruhigend. «Ich verstehe ja, dass ihr euch Sorgen macht, vor allem jetzt, mit dem Neugeborenen. Gerne will ich nach ihm sehen. Sag deiner Herrin, ich komme noch heute vorbei. Und nun lauf! Ich habe zu tun.»

Die Magd bedankte sich, erklärte Clara den Weg und machte einen Knicks. Trotzdem hatte es nicht den Anschein, als wolle sie tatsächlich gehen. Clara fasste sie am Arm und führte sie zur Tür.

«Sie sind eine gute Frau», sagte Zilla schüchtern, als Clara die Haustür schon geöffnet hatte. «Nie und nimmer glaub ich – und meine Herrschaft auch nicht –, dass Sie Mettes Kind getötet haben.»

Einen Moment lang wurde Clara schwarz vor Augen. Dann nickte sie, und es kostete sie einige Überwindung, sich zu bedanken.

Immer noch verlegen verabschiedete sich Zilla hastig.

Kaum hatte sich die Magd umgedreht, machte Clara die

Haustür so schnell zu, dass Zilla die Röcke zusammenraffen musste, um sie nicht in der Tür einzuklemmen.

Mettes Kind getötet – Mettes Kind getötet – das also war es, was man über sie redete. Clara stand mit dem Rücken an die Haustür gelehnt. Zillas Worte hallten in ihr nach, wieder und wieder. Sie wusste, wie Gerüchte entstanden und dass nichts auf die Übertreibungen zu geben war, die für gewöhnlich am Ende einer langen Kette des Hörensagens standen. Sie wusste aber auch, dass es vor zehn Jahren in Glückstadt einen Hexenprozess gegeben hatte, dem sieben verleumdete Frauen zum Opfer gefallen waren. Seither hatte sich der Rat der Stadt unwillig gezeigt, Hexen zu verfolgen, wie es beispielsweise die Peinliche Gerichtsordnung von Karl V. vorsah, und auch von der Bevölkerung waren danach keine neuen Anschuldigungen gegen Frauen vorgebracht worden. Aber konnte sie sich in Sicherheit wiegen? Vielleicht war in den zehn Jahren in Glückstadt einfach nur nichts geschehen, das Anhänger des alten Denkens als Schadenszauber verleumden konnten? War es so schwer, die Nickels'sche Tragödie zum Schadenzauber umzumünzen? Konnte jemand bereit sein, so weit zu gehen? Oder würde man ihr einfach nur den Prozess machen, weil sie auf ganz irdische Weise *Mettes Kind getötet* hatte?

Clara gab sich einen Ruck und sagte sich, dass sie diesen Satz vergessen musste. So über das Geschehene zu sprechen war absurd. Gewiss würde das niemand tun. Sie war schon auf dem Weg zurück ins Gartenzimmer, als es wieder an der Haustür klopfte. Clara erschrak so sehr, dass sie zusammenzuckte. Womöglich hatte Zilla noch etwas vergessen, oder es war schon Amalie.

Es war ein Mann, dem sie die Tür öffnete, ein Bote des Stadtgouverneurs von Pentz. Kurz angebunden, aber höflich überreichte er ihr eine Vorladung. Clara überflog sie mit zitternden Händen. Sie sollte am nächsten Vormittag zu einer dringlichen Unterredung in den Gouverneurspalast am Fleth kommen. Worum es dabei gehen sollte, war nicht vermerkt.

«Es wäre notwendig, dass sie unbedingt erscheint», fügte der Bote wichtigtuerisch hinzu. Clara setzte das hochfahrende Gesicht auf, das sie für Dummschwätzer reserviert hatte, und fragte: «Worum es dabei geht, weiß er nicht?»

Der Bote lächelte süffisant und hob die Schultern. «Bin ich C IV?», fragte er frech, drehte sich nach einem knappen Gruß um und eilte davon.

Langsam ging Clara in das Gartenzimmer zurück, den kleinen Briefbogen nachdenklich wie einen Fächer hin und her wedelnd. Merkwürdig, dachte sie, wenn das eintritt, wovor man sich am meisten fürchtet, ist es fast befreiend. Wie kommt das? Weil man dann endlich etwas dagegen tun kann? Weil dann die Sphäre des Dunklen, Unbekannten durchbrochen wird? Genau das ist es! Immer raus und ans Licht mit den Dingen! Denen werde ich es schon zeigen.

Energisch setzte sie sich an den Sekretär und tunkte die Feder ins Tintenglas, um den ersten Punkt für das Gespräch mit Olsen zu notieren, als es erneut an der Haustür klopfte. War das nun Amalie?

Wieder war es ein Bote, diesmal von Olsen: Der Medicus wünsche Clara umgehend zu sprechen.

«Soll man mich in Ketten abführen, oder darf ich mich in einigen Minuten allein auf den Weg machen?», fragte Clara spöttisch.

Der Bote, ein freundlicher Knabe unbestimmten Alters, sah sie befremdet an.

Clara erschrak über sich selbst. Ich sehe wirklich schon Gespenster, sagte sie sich und schickte den Jungen rasch mit einem verbindlichen Wort seiner Wege. Nun beiße nicht wild um dich, ermahnte sie sich. Der Junge hat doch bloß getan, was ihm aufgetragen war. Vergeude deine Kraft und deinen Scharfsinn nicht! Du wirst sie noch brauchen.

Hinter der Tür ihres Arbeitszimmers hatte sie eine Leiste mit Kleidungsstücken angebracht, die sie zum Ausgehen benötigte. Sinnend ließ sie ihren Blick darüber schweifen und wollte schon nach dem ausladenden Kragen und der guten Haube greifen, die sie so hasste. Doch dann schüttelte sie den Kopf. Vielleicht würde sie damit einen günstigen Eindruck auf Olsen machen, aber sie selbst würde sich nicht wohl fühlen. Andererseits wollte sie aber auch nicht provokant wirken, und so entschied sie sich für zwei Kleidungsstücke, die mit hübschen Stickereien verziert waren und einen sehr adretten und honetten Eindruck machten.

Sie überlegte kurz, ob sie das, was sie Olsen zu sagen hatte, nicht doch noch erst niederschreiben sollte, verwarf den Gedanken dann aber, als sie merkte, wie sehr es sie nach der tatsächlichen Konfrontation drängte. Sie wollte es hinter sich bringen. Außerdem war es nicht günstig, Olsen allzu lange warten zu lassen. Sollte der Medicus sie tatsächlich der Tötung bezichtigen, dann würde ihr schon etwas einfallen. «Du bist ja schließlich nicht auf den Mund gefallen», hatte Henriette ihr in schwierigen Situationen immer gesagt. Und sie hatte Recht!

Medicus Olsen ließ sie eintreten und empfing sie durchaus freundlich, wenn auch mit ernster Miene. «Claas Nickels war bei mir», sagte er anstelle einer Begrüßung. «Habe mich gerade in meiner Studierstube mit seiner Klage befasst. Wir können dorthin gehen. Sonst hole ich meine Notizen auch gern in die Bibliothek, die Sie so schätzen, und wir setzen uns.»

«Nein, nein», sagte Clara etwas überstürzt. «Ich würde lieber stehen.»

«Und auf und ab gehen und mich ganz konfus machen», murmelte Olsen. «Kommen Sie.»

Die Studierstube war nicht weniger imposant als die Bibliothek, wenn auch spärlicher möbliert. Ein offenbar eigens für diesen Raum angefertigtes Fächerbord aus heller nordischer Fichte und ein Stehpult aus demselben Holz waren die einzigen Einrichtungsgegenstände. Allerdings enthielten die Fächer so viele interessante Gegenstände, dass Clara beinahe genauso begeistert darauf zugestürzt wäre wie auf Olsens Bücher: fein nachgeformte Körperteile aus Wachs mit Innen- und Außenansichten, verschiedene konservierte echte Körperteile, Darstellungen von Blutbahnen und Muskelsträngen, skelettierte Hände und Füße, ein Schädel und ein Querschnitt durch Mund- und Nasenhöhle. Clara musste sich überwinden, um den Blick von alledem abzuwenden.

Während sie sich umschaute, las Olsen in den Notizen auf seinem Stehpult. Als Clara sich ihm zuwandte, sagte er: «Nickels erhebt schärfste Anschuldigungen gegen Sie, indem er …»

«Ich weiß», fiel Clara ihm ins Wort. «Ein Spatz hat es mir vom Dach gepfiffen.»

Olsen schaute von seinen Aufzeichnungen auf und sah Clara prüfend an. Sie hielt seinem Blick stand.

«Das kann ich mir denken. Und wären Sie ein paar Häuser weiter gegangen, hätten Sie vermutlich einen anderen Spatz etwas anderes pfeifen hören. Ich weiß, wie die Leute daherreden und wie begierig sie Neuheiten aufsaugen. Das gilt übrigens auch für Ihre Wochensuppe, die offenbar die Runde macht.» Er ließ seinen Blick zum Fenster schweifen und fügte in einer Art Singsang hinzu: «Und für Ihren Kräutergarten, Ihre Teekuren und den zweifelhaften Status Ihres

Hierseins. Ja, es wird viel geredet. Auch wir zwei müssen uns unterhalten, diesmal etwas gründlicher als bei Ihrem ersten Besuch.»

Olsen war gut informiert, das musste Clara ihm lassen. Ihr war nur nicht klar, ob er das alles sagte, um ihr Mut zu machen, oder ob es sich um die Liste ihrer Verfehlungen handelte.

«Widmen wir uns zunächst Ihrem Kräutergarten», fuhr er fort und forderte sie auf, ihm jede einzelne Pflanze und deren Anwendung zu nennen.

«Als hätte Paracelsus nie gelebt», sagte er stirnrunzelnd, als Clara gewissenhaft alles aufgezählt hatte. «Als gebe es keinen Fortschritt, als spiele Chemie keine Rolle. Als sei nichts über Schwefel-, Salz- und Quecksilberverbindungen bekannt.»

Schulmeisterlich hob er einen Arm vom Pult und wollte offenbar zu einer belehrenden Rede über die zeitgemäße Medizin ausholen, als Clara ihm zuvorkam.

«Bevor Sie mich zum unwissenden Kräuterweiblein erklären, lassen Sie mich Ihnen versichern, dass ich meinen Paracelsus sehr wohl kenne», sagte sie kühl. «Allerdings war ich der Meinung, das Handhaben dieser Substanzen sei Ärzten und Apothekern vorbehalten. Daher mein Wunsch nach Zusammenarbeit.»

Empört schnappte Olsen nach Luft, während Clara fortfuhr:

«Aber jenseits der Neuerungen, die Paracelsus der Heilkunde gebracht hat, dürfen wir ihn nicht missverstehen als jemanden, der Kräutern und Naturheilmitteln ihre Wirksamkeit und Nützlichkeit abspricht.»

Olsen hatte den Arm wieder aufs Stehpult gelegt und den Mund wieder geschlossen. Er hatte Clara nicht zu sich gebeten, um mit ihr gelehrte Gespräche über seine Kunst zu führen. Aber statt sich zu verteidigen oder einschüchtern zu lassen, griff die junge Hebamme einfach nur klug und selbstbewusst seine eigenen Worte auf und parierte sie. Er konnte nicht leugnen, dass ihm das gefiel. Allerdings bemerkte er bei ihrer nächsten Äußerung, wie erregt sie war.

«Und sollte jemand glauben, die Medizin sei für Männer erdacht worden, während für Frauen und Kinder die schlichte Naturheilkunde gut genug ist, so soll er mir nur ...»

Olsen lachte laut auf. «Genug, Collega, genug! Weder habe ich Sie der rückständigen Kräuterweiberei bezichtigt, noch unterscheide ich Hilfsbedürftige nach Alter oder Geschlecht.» Er stockte. War er etwa derjenige, der hier examiniert wurde? Er räusperte sich und sah Clara streng an. «Um aber wieder auf die gegen Sie erhobenen Vorwürfe zurückzukommen ...» Wieder räusperte er sich, wie um sich selbst zum nötigen Ernst zu versammeln.

«Ich habe Sie gewarnt», sagte er scharf. «Von jener Nacht im Hause Nickels habe ich eine recht deutliche Vorstellung, und Sie werden mich jederzeit so darüber berichten hören, wie mir die Geschehnisse plausibel und zu Ohren gekommen sind. Aber eine Hebamme, die sich Amtshandlungen über ihrem Stand anmaßt, die das Volk mit Neuerungen verschreckt, die sich vor lauter Eigenmacht im Ton vergreift, kann uns hier nichts nützen. Denn sie schürt Misstrauen und Angst gegen alles Medizinische, und am Ende kehren die Leute zu ihren hergebrachten Dummheiten zurück, und der Fortschritt, den wir erreichen wollen, ist dahin. Es steht viel auf dem Spiel. Unbesonnenes Vorgehen schadet nur. Also besinnen Sie sich! Besinnen Sie sich auf das, was Ihres Standes angemessen ist, besinnen Sie sich auf Erprobtes, und besinnen Sie sich darauf, was man die Leute wissen lässt und was man besser für sich behält, bis die Zeit dafür reif ist!» Olsen hatte sehr eindringlich gesprochen und war bei den letzten Sätzen immer lauter geworden.

Clara sah ihn verständnisvoll an. Nur zu gut wusste sie um den schmalen Grat zwischen Fortschrittsbegierde und Verharren im Alten. Nach ihrem Dafürhalten war Olsen selbst das beste Beispiel dafür. Aber wieder machte er es ihr mit seinem Standesdünkel schwer, einen kühlen Kopf zu bewahren. Vielleicht war es das Beste, noch einmal ganz genau über die Nacht bei den Nickels zu sprechen. «Ich verstehe durchaus, was Sie meinen», begann sie. «Aber lassen Sie uns *in medias res* gehen. Das Schütteln und Stürzen …»

«… ist grauenvoll und unnütz», unterbrach Olsen sie unbeirrt. «Über derlei überkommenen *nonsens* brauchen wir uns nicht zu unterhalten.»

«Trotzdem hat Claas Nickels …», nahm Clara ihren Faden wieder auf, um über diesen Umweg auf Olsens eigene Diagnose mit der falschen Kindslage hinzuarbeiten, aber wieder unterbrach er sie.

«Trotzdem hat Claas Nickels den festen Vorsatz, Sie beim Magistrat der Stadt anzuzeigen. Ich konnte ihn nicht davon abbringen. Sollte es wirklich so weit kommen, werde ich in dieser Sache meiner Überzeugung gemäß darlegen, dass Sie Mutter und Kind nicht getötet haben. Was leicht hätte geschehen können, hätten Sie – *intrauterin*, wie ich vermute – jene Bänder zum Einsatz gebracht, die Sie Nickels und der armen Mette gegenüber erwähnten. Darüber wünsche ich mit Ihnen übrigens in den nächsten Tagen gesondert zu sprechen. Bis dahin kein Wort mehr davon, und selbstverständlich verbiete ich Ihnen hiermit ausnahmslos deren Anwendung. Auch für mich hängt es von Ihrem weiteren Auftreten hier ab, inwieweit Ihr Verhalten in jener Nacht als eine von mehreren Ursachen für den fatalen Verlauf der Dinge zu bewerten ist.»

Damit war das Gespräch für Olsen beendet. Clara bekam nicht mehr als Halbsätze über die Lippen, ehe er sie erneut in ihre Schranken verwies. Schon Augenblicke später hatte er sie mit einem nicht unfreundlichen, aber bestimmten «Guten Tag!» verabschiedet.

Aufgewühlt lief Clara auf kürzestem Wege zum Wirtshaus, nur um von Lenes Vater die Auskunft zu bekommen, dass seine Tochter den ganzen Tag in der Wildnis verbringe, um mit den Kohlhökern Mengen, Preise und Qualität der sommerlichen Lieferungen abzusprechen. Wenn sie nicht zu spät zurückkomme, wolle er sie gern noch zu Clara schicken.

Clara dankte dem Wirt und eilte nach Haus. War es Einbildung, oder waren die Gespräche tatsächlich verstummt, als sie das Wirtshaus betreten hatte? Sie wagte nicht, den Menschen, denen sie begegnete, ins Gesicht zu sehen. Zum ersten Mal im Leben wünschte sie, sie hätte die große Haube aufgesetzt.

Als sie in die Kleine Nübelstraße einbog, blieb sie plötzlich wie angewurzelt stehen und fuhr sich erschrocken mit den Händen an die Wange. Das Kind der Assmanns! Noch nie – niemals! – hatte sie eine berufliche Verpflichtung vergessen, und jetzt machte sie einen Fehler nach dem anderen! Wo, hatte Zilla gesagt, wohnte die Familie? Clara fiel der Straßenname nicht ein, aber sie wusste noch, dass das Haus genau hinter der Zeugschmiede liegen sollte, in der Radialstraße parallel zum Fleth. Abrupt änderte sie die Richtung und beschleunigte ihren Schritt.

Als Clara die dunkle Stube der Assmanns betrat, wo in der hintersten Ecke das Kind zwar wach, aber regungslos in der Wiege lag, ahnte sie gleich, worin das Problem bestand. Und schnell erwies sich, dass sie Recht hatte: Niemand hatte sich außer beim Füttern und Wickeln je mit dem Kind beschäftigt. Zudem hatte das enge Wickeln das Kind – ein Mädchen namens Sophie – daran gehindert, seinen Bewegungsapparat in Gang zu setzen.

Clara ließ sich viel Zeit und verzichtete zunächst auf Belehrungen. Vielleicht hatte Olsen Recht. Vielleicht sollte sie behutsamer vorgehen und die Leute nicht überrumpeln. Sie beschäftigte sich mit dem Kind, sprach es an, hielt es fest, streichelte es überall und regte es zu allerlei Bewegungen und Beobachtungen an, bis Käthe Assmann nach fast einer Stunde mit Tränen in den Augen sagte: «Das ist mein Mädchen. Das ist meine kleine Sophie. Aber warum ist sie nur bei Ihnen so?»

«Weil Sie ihr keine Gelegenheit gegeben haben, Ihre kleine Sophie zu sein», erwiderte Clara und hoffte, dass Käthe ihre Bemerkung nicht als Vorwurf missverstand. Glücklicherweise war der Unterschied im Verhalten des Kindes so augenfällig, dass sie nicht viel zu reden brauchte, um der Mutter klar zu machen, dass sie das Kind nicht mehr dauernd wegstellen dürfe, wenn es sich gesund entwickeln sollte.

Zum Abschied entlohnte Käthe Assmann Claras Dienste mit einem dürftigen Schilling. Sie könne nicht mehr erübrigen, sagte sie beschämt. Ihr Mann gehe einer ungewissen beruflichen Zukunft entgegen. Schlagartig fiel Clara Willems mysteriöser Auftrag wieder ein.

«Ich habe schon davon gehört», sagte Clara und nutzte die Gelegenheit, um ihren Verdacht zu prüfen, der Kontorist Thelonius stecke hinter der Kündigung. Dem war jedoch nicht so. Die Kündigung des Zeugschmieds sei ganz regulär von einem Zeugoffizier der Festungskommandantur unterzeichnet gewesen, sagte Käthe.

Clara konnte nicht recht ausmachen, ob sie von dieser Auskunft enttäuscht oder erleichtert war, aber auf dem Heimweg beschloss sie, sich jetzt nicht auch noch mit den merkwürdigen Vorgängen um das Zeughaus zu beschäftigen. Warum, fragte sie sich, musste aber auch gerade jetzt so viel auf einmal geschehen?

Als sie nach Haus kam, stand der Besuch vor der Tür, mit dem sie schon den ganzen Tag gerechnet hatte: Amalie.

Ihrer Rolle als Lehrmeisterin war Clara heute nicht mehr gewachsen, und so bat sie Amalie nur, dies und jenes zu putzen und den Garten zu wässern. Anschließend unterhielten sich die Frauen über das Stadtgespräch Nummer eins. Amalie riet zu Ruhe und Gelassenheit, und Clara verzichtete darauf, von ihrem Gespräch mit Olsen zu erzählen. Darüber hätte sie lieber mit Lene gesprochen, weil diese ihr schon wesentlich vertrauter war. Aber Lene kam an diesem Abend nicht mehr zu Besuch.

Als der Tag endlich zu Ende ging, wünschte sie, sie hätte Willem niemals von der Geburtszange erzählt und ihn schon gar nicht mit einer Konstruktion beauftragt. Olsen hatte sich klar ausgedrückt, was den Gebrauch von Instrumenten anging. Diese Zange konnte ein Genick brechen. Und womöglich würde es ihres sein.

Neun

GLÜCKSTADT
Donnerstag, 17. Juni 1632

In der Nacht verzichtete Clara darauf, Licht zu machen und im Haus umherzuwandern, weil sie fürchtete, jemand könne ihre Aktivität zu nachtschlafender Zeit bemerken und auf dumme Gedanken kommen. Schlafen konnte sie aber trotzdem kaum. Zwar dämmerte sie immer wieder ein, aber nur für kurze Zeit, ehe sie wieder aufwachte und ganz durcheinander Willem, seinen merkwürdigen Auftrag, Nickels' Anschuldigung, die Zange und Olsens Warnung im Kopf wälzte.

Sie fühlte sich wie gerädert und war doch erlöst, als der Morgen graute und sie aufstehen konnte. Da es über Nacht kalt geworden war – vielleicht fror Clara aber auch nur vor Übermüdung –, machte sie ein kleines Feuer im Ofen, bereitete sich einen Kamillentee und setzte sich in den Durchgang zwischen Küche und Gartenzimmer, wo sie die Wärme des Feuers noch spüren und gleichzeitig nach draußen sehen und beobachten konnte, wie es hell wurde. Obwohl sie ihre Gedanken immer noch nicht ordnen konnte, merkte sie, wie das zunehmende Licht und der beginnende Tag den Wirrwarr und das beklemmende Gefühl der Nacht vertrieben.

Als Lene gegen sieben Uhr an die Haustür klopfte, war Clara im Sitzen eingeschlafen. Das Nickerchen hatte ihr jedoch gut getan.

«Vater sagt, du wolltest mich gestern sprechen», sprudelte Lene gleich los. «Er hört ja schon lange nicht mehr hin, was die Leute reden. Oder wenigstens gibt er nichts darauf. Und das ist gut so, denn was zu viel ist, ist zu viel. Und was Nickels da macht, ist zu viel. Dagegen müssen wir etwas unternehmen. Aber erst mal: Guten Morgen.» Sie warf ihren Umhang auf das Tischchen in der Diele und sah Clara missbilligend an. «Wie siehst du überhaupt aus? Gekämmt bist du auch nicht. Clara, wenn dich die Leute so sehen, gerade jetzt! Geh rauf und richte dich her. Ich mache uns inzwischen Frühstück. Weil ich gestern so lange unterwegs war, ist unser Schankfräulein heute Morgen dran, aber spätestens um neun muss ich zurück sein. Bis dahin halten wir Weiberrat. Also beeil dich!»

Sie hatte sich schon zur Küche gewandt, als Clara ihr von der Seite einen Kuss auf die Wange drückte, ehe sie, zwei Stufen auf einmal nehmend, die Treppe hinaufsprang, während sich Lene kopfschüttelnd in der Küche zu schaffen machte.

Bei einem reichhaltigen Frühstück zeitigte der ‹Weiberrat› einige praktikable Ergebnisse. Clara vertraute Lene an, was ihr außer Nickels auf der Seele lag, und lüftete, wenn auch mit Gewissensbissen, die beiden Geheimnisse, die sie mit Willem teilte.

Die Vorladung zum Stadtgouverneur konnte nichts mit Claras Niederlassung zu tun haben, darin waren sich beide Frauen schon bei Rührei mit Schinken einig. Es musste um Nickels' Klage gehen. Dass von Pentz mit Clara persönlich darüber sprechen wollte, wertete Lene als gutes Zeichen.

«Aber es kann nicht schaden, wenn das Fußvolk flankierend einschreitet», überlegte sie laut weiter, und mit einem angriffslustigen Blitzen ihrer großen blauen Augen sagte sie: «Ich werde die Frauen bearbeiten. Alle wissen, wie übel Nickels seine Mette unter der Knute hatte. Kaum eine Glückstädterin, die das arme junge Ding nicht bedauerte. Ich kann mir lebhaft vorstellen, was in jener Nacht geschah, und ich gebe dir mein Wort darauf, dass es bis morgen die halbe Stadt weiß. Alle sollen wissen, wie schlimm es war, als die vier Kerle an Mette zerrten und rüttelten. Niemand soll sich darüber täuschen, wer das getan hat und wie sie und das Kind zu Tode kamen. Am besten redest du kein Wort darüber, und das gilt auch für Amalie. Niemand soll sagen können, ihr beide hättet die Leute beeinflusst. Überlass das nur mir. Und wenn die Frauen begriffen haben, was sich abgespielt hat, werden sie's an ihre Männer weitergeben. Dann sollen die Herren getrost ihre wichtigen Köpfe zusammenstecken und beurteilen, wer in jener Nacht welche Schuld auf sich geladen hat. Sei ganz unbesorgt.»

So unbesorgt, wie Lene es ihr nahe legte, war Clara keineswegs, aber sie vertraute ihr und dachte, dass es nicht schaden konnte, dem Gerede über sie eine andere Version, nämlich die Wahrheit, gegenüberzustellen.

«Aber wenn das Misstrauen gegen mich bestehen bleibt und die Sache mit der Zange herauskommt?», sagte Clara verzagt, als Lene Feinbrot, Marmelade und Honig auf den Tisch stellte.

Lene versicherte ihr, dass Willem, ganz gegen seine Gewohnheit, zumindest im Wirtshaus nichts davon erzählt habe, und auch sonst habe sie noch nie und nirgends von einer Geburtszange reden hören. «Ich verstehe ohnehin nicht, warum du so damit hinterm Berg hältst. Du fasst das Kind damit doch nur äußerlich an. Insofern ist es doch kein Eingriff, den du mit der Zange vornimmst.»

Clara wiegte den Kopf. «Das ist gewitzt argumentiert, Lene, aber selbst du kannst nicht leugnen, dass es ein Eingriff in den Mutterleib ist, und der ist Hebammen verboten.»

«Das kann nicht sein. Ich habe schon von Untersuchungen im Mutterleib gehört.»

«Gewiss, aber mit den Händen. Ein Instrument wie die Zange darf ich nicht führen.»

«Auch wenn sie in manchen Situationen hilfreich ist und vielleicht sogar Leben rettet?»

«Auch dann nicht.»

«So etwas darf man doch nicht verbieten», empörte sich Lene.

«Nun, zumindest für mich ist es verboten.»

Lene lachte bitter auf, und als Clara sie fragend ansah, sagte sie: «Ich stelle mir gerade Olsen vor, wie er ein Kind holt, und dazu in einer lebensgefährlichen Situation und mit einem Instrument, das er nicht kennt oder beherrscht.»

«Dort, wo die Zange benutzt wird, macht es tatsächlich ein Arzt», räumte Clara ein.

Lene überlegte kurz. «Dann bitte diesen Geburtszangenerfinder, einen Bericht zu schreiben. Er ist schließlich Arzt, und er soll mal klar darlegen, wie, wann und warum er diese Zange benutzt und was er damit bislang bewirkt hat. Dann können wir hier in Glückstadt immer noch darüber streiten, wer sie benutzen soll.»

Clara wandte ein, dass gerade der Erfinder und ihres Wissens einzige Benutzer der Zange in London ein entschiedener Feind eigenständiger Hebammenarbeit sei.

«In London, sagst du? Dann schreibe doch einen Brief an deine Londoner Kräuterfreunde.»

«Der Gerard'sche Kräutergarten? Ja, gewiss. Olsen kennt und schätzt die Arbeit dieser Leute übrigens.»

«Tatsächlich? Umso besser! Bitte sie, einen Bericht zu schreiben, von dem Glückstadt lernen kann. Wenn es stimmt, dass es in den Londoner Spielstuben nur so wimmelt von fröhlichen kleinen Zangengeburten, sehe ich keinen

Grund, warum das ausgerechnet in Glückstadt nicht möglich sein sollte. Man braucht in dem Bericht ja nicht unbedingt zu erwähnen, wer die Zange führen darf und wer nicht.»

Das, fand Clara, war eine gute Idee. Vielleicht gab es in Bezug auf die Zange aus London inzwischen tatsächlich etwas zu berichten, das Clara weiterhelfen konnte. Immerhin war es gut zwanzig Jahre her, dass Dr. Chamberlen die Zange erfunden hatte. Vielleicht war sie schon gebräuchlicher, als Clara ahnte.

Als Lene zum Nachtisch Dickmilch und Kompott auf den Tisch stellte, erzählte Clara von Willems merkwürdigem Auftrag und erwähnte auch die Kündigung des Zeugschmieds Assmann.

Für Lene war es selbstverständlich, dass Berns und Marselis mit Waffen genauso handelten wie mit allen anderen Waren, und dass deswegen immer neue Waffen angefertigt wurden, war ebenso selbstverständlich. «Denn eine Grundausrüstung für ich weiß nicht wieviel tausend Mann muss immer am Lager bleiben», sagte sie.

«Ich weiß», sagte Clara. «Aber ...»

«Nichts ‹aber›. Es gibt keinen, aber auch gar keinen Grund, Berns und Marselis zu unterstellen, sie kämen ihren Verpflichtungen nicht nach. Wie, glaubst du, ging es hier 27/28 zu, als Tilly und Wallenstein die Stadt belagerten? Das hat niemand vergessen. Oder die Elbschlacht vor zwei Jahren. Auch da wurden Waffen und Munition aus dem Zeughaus gebraucht. Wir müssen hier jederzeit gerüstet sein, zu unserem eigenen Schutz. Und Berns und Marselis sind viel zu sehr Glückstädter, um uns und sich selbst in Gefahr zu bringen.»

«Es wäre ja vielleicht auch nur für zwei, höchstens drei Monate», verfolgte Clara ihren Gedanken. «Kein Mensch bräuchte etwas zu bemerken, wenn das Arsenal ein paar Wochen lang nicht so bestückt wäre, wie es sein sollte.»

Lene schüttelte entschieden den Kopf.

«Dann erkläre mir doch bitte den Zufall, dass Assmann in derselben Zeit vom Zeughaus fern gehalten wird, in der Willem diesen merkwürdigen Auftrag hat.»

Lene wusste darauf nichts zu sagen. «Aber du hast Recht», sagte sie nach einer Weile. «Sollte da wirklich etwas faul sein, müsste man der Sache auf den Grund gehen.» Nachdenklich streute sie Zucker und Zimt auf ein Schälchen mit Pflaumenkompott. «Was wäre das Schlimmste, was geschehen könnte?», überlegte sie laut und beantwortete die Frage gleich darauf selbst. «Das Schlimmste wäre, wenn das Arsenal leer stünde, ohne dass jemand etwas davon bemerkt. Aber die Waffen anderweitig zu verkaufen, um sich einen schönen Verdienst zu sichern … Das würden Berns und Marselis nie tun. Darauf wette ich. Aber jemand anders könnte doch seine Finger im Spiel haben, nicht wahr?» Lene war nun sichtlich erregt. «Also, folgendermaßen: Jemand schafft alles fort, Willem liefert eifrig billigen Nachschub, und ja, so könnte es sein, *Assmanns Nachfolger* ist eingeweiht und hält dicht, wenn im Zeughaus trotzdem gähnende Leere herrscht. Und wer soll Assmanns Nachfolger werden?»

«Wieso ist es billiger Nachschub, den Willem liefert?», fragte Clara das Nebensächlichste zuerst und wünschte sofort, sie hätte es nicht getan, denn Lene zog sie sofort damit auf. Im Übrigen lag die Antwort auf der Hand. Selbstverständlich konnte Willem nicht alle Waffentypen und schon gar nicht die größeren Geschütze fertigen.

«Wenn unsere Vermutung stimmt», sinnierte Lene, «dann muss jemand mit viel Geld, Einfluss und weit reichenden Verbindungen dahinter stecken.»

Clara dachte sofort an Roselius, sagte aber nichts.

«Reiche Halunken gibt es überall», spann Lene ihren Gedanken weiter. «Aber bei so einer großen Sache müsste doch ein Glückstädter eingeweiht sein. Wer sollte das sein? Ich kann mir gar nicht vorstellen, dass sich jemand von hier dazu hergibt, der Stadt so zu schaden. Das wäre ja unerhört!»

Die ersten Sonnenstrahlen fielen in den Garten, und Clara öffnete die Gartentür.

«Wer hat Willem denn den Auftrag gegeben?», fragte Lene. «Hat er das erwähnt?»

Clara nickte. «Im Zeughaus arbeitet ein neuer Kontorist. Thelonius ist sein Name.»

«Thelonius?», wiederholte Lene. «Nie gehört. Wieso überhaupt ein neuer Kontorist? Das verstehe ich nicht. Berns weilt zurzeit in Macao und Marselis in Lissabon. Im Wirtshaus werden schon Witze darüber gemacht, dass Glückstadt seinen weltweiten Handel jetzt von den entlegensten Ecken der Welt aus betreibt. Es ist nämlich, soviel ich weiß, das erste Mal, dass beide gleichzeitig nicht in der Stadt sind. Wieso also ausgerechnet jetzt ein neuer Kontorist? Wer soll ihn eingestellt haben?»

Schnell kamen beide Frauen zu dem Schluss, dass dieser Thelonius unter die Lupe genommen werden musste. Lene wollte das übernehmen, und zwar gern, denn sie fand großen Gefallen daran, ein Mysterium aufzuklären und dabei gleichzeitig möglichen Schaden von «ihrer» Stadt abzuwenden. Wie sie herausfinden sollten, wer Assmanns Nachfolger werden sollte, ohne die Kommandantur zu alarmieren, wusste jedoch weder Lene noch Clara. Darüber wollten sie noch nachdenken.

Lene hatte sich schon von Clara verabschiedet und ihren Umhang genommen, als ihr noch etwas einfiel. «Hast du eigentlich schon Andreas Koch kennen gelernt?», fragte sie.

Clara verneinte.

«Er ist neu in der Stadt, ein Drucker. Soll ein guter Handwerker sein und ein kluger Mann dazu. Vielleicht kannst du ihn brauchen. Du könntest ja deine neuen Vorstellungen von der Hebammerei über ihn verbreiten.»

Das war eine Idee, die Clara durchaus gefiel, aber sie hatte noch nie daran gedacht, etwas Derartiges zu schreiben. Skeptisch sah sie Lene an. Aber die war zu sehr in Eile, um näher zu erläutern, was sie im Sinn hatte. «Er sitzt im letzten Haus am Fleth», rief sie nur noch über die Schulter. «Auf der linken Seite.»

Wenig später – Clara lockerte gedankenverloren die Erde zwischen den Pflanzen im Garten und zupfte die ersten zarten Unkrauttriebe dazwischen aus – klopfte es wild an der Haustür. Es war Amalie. Sie hatte sich so beeilt, dass sie keuchte. Trotzdem begann sie sofort zu reden und hörte vor lauter Aufregung auch so bald nicht wieder auf.

«Lydia, die Frau von Ewerführer Meyer, liegt in den Wehen, und Greetje Skipper ist schon da, um das Kind zu holen. Sind alles Schiffersleute, da kann Lydia das schlecht ablehnen. Aber ich hab sie gestern Abend auf der Bank vor ihrem Haus getroffen, und da war ihr schon recht blümerant zumute. Ich hab sie gefragt, ob alles geregelt sei, und sie hat mir ganz deutlich zu verstehen gegeben, dass sie sich vor der Skipperschen fürchtet. Und dann hat sie herumgedruckst und wusste nicht, wie sie's sagen sollte, jedenfalls möchte sie, dass ich ihr bei der Geburt beistehe.»

Amalie holte kurz Luft. «Um Greetje nicht zu beleidigen, sollte ich heute einfach zum Tee kommen, Meyer hatte nämlich kürzlich eine Ladung Tee an Bord, und morgen soll ich einfach wieder zum Tee kommen und immer so weiter, bis es losgeht. Verstehst du? Damit ich es als Erste merke und dann da bin. Und eben wollte ich zu ihr gehen, und da läuft mir kurz vorm Meyer-Haus die Skippersche übern Weg, Koffer und Gebärstuhl unterm Arm. Hat sich gleich aufgebläht, von wegen, sie sei ja wohl immer noch die erste Kraft am Ort, gerade jetzt, wo die neue Hebamme die ersten Leichen auf dem Gewissen habe. Natürlich hab ich ihr gesagt, sie soll mit diesem lästerlichen Gerede aufhören, das wird sie aber so bald nicht tun. Trotzdem müssen wir sie jetzt von Lydia wegkriegen. Aber allein gehe ich da nicht hin!»

Einen Moment lang sah sie Clara verzweifelt an, dann fügte sie leise hinzu: «Und weißt du, was das Schlimmste ist? Ich wage es kaum zu sagen, aber es ist genau wie bei Mette Nickels: Meiner Meinung nach ist es noch gar nicht so weit. Und nun stell dir vor, die Skippersche drückt und zerrt trotzdem an ihr herum!»

Erschöpft und außer sich vor Sorge lehnte sich Amalie an die Dielenwand. «Das habe ich auch zu Greetje gesagt, woraufhin die sagte, sie hat noch jedes Kind geholt, wenn sie zur Stelle war. ‹Ich werde doch nicht abwarten, bis sich so ein Balg bequemt, freiwillig den Schritt ins harte Leben zu wagen›, sagt sie. Und diese ‹faulen jungen Weiber von heute› täten selbst ja nichts dazu, um die Sache voranzutreiben. Clara, bitte! Stell dir nur einmal vor, was bei Meyers jetzt vorgeht! Wir dürfen das nicht einfach geschehen lassen!»

Clara konnte sich durchaus vorstellen, was bei Meyers jetzt vorging, und dennoch sträubte sich alles in ihr dagegen, ungebeten zu einer Geburt oder auch nur zu einem Unterweisungsgespräch zu gehen. Damit hatte das Nickels-Drama ja im Grunde angefangen. Auch dort war sie ohne direkte Aufforderung der Schwangeren aufgetaucht. Das war grundsätzlich falsch und konnte nichts anderes als ein Durcheinander auslösen, wenn auch nicht immer gleich so folgenreich wie im Fall Nickels.

«Ich weiß, was Greetje neulich mit der Seidenkrämerin

gemacht hat», sagte Amalie düster. «Sie hat's mir selbst erzählt.»

Clara konnte es sich vorstellen und murmelte: «Fenster zu, Ofen an, wehenfördernde Mittel, Muttermund weiten, Blase sprengen, antreiben, drücken.»

Amalie nickte. «Und als es trotzdem nicht recht vorangehen wollte, auch noch ein Krug Branntwein.»

«Bist du dir denn sicher, dass Lydia Meyer meine Hilfe akzeptiert?»

Amalie nickte ernst. «Wenn sie lieber mich als die Skippersche haben will, dann dich erst recht. Ich hab gestern schon erwähnt, dass ich jetzt mit dir zusammenarbeite, und das stimmte sie sehr froh.» Hoffnungsvoll sah sie Clara an. «Kommst du mit?»

Clara seufzte. Wenn ihre Hilfe gebraucht wurde, dann sollte sie hingehen und helfen. Das musste auch jetzt ihr Grundsatz bleiben. «Also gut», sagte sie dann. «Ich kann ja auch wieder gehen, wenn es zu viel Gezänk gibt.»

«Wo gibt's denn so was, dass sich die Hebamme auch noch um Feuerholz kümmern muss?», hörten Clara und Amalie schon von weitem jemanden schimpfen, als sie sich dem neu gebauten Haus in der Namenlosestraße näherten. «Wenn man nicht alles selbst macht …!» Greetje Skipper öffnete die Tür, um Holzscheite zu besorgen.

Aus dem Haus drang Geschrei, das noch lauter war als Greetjes Gezeter.

Den Neuankömmlingen schleuderte sie entgegen: «Das dumme Ding, das den Meyers neuerdings zur Hand geht, weigert sich, Holz zu holen, weil die Meyersche dauernd schreit, ihr wär jetzt schon zu heiß. Dabei hat sie …» Sie stockte, als sie sah, wen sie da vor sich hatte, stemmte die Hände in die Hüften und blieb in der Tür stehen. «Was habt ihr denn hier verloren? Lydia gehört zur Schiffergesellschaft, genau wie ich. Also macht, dass ihr wegkommt! Alles ist in bester Ordnung.»

Beißender Rauch quoll zur Tür heraus. Offenbar war das Feuer zu hastig gelegt worden.

«Wir wollen Lydia besuchen. Ich war mit ihr verabredet, und sie wollte die neue Hebamme gern kennen lernen», sagte Amalie so laut, dass sie fast schrie.

Clara war überrascht, dass diese sanfte Frau die Stimme so erheben konnte, aber warum tat sie das? Als gleich darauf eine weibliche Stimme aus dem Haus nach ihr zu rufen begann, verstand sie, was Amalie bezweckt hatte. Respekt, dachte sie bei sich.

«Da hörst du es selbst», sagte Amalie mit einem falschen Lächeln und in normaler Lautstärke zu Greetje. «Lydia verlangt nach mir.» Damit schob sie Greetje resolut zur Seite und bahnte sich und Clara einen Weg ins Haus.

Fluchend und wild gestikulierend stürzte Greetje auf einen Jungen zu, der ein Stückchen weiter die Straße fegte, um ihm das Holzholen aufzutragen.

Clara und Amalie folgten den Geräuschen und gelangten zu der Schwangeren, die matt in einem großen Ruhesessel lehnte. Clara kniete sich neben sie, während Amalie beide Stubenfenster öffnete.

«Ihr Mann ist nicht zu Hause?», fragte Clara als Erstes.

Lydia Meyer schüttelte den Kopf und zeigte auf ein Mädchen, das verschreckt in der dunkelsten Zimmerecke stand, das ‹dumme Ding›, von dem Greetje gesprochen hatte. «Nur Jette ist im Haus.»

«Es ist Ihr erstes Kind, nicht wahr?»

«Natürlich ist es ihr erstes Kind. Sie ist ja erst zwanzig. Ein Junge, das erkenne ich an Lydias blühenden Wangen, an ihrem schönen Gang und an ihrem spitzen Bauch. Mit Jun-

gengeburten kenne ich mich aus. Lasst mich nur machen.»
Greetje war zurück und hatte die Stube wieder betreten.
«Jette, mach sofort die Fenster zu! Kaum dreht man den Rücken ...»

«Die Fenster bleiben offen», sagte Clara ruhig und sah Lydia freundlich an. «Nicht wahr?»

Lydia nickte dankbar.

Jette wagte nicht, sich zu rühren, und um sicherzugehen, dass es dabei blieb, stellte sich Amalie zu ihr und redete beruhigend auf sie ein.

Greetje holte tief Luft und begann, ihrem Ärger Luft zu machen. Sie zeterte in einem fort, über neumodischen Tüdelkram, Frauen, die heutzutage rein gar nichts mehr aushielten, und junge Hebammen, die keine Ahnung vom wirklichen Leben hätten. Da ihr aber niemand Anlass bot, irgendetwas zu tun, beschränkte sie sich auf das Schimpfen.

Clara lächelte beruhigend auf Lydia hinab, nahm ihre Hand und fühlte ihr unauffällig den Puls. Sonst blieb sie ganz still sitzen, sagte nichts und tat nichts, bis Greetjes Redestrom versiegte. Amalie hatte schnell begriffen und unterdrückte ihren Impuls, Greetje zum Schweigen zu bringen. Auch sie blieb ganz ruhig und widmete sich weiter der verängstigten Jette.

Als endlich Ruhe eingekehrt war, fragte Clara die Schwangere: «Fehlt Ihnen etwas?»

«Nur frische Luft», sagte Lydia. «Aber es geht schon wieder.»

«Und die Wehen?»

«Ach», sagte Lydia vage, «vorhin hatte ich so ein unangenehmes Ziehen und musste mich kurz hinsetzen. Da ist Jette», sie zeigte auf das Mädchen, «gleich losgelaufen und hat Greetje geholt.»

«Und seitdem hat sich nichts mehr getan?»

«Nein, nichts.»

«Und wann war das, dieses Ziehen?»

«Vor einer Stunde vielleicht.»

Clara drehte sich zu Greetje um, die dem Gespräch mit mürrischer Miene gefolgt war.

«Die ganze Sache könnte längst erledigt sein, wenn Lydia mich nur gelassen und zur Abwechslung auch mal selbst mitgemacht hätte.» Greetje machte eine ungestüme Handbewegung.

«Was hätten Sie denn tun wollen?», fragte Clara.

Greetje stieß einen wüsten Laut aus. «Das fragen Sie – als ausgebildete Hebamme? Entschuldigen Sie, dass ich lache! So langsam begreife ich, was Sie unter Geburtshilfe verstehen: nichts tun! So wie bei der Nickels'schen. Bis es zu spät ist.»

Clara musste an sich halten, um nicht aus der Haut zu fahren. Es fiel ihr schwer, Greetje nicht ins Benehmen zu setzen, aber sie bezwang ihren Zorn. Stattdessen fragte sie Lydia, ob sie sie einmal vorsichtig untersuchen dürfe.

Lydia zögerte, sah ängstlich zu Greetje hinüber und sagte dann leise zu Clara: «Ja, das können Sie. Bitte!»

Clara wusste, dass sie zu weit gehen würde, wenn sie Greetje jetzt fortschickte. Wenn Lydia es nicht tat, stand es auch ihr nicht zu, das zu tun. Sie bat Lydia, auf dem Sitz nach vorn zu rutschen und den Oberkörper zurückzulegen. Dann erklärte sie ihr, warum die Untersuchung nur dann ein sicheres Ergebnis zeitigen könne, wenn sie sie *unter* den Röcken vornahm.

Lydia nickte eine verschämte Einwilligung, während von Greetje ein missbilligendes Schnauben zu vernehmen war. Clara vermutete, dass sie lediglich aus Neugier darauf verzichtete, Protest anzumelden.

Vorsichtig tastete sie Lydias Bauch ab. «Da!», sagte sie, als sich das Kind unter dem leichten Druck ihrer Hände bewegte. «Haben Sie es auch gespürt?»

«Ja.» Lydia lachte schüchtern. «Das tut es manchmal. Ist das schlimm? Wird es ein Wildfang?»

«Aber nein», sagte Clara. «Das machen sie alle, wenn sie gesund sind.»

«Da spricht die erfahrene Mutter», sagte Greetje giftig.

«Um das sagen zu können, genügt es, eine erfahrene Hebamme zu sein», sagte Clara und zwinkerte Lydia beruhigend zu.

«Wie viele Kinder haben Sie denn schon geholt?», fragte Lydia.

«Irgendwann habe ich aufgehört, sie zu zählen», sagte Clara. «Ich schätze: so um die zweihundert.»

Greetje grummelte etwas Unverständliches, aber Lydia entspannte sich sichtlich.

«Die Kindslage ist gut», sagte Clara. «Aber es kann noch zwei bis vier lange Wochen bis zur Geburt dauern. Das Köpfchen ist unten, aber es hat sich noch nicht gesenkt.»

«‹Das Köpfchen ist unten, aber es hat sich noch nicht gesenkt›», wiederholte Greetje mit unverhohlenem Spott und setzte hinzu: «Soll ich Ihnen mal sagen, wie ich ‹Köpfchen senke›?»

«Ja», sagte Clara. «Darüber würde ich gerne einmal mit Ihnen sprechen.» Dann wandte sie sich wieder Lydia zu, glättete ihr die Röcke und sagte, sie solle sich wieder bequem hinsetzen. «Was haben Sie eigentlich gerade getan, als das Ziehen kam?»

«Jette ist die Fliegenklatsche aus der Hand gefallen und hinter die Truhe gerutscht ...» Sie zeigte auf ein massiges Möbelstück, das schräg vor der Fensterwand stand.

«Und dann haben Sie sie mit Jette von der Wand abgerückt?»

Lydia nickte.

«Sie wissen selbst, dass Sie so etwas jetzt nicht mehr tun sollten, nicht wahr?» Ein Blick auf die junge Frau genügte Clara als Bestätigung. «Von jetzt an brauchen Sie keine strikte Bettruhe zu halten, aber anstrengende Tätigkeiten müssen Sie unbedingt vermeiden.» Sie wandte sich zu dem Mädchen um. «Hast du das verstanden, Jette? Und was du nicht allein schaffst, das bleibt eben liegen», sagte sie eindringlich. «Wenn etwas unbedingt zu erledigen ist, bitte eine Nachbarin um Hilfe oder warte, bis der Herr wieder da ist. Du bist mir dafür verantwortlich, dass Frau Meyer sich schont, hörst du?»

Ehe Jette antworten konnte, begann Greetje wieder ihr offenbar liebstes Lamento. «Nur keine Anstrengung! Dass die Frau sich ja schont! Dummes Zeug!»

«Wie viele Kinder haben Sie eigentlich?», fragte Clara sie, einer plötzlichen Eingebung folgend.

Greetje zögerte kurz. Dann sagte sie trotzig: «Man muss ja nicht selbst Kinder geboren haben, um ein anständiger, hart arbeitender Mensch zu sein.»

«Stimmt», sagte Clara. «Nur ist für einen Außenstehenden schwer zu begreifen, was für eine harte Arbeit es ist, ein Kind auszutragen, besonders in den letzten Wochen. Und anständig ist es obendrein.»

«Harte Arbeit, harte Arbeit», murmelte Greetje noch, aber Clara schien ihr den Schneid abgekauft zu haben.

«Meinen Sie wirklich, dass es noch so lange dauert?», fragte Lydia verzagt.

«Ich fürchte, ja.»

«Und wenn es nun doch der Anfang war?» Lydia warf einen ebenso ängstlichen wie verstohlenen Blick auf Greetje.

«Keine Sorge», sagte Clara. «Ich bleibe bei Ihnen, bis wir uns alle sicher sein können.»

Greetje war die Erste, die nach gut einer Stunde enttäuscht und beleidigt aus dem Haus rannte. Claras wiederholtes Angebot, sich mit ihr einmal gründlich über Geburtshilfe zu unterhalten, schlug sie rundheraus aus. Das, so sagte sie, habe sie nicht nötig.

Ganz konnte Clara Lydia nicht die Sorge nehmen, dass es am Ende womöglich doch Greetje wäre, die ihr Kind holte. Sie war sich jedoch sicher, dass Greetje erst wieder eingreifen würde, wenn es wirklich so weit war.

Fast so abgespannt wie nach einer Geburt verließ Clara nachmittags das Haus in der Namenlosestraße. Erst gegen Abend wurde ihr plötzlich bewusst, dass sie über die Tageshektik die Vorladung des Stadtgouverneurs vergessen hatte. Schnell brachte sie ein paar Zeilen der Erklärung zu Papier, ging zum Fleth hinunter und schickte einen Jungen zum Gouverneurspalais. Besser, die Vorladung zu vergessen als eine Schwangere, die ihre Hilfe brauchte. Das würde von Pentz schon verstehen, hoffte Clara.

Bevor sie zeitig zu Bett ging, schrieb sie noch an ihre Londoner Kräuterlieferanten, so wie Lene es empfohlen hatte, mit der Bitte um Auskünfte über die Geburtszange. Sie nutzte die Gelegenheit, um von Henriettes Tod zu berichten, ihre neue Adresse mitzuteilen und ihre Hoffnung auf fortgesetzte Zusammenarbeit auszudrücken.

Obwohl dieser Brief Erinnerungen an die quälenden Fragen über ihre Herkunft weckte und der Tag kaum eins der offenen Probleme gelöst hatte, fiel sie schnell in einen tiefen, traumlosen Schlaf.

Zehn

GLÜCKSTADT
Freitag, 18. Juni 1632

Claras erster Gedanke am Morgen galt dem Stadtgouverneur. Hatte sie ihm gestern Abend noch einigermaßen beruhigt das Billett geschickt, so kam es ihr nun ganz ungeheuerlich vor, den nach dem König wichtigsten und ranghöchsten Würdenträger und Befehlshaber der Stadt zu versetzen. Sie überlegte noch, was sie tun konnte, um den Eindruck der Despektierlichkeit auszuräumen, als derselbe Bote, der ihr die Vorladung gebracht hatte, zu ihrem Haus kam. Auch dieses Mal hielt er ein Schreiben in den Händen, sagte aber, Clara brauche es gar nicht erst zu lesen, denn es stünde nur darin, was er auftragsgemäß sogleich tun werde: sie unverzüglich zum Gouverneurspalais zu bringen.

Sein Ton war nicht gerade freundlich.

«Ich mache mich nur eben bereit», beschied Clara dem Burschen und trat an die Tür ihres Arbeitszimmers, griff nach dem großen Kragen und der großen Haube und legte beides akkurat an.

«Ist er sehr ungehalten?», fragte sie über die Schulter, während sie in den Dielenspiegel schaute.

Der Bote zuckte gleichgültig mit den Schultern. «Das weiß man doch nie bei den hohen Herrschaften», meinte er abgeklärt.

So blieb es für Clara ungewiss, was sie erwartete.

Der Bote führte sie direkt in von Pentz' Arbeitszimmer.

«Welche Ehre!» Von Pentz erhob sich so ungestüm von seinem gewaltigen Eichenschreibtisch, dass seine vollen, langen Locken flogen und sein Spitzenkragen flatterte. «Hätte nicht geglaubt, dass es mir *so bald* vergönnt sein würde, Sie hier zu sehen.»

Clara errötete und sank vor Verlegenheit in einen ehrerbietigen Knicks. «Ich weiß», sagte sie. «Es ist unverzeihlich, zumal ich gestern Nachmittag gar nicht so spät bei Lydia Meyer fertig war, als dass ich …» Sie stockte und wurde nun tiefrot.

«Das ist ja noch schöner!» Von Pentz war stehen geblieben und betrachtete Clara eingehend. Dann entschloss er sich, die Sache von der komischen Seite zu nehmen, und lachte. «Nehmen Sie Platz», sagte er, wies auf einen mit Brokat bezogenen Lehnstuhl und setzte sich selbst wieder. «Sie kennen die Anschuldigungen, die von Claas Nickels gegen Sie vorgebracht werden?»

Clara nickte. «Er hat also tatsächlich Klage eingereicht?»

«Jawohl. Wegen Kindstötung. Der Tod seiner Frau scheint ihm nicht so wichtig zu sein. Auch sonst hat er offenbar so wirr dahergeredet, dass man im Stadtgericht beschlossen hat, mir die Sache direkt vorzulegen. Hat ganz den Anschein …», er schmunzelte vergnügt, «als habe man mich zusätzlich zu meinen übrigen Ämtern zum Sonderbeauftragten für zugereiste Hebammen ernannt. Aber auch als solcher kann ich Ihnen keinen definitiven Bescheid erteilen, auch nicht, was Ihre endgültige Niederlassung angeht. Dafür wiegt die Anschuldigung zu schwer. Dennoch blicke ich heute klarer als gestern, denn ich habe gestern Abend mit dem König gespeist und etliches beredet, unter anderem Ihre Angelegenheiten. Ich verrate Ihnen wohl nicht zu viel, wenn ich sage, dass er von Ihnen recht angetan ist. Jedenfalls hat er vorgeschlagen, eine öffentliche Anhörung vor dem Magistrat anzusetzen, und zwar in zwei Wochen, am 1. Juli. Olsen soll anwesend sein sowie auch andere medizinische Kapazitäten aus Kopenhagen, deren Besuch der König ohnehin erwartet. Selbstverständlich werden auch die Honoratioren der Stadt dabei sein. Und vermutlich auch viel Volk, das in diesem Fall nicht erst eingeladen zu werden braucht.»

Claras Gesichtsfarbe war inzwischen wieder die übliche, aber nun wurde sie blass. «Ein öffentliches Tribunal?», fragte sie entsetzt.

Von Pentz wiegte den Kopf. «Ich persönlich würde es eher als einen interessanten Disput sehen. Allerdings ist nicht von der Hand zu weisen, dass es auch jene gibt, die Sie als einen Fremdkörper empfinden und am liebsten aus der Stadt wiesen.»

Clara schloss besorgt die Augen, und von Pentz bedauerte seine offenen Worte schon, als Clara sich wieder fasste.

«Ich weiß», sagte sie. «Solche Leute gibt es immer. Ich nenne sie die rückwärts Gewandten. Und ich habe nicht den Eindruck, dass sie in Glückstadt eine große Rolle spielen.»

Von Pentz nickte wohlgefällig. «Der König denkt, Sie sollten diese Debatte als ein Forum nutzen. Er meint, Sie hätten der Stadt einiges zu sagen, und die Stadt soll wissen, was sie von Ihnen zu erwarten hat.»

Clara sah ihn skeptisch an. «Ich soll für mich werben?», fragte sie. «Ich dachte, ich müsste mich verteidigen.»

«Nickels' Klage dürfte, meiner Auffassung nach, schnell erledigt sein. Trotzdem sollten Sie sich darüber klar sein, dass der Ausgang der Debatte völlig offen ist.»

«Und was erwartet mich im schlimmsten Fall?», fragte Clara.

«Schlimmstenfalls müssen Sie die Stadt verlassen.»

Clara schluckte, hatte eine solche Antwort aber erwartet.

«Bezüglich der Todesfälle werde ich Sie jetzt gleich anhören. Es ist eine reine Formsache und übrigens der eigentliche Grund für die gestrige Vorladung. Selbst aus Nickels' Schilderung geht ja recht klar hervor, dass die Klage gegenstandslos ist. Was jedoch zur Debatte steht, ist Ihr Vorgehen im Allgemeinen. Olsen sagt mir, Sie scheuen nicht vor quasichirurgischen Eingriffen zurück. Und von Ihrem Kräutergarten ist auch allenthalben die Rede. Er dient ja wohl gewissen Geschäften, die Sie nicht angemeldet oder zur Genehmigung vorgelegt haben.»

Clara stand auf und begann, ungeduldig auf und ab zu gehen. Von Pentz redete jedoch unbeeindruckt weiter.

«Der König sagt mir, und seine Kopenhagener Ärzte sagen ihm, es sei an der Zeit, den Hebammenberuf neu zu bestimmen, und obwohl ich mich selbst noch nicht mit dieser Frage befasst habe, traue ich seinem Urteil in derlei Dingen. Ein Disput wird uns allen nützlich sein. Am Ende kann das wohl nur gut für Sie sein, Frau Cordes. Es tut mir Leid, wenn Ihnen der Anfang hier schwerer gemacht wird als den meisten anderen. Vielleicht …», er überlegte kurz, «vielleicht liegt das in der Natur der Sache begründet. Einem Uhrmacher würde niemand vorschreiben wollen, wie er seine Uhren zu fertigen hat. Bei einer Hebamme hingegen glaubt jeder zu wissen, worin ihre Arbeit besteht, vor tausend Jahren genauso wie heute und in der Zukunft. Dabei verändert sich dieser Beruf gewiss genauso wie jeder andere. Also nutzen Sie die Chance, uns Glückstädtern das zu erklären!»

Seine Rede hatte eine so überraschende Wendung genommen, dass Clara sich wieder gesetzt hatte und ihm nun nachdenklich zuhörte. Sie begann zu begreifen, warum er und der König der anstehenden Debatte so hoffnungsvoll entgegensahen. Von Pentz tunkte eine Feder ins Tintenglas, setzte sie auf einen Bogen Papier und bat Clara um ihre Aussage im Fall Nickels. «Ich bitte um Präzision», setzte er hinzu.

Präzision. Trotzig hob Clara das Kinn. Als ob es ihr nicht genau darum ginge! Präzision, die wollte sie ihm geben!

Obwohl es unwahrscheinlich war, dass Lene für sie Zeit hatte, ging Clara statt nach Hause zum Wirtshaus. Selbst wenn es ihr nur gelingen sollte, sich für einen späteren Zeitpunkt mit ihr zu verabreden, würde ihr die Vorfreude auf den «Weiberrat» gut tun.

Lene schien zwar beschäftigt, nahm Clara aber trotzdem wortlos bei der Hand und zog sie schnell zur Treppe und dann hinauf in ihr Zimmer. Sie ließ Clara erst los, als beide auf dem ordentlich gemachten Bett saßen.

«Mit Thelonius stimmt etwas nicht», sagte Lene ganz aufgeregt und begann sofort zu erzählen, wie sie den neuen Kontoristen Thelonius gestern Nachmittag ausspioniert hatte. Unter dem Vorwand, Beschläge für Türen und Truhen abholen zu wollen, die sie im Wirtshaus bräuchten und die sie bei Thelonius' Vorgänger bestellt habe, war sie zu ihm gegangen.

«Ich habe den Mann noch nie gesehen, Clara. Ich will ja gar nicht behaupten, dass ich hier jeden kenne, aber erstens kenne ich wirklich viele, und zweitens wird hier kein Unbekannter ruck, zuck Kontorist im Zeughaus. Und ich habe überall herumgefragt: Nicht nur ich kenne ihn nicht, niemand kennt ihn. Damit fängt es schon mal an. Und dumm ist er auch. Statt mich hinzuhalten und Zeit zu gewinnen, in der er sich über die Bestellung schlau macht, sagte er: Ja, ja, er wisse schon, worum es gehe, allerdings sei die Lieferung noch nicht eingetroffen. Verstehst du, Clara? Es gibt ja gar keine Bestellung. Da ist etwas faul, Clara, ganz gewaltig faul.»

Dem konnte Clara nur zustimmen. Allerdings warnte sie Lene vor voreiligen Schlüssen. «Wir wissen nicht, was da faul ist. Wenn etwas mit Thelonius nicht stimmt, heißt das noch lange nicht, dass unsere Vermutung stimmt.»

«Trotzdem müssen wir etwas unternehmen», sagte Lene. «Die Frage ist nur: was?»

Das wusste auch Clara nicht. Beide kamen zu dem Schluss, dass sie allein weiterforschen mussten, solange alles so vage war. Die Vorstellung, zur Wache oder zur Kommandantur zu gehen und dort mit bloßen Vermutungen jemanden anzuschwärzen, war beiden zuwider.

«Was ist eigentlich mit Peltzer?», fragte Lene plötzlich.

«Wer ist Peltzer?»

«Der Vorgänger von Thelonius, der alte Kontorist. Wohin ist er so plötzlich verschwunden? Ob er auch etwas mit der Sache zu tun hat?»

«Wer weiß? Kannst du ihn nicht einfach besuchen, oder seine Frau? Weißt du, wo er wohnt?», fragte Clara.

Lene wusste nur, dass Peltzers Frau schon seit einiger Zeit tot war, wo er wohnte, wusste sie nicht, aber das konnte sie herausfinden. Da sie den Mann nicht persönlich kannte, musste sie darüber nachdenken, unter welchem Vorwand sie zu ihm gehen könnte. Bei ihm war es nicht so einfach wie bei Thelonius. Aber ihr würde schon etwas einfallen.

«Vielleicht weiß Willem etwas», meinte Lene. «Er muss ihn recht gut gekannt haben, denn er hat ja öfter für das Arsenal gearbeitet.»

Clara wollte ohnehin mit Willem sprechen. Die Sache mit der Zange war plötzlich noch heikler geworden als vor der Anberaumung der Magistratsdebatte. Clara war sich nicht einmal mehr sicher, ob sie sie unter den gegebenen Umständen überhaupt noch haben wollte. «Gut», sagte sie wenig begeistert. «Ich frage ihn.»

Lene knuffte sie in die Seite. «Du tust ja gerade so, als sei dir das unangenehm.»

«Hör auf!», sagte Clara. «Wir haben etwas Wichtigeres zu tun. Was ist mit dem Nachfolger von Assmann?»

Lene zuckte mit der Schulter. «Ich kann doch nicht alles alleine machen.»

«Und ich habe noch ein paar andere Sorgen.»

Clara seufzte und erzählte Lene von dem Gespräch mit dem Stadtgouverneur. Genau wie dieser sah Lene in der Debatte eher eine Chance als ein Tribunal.

«Stell dir vor, du gewinnst bei dem Disput die Leute für dich! Mit einigen Frauen habe ich schon gesprochen», sagte sie und lachte. «Dein Türschild scheint das meistgelesene Schriftstück der Stadt zu sein. Auch ohne meine Fürsprache werden dir viele Frauen offenbar schon von ihren Männern in die Arme getrieben. Die Männer finden Unterweisungen für Frauen nämlich unnütz, und die Frauen fühlen sich dadurch gekränkt und reden dir das Wort, ohne zu wissen, was du eigentlich vorhast. Hast du übrigens schon mit dem Drucker gesprochen? Also, ich finde, du solltest einfach weitermachen, wie du angefangen hast: voller Elan und ohne Angst. Sag den Leuten, was du ihnen zu bieten hast.»

Clara wünschte, sie könnte die Sache so leicht und mutig nehmen wie Lene, aber das wollte ihr im Moment nicht gelingen. Das Tribunal war eine Chance, da hatte Lene Recht, es war aber auch eine Gefahr, und die spürte sie im Moment am deutlichsten.

«Kopf hoch, Clara! Geh jetzt zu Willem, der wird dich sicher aufmuntern. Ich muss wieder runter, ehe ich vermisst werde.»

Als Clara vors Haus trat, begann es zu regnen. Sie raffte ihre Röcke und legte schnellen Schritts und dicht an die Häuserzeilen gedrückt das kurze Stück Wegs zu Willems Werkstatt zurück. Unterwegs merkte sie, dass ihr die Zange mehr Sorgen machte als die Frage nach Thelonius. War Willem wirklich willens und imstande, die Sache für sich zu behalten? Immer mehr bekam sie das Gefühl, dass diese Zange regelrecht zwischen ihnen stand.

Wie ertappt riss Willem erschrocken die Arme hoch, als Clara unvermittelt in seiner Werkstatt stand. In den Händen hielt er ein langes rotes Schleifenband, und sein erstes Wort war: «Mist!»

Nun erschrak Clara ihrerseits und wollte sich für ihr unerwartetes Erscheinen entschuldigen, doch Willem schüttelte vehement den Kopf und sagte: «Nein, nein, nein! Das habe ich mir ganz anders vorgestellt. Bitte, gehen Sie noch einmal hinaus und …»

«In den Regen?»

«Es regnet?» Erstaunt sah Willem durch die offene Hintertür in den winzigen Garten. «Nun gut, dann gehen Sie eben nur bis zur Haustür zurück und warten dort, bis ich Sie rufe.»

Clara stand nicht der Sinn nach Scherzen, und sie wusste auch nicht, warum sie sich von Willem herumkommandieren lassen sollte. Trotzig hob sie das Kinn und setzte zu einer Bemerkung an, als Willem den Kopf schief legte und sie schmollend ansah.

«Bitte!»

Clara seufzte. «Ach, Willem, was soll das?»

«Bitte!», wiederholte er nur.

Clara verdrehte die Augen. «Also schön», sagte sie. «Aber bitte erklären Sie mir, was das Ganze soll.»

«Nichts werde ich erklären, gar nichts. Und nun gehen Sie!»

Widerwillig tat Clara wie ihr geheißen, um kurz darauf festzustellen, dass Willems Verhalten wirklich keiner Erklärung bedurfte. Als er sie zurückgerufen hatte, präsentierte er ihr einen schmalen, länglichen Karton, umwickelt mit dem roten Schleifenband, und als sie ihn öffnete, lag eine meisterlich gearbeitete Geburtszange darin.

Clara wurde heiß und kalt, ihr stockte der Atem, und sie wusste nicht, was sie sagen sollte. Abwechselnd blickte sie auf Willem und die Zange, unfähig, ihre widerstreitenden Gefühle und Gedanken unter Kontrolle zu halten.

So war es Willem, der als Erster sprach. «Danke, Willem, das haben Sie wirklich gut gemacht. Ein gelungener Beitrag zum medizinischen Fortschritt nicht nur dieser Stadt. Grandios! Ich danke Ihnen wirklich sehr, Willem.»

Ganz gegen ihren Willen musste Clara lachen, allerdings klang es recht gequält.

Willem hingegen sah sie ganz ernst an. «Betrachten wir die Formalitäten als erledigt. Was ist mit Ihnen, Clara? Was bedrückt Sie? Und warum freuen Sie sich gar nicht?»

Clara fuhr sich verwirrt mit der Hand ans Kinn, verhedderte sich am Haubenzipfel, und die Haube verrutschte.

«Kommen Sie in die Stube, setzen Sie sich und erzählen Sie!» Willem ging ihr voraus. Über die Schulter sagte er: «Und legen Sie das alberne Ding ab, wenn Sie an der Garderobe vorbeikommen!»

Statt zu protestieren, folgte Clara ihm durch den schmalen Flur und entledigte sich wortlos des ungeliebten Kleidungsstücks. In der Stube nahm sie steif auf dem angebotenen Stuhl Platz, und als Willem sie gespannt ansah, begann sie stockend von dem Gespräch mit von Pentz zu berichten, ohne ihr Gegenüber jedoch dabei ansehen zu können.

«Und deswegen wäre es Ihnen am liebsten, die Zange wäre noch nicht fertig oder Sie hätten sie nie in Auftrag gegeben», sagte Willem nach einer Weile. «Verstehe.»

Clara sah ihn schuldbewusst an und nickte. Er hatte es wirklich nicht verdient, dass seine Leistung nicht gewürdigt wurde. Oder dass sie ihm misstraute. Aber Willem lachte nur.

«Sie wollen sie doch gar nicht benutzen», sagte er und zwinkerte Clara zu. «Das haben Sie mir doch selbst gesagt. Sie wollten sie doch nur zu Studienzwecken haben, um zu prüfen, wie gut man damit greifen kann, wie leicht sie sich bewegen lässt und dergleichen. Und wenn sie sich als brauchbar erweist, wollten Sie damit sofort zu Olsen gehen und mit ihm über Möglichkeiten ihres Einsatzes sprechen.»

Clara lächelte gequält. «Es ist nett von Ihnen, mir diese Art der Verteidigung in den Mund zu legen, aber so einfach ist es nicht. Schon allein der Besitz der Zange wirft ein schlechtes Licht auf mich. Und ich weiß nicht, wie viele Hebammen wegen Eigenmächtigkeit schon zu Berufsverboten, zu harten Strafen oder gar zum Tode verurteilt wurden, aber ich versichere Ihnen: Es waren viele. Von Pentz sagte, schlimmstenfalls drohe mir die Ausweisung aus der Stadt, und ich bin nun wirklich nicht gekommen, um gleich wieder zu gehen.»

Willem sah sie eine Weile schweigend an. Dann sagte er: «Dann nehmen Sie die Zange vorläufig tatsächlich als ein Studienobjekt, über das Sie mit allen sprechen, die es etwas angeht.»

Nachdem Clara einen Moment lang darüber nachgedacht hatte, begriff sie, dass es ihre einzige Möglichkeit war, ein Schritt nach vorn, der sie davor bewahrte, wegen des Besitzes einer Zange angeklagt zu werden. Trotzdem bat sie Willem, weiterhin Stillschweigen zu wahren, denn sie wollte selbst darüber entscheiden, wer wann was erfuhr, und auf jeden Fall wollte sie vermeiden, dass sich wieder etwas hinter ihrem Rücken zusammenbraute, von dem sie nichts wusste und worauf sie keinen Einfluss hatte.

«Muss ich nun erneut Verschwiegenheit geloben, oder reicht das Wort, das ich Ihnen bereits gegeben habe?», fragte Willem etwas gereizt.

Clara blickte beschämt zu Boden. Konnte es nicht eine, nicht eine einzige Begegnung mit diesem Mann geben, ohne dass er sie in Verlegenheit brachte? Und noch während sie sich das fragte, spürte sie Unmut in sich aufsteigen. Hatte sie nicht schon genug Probleme? Musste sie ausgerechnet jetzt noch über einen Mann nachdenken und darüber, was sie für ihn fühlte? Nein, nein und nochmals nein! Als sie ihn wieder ansah, hatte sie ihre Miene wieder unter Kontrolle. «Verzeihen Sie», sagte sie entschieden. «Selbstverständlich reicht mir Ihr einmal gegebenes Wort.»

Ohne abzuwarten, ob Willem noch etwas sagen wollte, wechselte sie schnell das Thema und fragte ihn, ob er schon von Assmanns Kündigung gehört und noch einmal mit Thelonius gesprochen habe. «Assmann gekündigt? Das verstehe ich nicht», sagte Willem bestürzt. «Und wer soll seine Arbeit übernehmen?»

«Ich hatte gehofft, Sie wüssten das.»

Willem presste die Lippen zusammen und schüttelte stumm den Kopf.

Clara konnte nicht ausmachen, ob er sich über sein Unwissen ärgerte oder ob auch er Verdacht zu schöpfen begann. «Und Thelonius?», hakte sie nach. «Haben Sie noch einmal mit ihm gesprochen?»

Obwohl Willem die ganze Sache nun doch merkwürdig vorkam, fand er Claras Verhalten noch merkwürdiger. Er spürte, dass sie sich ihm verschloss, und das verletzte ihn. Mit undurchdringlicher Miene stand er auf und ging zur Tür.

«Ja, ja. War nicht viel aus ihm rauszukriegen», sagte er kurz angebunden.

Auch Clara stand auf. Gern hätte sie genauer gewusst, was Thelonius gesagt hatte, aber Willem machte sehr deutlich, dass das Gespräch für ihn beendet war. «Was ist eigentlich mit dem alten Kontoristen?», fragte sie trotzdem noch. «Warum hat er den Dienst quittiert?»

«Ist krank geworden», sagte Willem bereits im Flur.

«Ach ja? Ganz plötzlich?»

Willem sah sie viel sagend an. «Manchmal verändern sich die Dinge eben ganz plötzlich. Haben Sie das noch nie bemerkt?»

Clara biss sich auf die Lippen. Sie hatte verstanden, dass Willem sie damit meinte. Statt darauf einzugehen, fragte sie: «Was fehlt ihm denn?»

«Wahrscheinlich dasselbe, was vielen fehlt: eine Frau!», sagte Willem bissig.

Himmel, lass das hier zu Ende sein, dachte Clara inbrünstig und hoffte, dass ihre Stimme nicht zitterte, als sie fragte: «Braucht er Hilfe? Soll ich Olsen zu ihm schicken oder ihn selbst einmal besuchen gehen?»

«So zart fühlend?» Willems Ton wurde immer beißender. «Sollte man bei Ihnen gar nicht meinen.» Dann beschloss er offenbar, das Gespräch doch noch auf zivile Art zu beenden, und fügte hinzu: «Er klagte plötzlich über heftige Leibschmerzen, hatte Krämpfe und musste sich erbrechen, bis er rot im Gesicht und ihm ganz schwindelig wurde. Hechelnd soll er dann abgezogen sein, ganz wackelig auf den Beinen. Hatte wohl Magenkoliken. Thelonius schaut gelegentlich nach ihm. Er sagt, es geht ihm schon besser.»

«Hat Thelonius Ihnen vom Erbrechen und alledem berichtet?», fragte Clara sichtlich erregt.

«Wozu die Aufregung?», fragte Willem von oben herab

zurück. «Er ist kein junger Mann mehr, da kann man wohl mal krank werden. Außerdem hat ihn der Tod seiner Frau sehr getroffen.»

«Wer hat die Symptome, die Sie eben schilderten, beobachtet und Ihnen davon berichtet? War es Thelonius?», hakte Clara nach.

Willem war nahe daran, aus der Haut zu fahren. Claras Interesse an Peltzer und Thelonius war ihm angesichts ihres so offensichtlichen Desinteresses an seiner Person schier unerträglich. Er ging zur Haustür, öffnete sie und sagte: «Nein, es war Trine Baltus. Sie putzt im Zeughaus. Oder hat es eine Zeit lang getan. Traf sie gestern auf dem Weg dorthin, sie hatte gerade ihren letzten Lohn abgeholt.»

Clara war an der Tür und wollte sich schon verabschieden. Jetzt sah sie Willem mit großen Augen an. «Wie bitte? Auch sie wird dort nicht mehr arbeiten?»

Willem verschränkte betulich die Arme vor der Brust. «Fein», sagte er kalt. «Unterhalten wir uns auch noch eingehend über Trine Baltus. Eine bemerkenswerte Frau. Trägt die Nase mitten im Gesicht. Augen hat sie zwei, eins links und eins rechts von der ...»

«Willem!» Clara war so aufgeregt, dass sie nicht wusste, was sie sagen sollte. Sie war sich ganz sicher, dass Willem ihr eindeutige Vergiftungssymptome geschildert hatte, und heftige dazu. Das waren keine Magenkoliken! Gut möglich, dass sich Peltzers Zustand in der Zwischenzeit verschlechtert hatte oder dass er gar im Sterben lag. Sie musste etwas tun. Aber bevor sie etwas tat, musste sie sich vergewissern. Und sie musste es schnell tun. Wie sollte sie Willem das alles erklären, solange sie selbst nichts Genaues wusste? So wie sich ihr Gespräch entwickelt hatte – wie sollte sie ihm da überhaupt etwas erklären? «Willem, ich muss schnell fort. Verzeihen Sie bitte. Guten Tag.»

Als Willem ihr nachsah, bemerkte er als Erstes, dass sie ihre Haube bei ihm vergessen hatte. Und er sah, dass sie die Zange gar nicht mitgenommen hatte. Seine spontane Wutaufwallung war ebenso heftig wie kurz. Er ging ins Haus zurück, um die Zange wieder zu verpacken. Beim Verschnüren der Schachtel rief er sich zur Vernunft. Bei allem, was er bereits von Clara wusste, gab es gewiss einen guten Grund für ihr merkwürdiges Verhalten. Und sie würde ihm über kurz oder lang alles erklären. Gewiss spielte sie nicht mit seinen Gefühlen. «Ich weiß doch, was ich weiß», murmelte er vor sich hin. Und was er mit Sicherheit wusste, war, dass er sie jedes Mal tief berührte, wenn sie miteinander sprachen, so tief, dass man das Band zwischen ihnen fast mit Händen greifen konnte.

Clara durfte jetzt weder abwarten, ob und wann Lene Peltzer besuchte, noch durfte sie bis zur nächsten Begegnung mit Olsen warten, bis sie wusste, was sie ihm wie von den Vorgängen im Zeughaus erzählen wollte. Sie musste unverzüglich zu ihm gehen, ihm von ihrem Verdacht berichten und ihn mit einem Gegenmittel zu Peltzer schicken. Als Willem die Vergiftungssymptome geschildert hatte, musste Clara unwillkürlich an Rainfarn denken. Von Henriette wusste sie, dass das Kraut in England unter dem Namen Tansy ein verbreitetes Abortivum war und außer dem gewünschten Effekt auch all das auslöste, was Peltzer erlitten hatte. Aber es gab etliche andere Gifte, die anfangs genauso wirkten. Sie musste Olsen konsultieren. Sie hoffte nur, dass sie sich nicht zu lange mit Erklärungen abmühen musste, bevor Olsen bereit war, nur auf ihr Wort hin zu Peltzer zu gehen.

Der Medicus wollte gerade sein Mittagsmahl einnehmen, als Clara zu ihm kam. Deswegen wollte seine Haushälterin Clara zunächst nicht einlassen, denn seine Mittagszeit sei ihrem Herrn heilig, sagte sie, und er pflege um diese Zeit keine Besucher zu empfangen. Zur Überraschung beider Frauen kam Olsen in diesem Moment jedoch selbst an die Tür. Er musste die beiden gehört haben.

«Es ist gut, Inken», beruhigte er die Haushälterin. «Sie sehen ja selbst, in welchem Zustand sich Frau Cordes befindet.» Er zeigte auf ihr unbedecktes Haar und bat sie herein.

Clara fuhr sich erschrocken an den Kopf, denn sie hatte noch gar nicht bemerkt, dass sie keine Haube aufhatte. Als sie sich vergegenwärtigte, wo sie sie vergessen hatte, fiel ihr sofort ein, dass auch die Zange noch bei Willem lag. «Verzeihen Sie», sagte sie. «Ich war so in Eile, dass ich …»

«Keine Sorge. Ich weiß, wie Frauenhaar aussieht», sagte Olsen schmunzelnd. «Allerdings halte ich den Zeitpunkt, neue Moden zu kreieren, für eher ungünstig. Ich dachte, Sie hätten zurzeit andere Sorgen. Darf ich Sie zum Mittagessen einladen? Inken bringt Ihnen gerne eine Portion.»

Sie waren in Olsens Bibliothek angekommen, wo auf dem Schreibtisch neben einem Teller Eintopf ein aufgeschlagenes Buch lag.

«Das ist sehr freundlich von Ihnen, aber ich bekomme jetzt keinen Bissen herunter», sagte Clara, bemüht, ihrer Erregung Herr zu werden. «Bitte, verzeihen Sie, wenn ich vielleicht auch Sie vom sicher wohlverdienten Essen abhalte, aber ich fürchte, der Kontorist Peltzer wurde vergiftet und liegt womöglich im Sterben. Ich weiß nicht, wie schlimm es um ihn steht, aber zumindest wohl so, dass wir umgehend nach ihm sehen müssen.»

«Müssen wir das?» Olsen sah Clara mit einer Mischung aus Ernst und Amüsiertheit an. Der Ernst war ihrem Anliegen, die Amüsiertheit ihrem «wir» geschuldet.

Unaufgefordert rückte Clara einen Stuhl vom Fenster an

Olsens Schreibtisch und setzte sich ihm gegenüber. Mit knappen Worten und wesentlich präziser als Willem berichtete sie, was sie über Peltzers Erkrankung erfahren hatte. Die Heftigkeit der Krämpfe und den Schwindel hielt sie für ein eindeutiges Vergiftungsindiz, wie auch den fliegenden Atem.

Olsen legte den Löffel beiseite und stand auf. «Kommen Sie», sagte er, als Clara von ihrem Verdacht auf Rainfarn zu sprechen begann. «Vielleicht ist es Rainfarn, vielleicht etwas anderes. Bevor wir in Erfahrung bringen, worum es sich tatsächlich handelt, falls wir es je in Erfahrung bringen, müssen wir schnellstens dafür sorgen, dass es, was immer es sein mag, Peltzers Körper verlässt.» Er holte seine Tasche und sah nach, ob sie enthielt, was er brauchte. «Zerstoßene Kohle, Natron und Natriumsulfat», sagte er und fügte hinzu: «Zerstoßene Kohle bindet das Gift, Natron bringt den Kranken zum Erbrechen, und Natriumsulfat führt alles durch den Darm ab. Ich bin so weit, gehen wir.»

Im Flur blieb er kurz stehen. «Inken hat sicher nichts dagegen, wenn Sie sich eine Haube von ihr borgen. Nur ungern würde ich Sie so mit zu einem Krankenbesuch nehmen.» Er zeigte auf einen kleinen Stapel akkurat gefalteter Ausgehhauben, der neben der Tür auf einem Schränkchen lag.

Bis zu Peltzers Haus am Ende vom Rethövel, ganz in der Nähe des Zeughauses, hatte Clara Olsen die ganze Geschichte erzählt, die sie zur Entdeckung von Peltzers Erkrankung und ihrer Vermutung geführt hatte. Auch Lenes und Willems Anteil daran hatte sie geschildert. Der einzige Name, der in ihrem Bericht nicht vorkam, war der von Roselius. Umso erstaunter war sie, als sie ihn nun aus Olsens Mund hörte.

«Sollte mich nicht wundern, wenn Roselius' Verschwinden etwas mit der Sache zu tun hätte», sagte er.

«Ist er tatsächlich verschwunden?», fragte Clara und bedauerte sofort, dass sie nicht wenigstens gezögert hatte, ehe sie zu erkennen gab, dass sie mit dem Namen wohl vertraut war.

«Seit einigen Tagen schon», sagte Olsen. «Was manchen gar nicht recht ist, die noch offene Händel mit ihm haben.»

«Sie auch?»

«Ich habe mit dem Mann nie etwas zu schaffen gehabt und lege Wert darauf, dass das so bleibt», sagte Olsen, als spräche er von dem Leibhaftigen. Dann sah er Clara von der Seite an, ohne seine Schritte zu verlangsamen. «Schuldet er Ihnen etwas?»

Wenn ich das nur wüsste, dachte Clara und schüttelte den Kopf.

Olsen wusste nicht recht, was er von Claras stummer Antwort zu halten hatte, hielt es aber nicht für den geeigneten Moment, um weiter über Roselius zu spekulieren, zumal sie schon kurz vor Peltzers Haus waren.

Der Arzt und die Hebamme verbrachten den größten Teil des Nachmittags bei Peltzer. Es stellte sich heraus, dass er zu schwach gewesen war, um selbst den Arzt zu holen. Vor allem seine Atemnot hatte bedrohliche Ausmaße angenommen. Dennoch besserte sich sein Befinden deutlich, als die verabreichten Mittel ihre Wirkungen erzielt hatten und der Patient wieder zur Ruhe gekommen war.

Nach und nach schilderte er auf behutsame, aber beharrliche Befragung hin, was sich zugetragen hatte. Vor gut einer Woche war Roselius verabredungsgemäß ins Zeughaus gekommen, um die Einzelheiten eines Handels zu besprechen. Er hatte dem Zeughaus eine Partie Mörser und Haubitzen zu überaus günstigen Konditionen angeboten, und Peltzer sollte in Abwesenheit der Handelsherren Berns und Marselis die Sache zum Abschluss bringen. Roselius hatte Alkohol und etwas zu essen mitgebracht, aus Russland, wie er sagte, seiner letzten Station. Das Essen, ein rundliches Gebäck, dessen Namen Peltzer vergessen hatte, sei scheußlich gewesen, entsetzlich bitter, aber Roselius habe gelacht und gesagt, es sei eine große Delikatesse, wenn man sich erst einmal an den Geschmack gewöhnt habe. Im Übrigen sei der Alkohol dazu da, den bitteren Geschmack wegzuspülen. Peltzer habe höflich sein wollen, da er doch ganz offiziell dazu beauftragt worden sei, die Verhandlung zu führen, was höchst selten vorkomme, er sei ja nur der Kontorist, und so habe er wacker gegessen und getrunken. Aber das sei ihm gar nicht bekommen. Seither sei er krank, und es werde immer schlimmer.

«Ist das so?», fragte Olsen an dieser Stelle. «Ist es ein gleichmäßiger Prozess?»

Peltzer verneinte. Genau konnte er es nicht sagen, weil sein Zeitgefühl gelitten hatte, aber näheres Befragen ergab, dass die Besuche von Thelonius seinen Zustand offenbar immer wieder verschlechterten, auch wenn er vorher immer geglaubt hatte, auf dem Wege der Besserung zu sein.

Weder Olsen noch Clara klärten ihn darüber auf, was sie davon hielten.

Dann nahm Olsen Clara beiseite und bat sie, bei dem Patienten zu bleiben, bis er jemanden gefunden habe, der ihn Tag und Nacht bewachte, die fortgesetzte Gabe von Arzneien kontrollierte und Thelonius von ihm fern hielt. Clara schlug Amalie für diese Aufgabe vor und war gerne bereit, sie zu holen.

Als Amalie in ihr Amt eingewiesen war und Olsen noch einmal Peltzers Vitalfunktionen überprüft hatte, bat Clara ihn gleich, nachdem sie das Haus verlassen hatten, er möge es ihr überlassen, die nicht-medizinischen Schritte zu unternehmen, die nunmehr nötig seien. «Geben Sie mir einen Tag Zeit», sagte sie. «Wenn ich bis dahin nichts erreicht habe, können Sie veranlassen, was Ihnen das Beste zu sein scheint.»

«Sie haben also ein persönliches Interesse an der Sache?», fragte Olsen.

«Ja», sagte Clara nach kurzem Zögern. «Aber auch darüber möchte ich erst später sprechen.»

«Ich kann mich darauf verlassen, dass Sie alles tun, um Klarheit zu schaffen, niemanden schonen und keine fällige Strafe vereiteln?»

«Das versichere ich Ihnen.»

Olsen verlangsamte seinen Schritt, als sie über die Hafenbrücke gingen, und blieb schließlich ganz stehen. «Diese Stadt ist nicht mehr, wie sie war, bevor Sie kamen», sagte er kopfschüttelnd. «Und das Merkwürdige ist: Was seither geschieht, ist nicht gut, und dennoch will mir scheinen, dass Sie der Stadt gut tun.» Langsam ging er weiter. «Wie auch immer. Morgen erwarte ich Ihren Besuch mit einem präzisen Bericht.»

Präzise, dachte Clara, da war es wieder. Und schuldbewusst fiel ihr ein, wie sie am Morgen ein schlechtes Licht auf Olsen geworfen hatte, als sie dem Stadtgouverneur von seiner Diagnose erzählt hatte.

«Ich werde kommen», sagte sie. «Ich habe ohnehin etwas Wichtiges mit Ihnen zu besprechen. Aber zuerst gehe ich zum König.»

Sie hatten das Ende der Brücke erreicht, und Olsen war noch dabei, sich von der Überraschung zu erholen, die Claras letzte Worte ihm bereitet hatten, als diese ihm zuwinkte und eilig auf das Turmhaus zuging, in dem sie den König zu finden hoffte.

Zwar sah Olsen ihr eine Weile verblüfft nach, aber nicht lange genug, um noch mit ansehen zu können, wie der König eine gute halbe Stunde später über die Brücke stürmte, im Zeughaus verschwand, kurz darauf Thelonius am Kragen in entgegengesetzter Richtung über die Brücke und zur Hauptwache am Markt zerrte.

Clara hingegen beobachtete diese Szene sehr wohl von der Straßenecke zum Jungfernstieg aus.

Anschließend ging sie das kurze Stück zu Willems Haus, klopfte an und ließ sich wenig später erschöpft auf denselben Stuhl in Willems Stube fallen, auf dem sie heute schon einmal gesessen hatte. Sie erzählte ihm, was geschehen war und warum sie es vorhin so eilig gehabt hatte, ihn zu verlassen. Allerdings beschränkte sie sich bei ihrer Erklärung auf das, was Thelonius und Peltzer betraf.

Willem, zutiefst schockiert über die Ereignisse, akzeptierte nur allzu bereitwillig ihre Entschuldigung und lud sie zum Abendessen ein.

Als Clara sich eine Stunde später von ihm verabschiedete, vergaß sie nicht, Haube und Zange mitzunehmen. Und sie bedankte sich endlich bei ihm, und zwar umso herzlicher, als er ihr erklärt hatte, dass er ihr die Zange schenken wolle und um nichts in der Welt einen Arbeitslohn dafür annehmen würde. Gerührt fragte sich Clara, womit sie das verdient hatte – das Geschenk und einen Mann, der so zu ihr stand.

«Ich wusste doch, dass ich weiß, was ich weiß», waren seine letzten Worte beim Abschied. Clara verstand sie nicht, aber Willem weigerte sich, ihr zu erklären, was sie zu bedeuten hatten.

Obwohl Clara rechtschaffen müde war, warf sie noch einen Blick ins Wirtshaus, denn auch Lene musste selbstverständlich wissen, was sich zugetragen hatte. Es waren jedoch so viele Gäste da, dass die beiden Frauen nur kurz ein Treffen für den nächsten Nachmittag vereinbaren konnten. Clara war das sehr recht, denn sie wollte mit ihren Gedanken allein sein, in denen zwei Männer eine immer größere Rolle spielten: Willem und Roselius.

Elf

GLÜCKSTADT
19. bis 30. Juni 1632

Das Mysterium um Thelonius klärte sich schnell auf. Schon am nächsten Morgen kam Willem zu Clara und berichtete ihr von einem – allerdings unbefriedigenden – Geständnis. Zu Claras größtem Unbehagen, wenn auch nicht überraschend, sei es tatsächlich Roselius gewesen, der den vermeintlichen Kontoristen mit falschen Referenzen und der Aussicht auf reichen Lohn ins Zeughaus geschleust habe, offenbar ohne Wissen der Inhaber. Was und wie viel im Laufe der nächsten Wochen an Waffen und Gerät aus dem Zeughaus verschwinden sollte, wusste Thelonius trotz strengster Verhöre nicht zu sagen, da er noch auf genaue Orders von Roselius wartete. Auch über Peltzer schien er nicht recht Bescheid zu wissen. Dass Roselius für dessen Abwesenheit gesorgt habe, räumte er ein, aber von einer Vergiftung und seiner eigenen Beteiligung daran wollte er nichts wissen. Deutlicher habe er sich über das Gerede von einer Quartalsregelung geäußert: Das sei blanker Unfug und lediglich ein Verschleierungsmanöver gewesen, um Zeit und Ruhe für eine Plünderung des Arsenals zu gewinnen. Bis spätestens Mitte August hätte alles vorbei sein und Thelonius sich aus der Stadt absetzen sollen, lange bevor die Herren Berns und Marselis im September von ihren Reisen zurückkehrten. Auch dazu habe die Mär der Quartalsregelung gedient: alle glauben zu machen, die neuen Verhältnisse seien den beiden

Kaufleuten bekannt und über deren Rückkehr hinaus von Bestand.

«Peltzer musste natürlich zuerst aus dem Weg», sagte Willem. «Er führt ja die Bestandslisten und ist dem König beziehungsweise von Pentz, dem Festungskommandanten und natürlich auch Berns und Marselis darüber Rechenschaft schuldig. Und Peltzer hat engen Kontakt zu Assmann, Peltzer wusste von Assmann über alle Neuanfertigungen und Reparaturen. Deswegen musste Peltzer weg, bevor Assmann den Laufpass bekam. Wie geht es ihm übrigens?»

Clara zuckte mit den Schultern. «Ich habe ihn heute noch nicht besucht, aber wenn es etwas Schlimmes gäbe, hätte ich sicher schon davon gehört. Ich denke, das Gift verlässt seinen Körper jetzt nach und nach. Entscheidend ist, dass er nicht ständig neue Giftgaben bekommt. Wird Thelonius in Haft bleiben?»

«Das will ich meinen», sagte Willem entrüstet. «Die Plünderung des Arsenals ist Hochverrat, auch wenn es glücklicherweise dazu noch nicht gekommen ist. Aber wer weiß, was noch passiert?»

Die ersten Sonnenstrahlen erreichten das Gartenfenster, und Willem musste dagegen anblinzeln, aber es sah aus, als habe er etwas zu verbergen. Clara wagte nicht, ihm weiter direkt ins Gesicht zu schauen, und fragte sich plötzlich, wie viel er eigentlich wusste und ob er mit der ganzen Sache nicht doch mehr zu tun hatte, als er zugab. Die ganze Zeit hatte er nicht über seine Rolle in dieser Geschichte gesprochen. War das nicht verdächtig? Schnell griff sie wieder nach der Bahn Vorhangstoff, die sie zu säumen begonnen hatte, bevor Willem zu Besuch kam. Sie nähte den Vorhang für dieses Fenster zum Garten und war froh, dass er noch nicht fertig war, sodass Willem jetzt geblendet war und nicht etwa ihre Gedanken auf ihrem Gesicht lesen konnte.

«Ich bin froh, dass der Spuk vorbei ist», sagte er wie auf ein Stichwort hin. «Nur konnte ich bei der Befragung leider so gut wie nichts zur Aufklärung beitragen.»

«Welche Befragung? Hat man auch Sie verhört?», fragte Clara beunruhigt.

«Nicht verhört. Befragt eben», beschwichtigte Willem sie. «Ich komme direkt von der Hauptwache. Nach Thelonius' Geständnis hat man natürlich alle, die etwas damit zu tun haben, auch befragt. Peltzers Befragung wurde an dessen Krankenbett durchgeführt. Assmann und ich wurden auf der Wache vernommen. Er wusste offenbar genauso wenig wie ich. Auch Sie wird man sicher noch befragen.»

«Mich?» Clara ließ das Nähzeug in den Schoß sinken. «Was habe ich denn damit zu tun?» Roselius spielte in ihren Gedanken eine so zentrale Rolle, dass sie einen Moment lang fürchtete, man suche – wie sie – nach einer Verbindung zwischen ihr und ihm.

Willem machte eine Bewegung, die Clara nicht gut sehen konnte, weil die Sonnenflecken jetzt in ihrem Gesicht tanzten. «Immerhin war es Ihr hübsches Näschen, das die ganze Sache ans Licht gebracht hat. Wie Sie das angestellt haben, würde mich übrigens selbst interessieren. Aber abgesehen davon wird man Sie und Olsen wohl über Peltzers Vergiftung befragen.»

Clara seufzte und nahm das Nähzeug wieder auf. «Ich habe ja auch sonst nichts zu tun», sagte sie ungehalten. Dann bemühte sie sich um einen gelassenen Ton, als sie fragte: «Lieber sollte man versuchen, diesen Roselius zur Rechenschaft zu ziehen. Weiß man, wo er sich aufhält?»

«Von dem scheint jede Spur zu fehlen. Ich glaube, Thelonius wäre glücklich, wenn er wüsste, wo er steckt. Ich habe auf der Wache gehört, dass er versucht, jede Schuld von sich zu weisen und Roselius zu belasten.»

«Aber dann nützt ihm ein abwesender Roselius mehr als ein anwesender», wandte Clara ein. «Wäre Roselius hier, würde er sicher Thelonius für alles verantwortlich machen. Dieser Schuft – sich ständig aus dem Staube zu machen, wenn es brenzlig wird! Autsch!»

Clara hatte die Nadel so wild geführt, dass sie sich in den Finger stach, aber nicht erst ihr Aufschrei ließ Willem aufhorchen. Verblüfft sah er Clara an, die den Finger in den Mund gesteckt und anschließend die Lippen zusammengepresst hatte.

«Sind Ihnen denn noch andere Schandtaten von ihm bekannt?», fragte er.

Clara zuckte vage mit der Schulter. «Ach, alle Welt spricht doch von seinen undurchsichtigen Machenschaften», sagte sie ausweichend.

Mit dieser Antwort war Willem alles andere als zufrieden, und er sah Clara erwartungsvoll an, doch sie blieb stumm.

«Nun, ich bin jedenfalls froh, dass ich nichts mehr damit zu tun habe. Und wer weiß, ob ich je wirklich an dem Schwindel beteiligt worden wäre.» Willems Erleichterung war offensichtlich.

«Aber nachgefragt haben Sie nicht, was Ihre Rolle in diesem Spiel sein sollte», sagte Clara anklagend. «Obwohl wir darüber gesprochen hatten, dass da offenbar etwas nicht stimmte.»

Willem gab seinen Fehler zu, aber schon im nächsten Moment sagte er leichthin: «Fehler sind da, um gemacht zu werden. Im Übrigen habe ich mit und ohne Thelonius genug zu tun. Deshalb muss ich jetzt gehen. Ich wollte Ihnen nur schnell die Neuigkeit mitteilen.»

Clara konnte nicht ausmachen, ob ihm sein Part in der Angelegenheit wirklich unangenehm war. Irgendetwas an der Leichtigkeit, mit der er darüber hinwegging, störte sie.

«Hübsch haben Sie sich eingerichtet, wirklich sehr hübsch», sagte er zum Abschied. «So könnte ich auch wohnen.»

Kaum hatte Willem das Haus verlassen, klopfte es erneut an Claras Tür. Willems letzte Bemerkung hatte sie mit einem flüchtigen Lächeln übergangen, denn inzwischen hatte sie sich an seine forsche Art gewöhnt und fand sie recht amüsant. Augenblicklich konnte sie jedoch nur an Roselius denken. Und das Schlimme war, dass sie der Wahrheit nicht näher kam. Gewiss war nur, dass er ein Schurke war, der offenbar vor nichts zurückschreckte.

Clara zuckte zusammen, als sie sah, wer an der Tür war: der König. Einen kurzen Moment fürchtete sie, der weitsichtige Monarch könne eine Verbindung zwischen ihr und Roselius herstellen. Doch seine Miene beruhigte sie sogleich wieder.

Er sagte, er wolle nicht ins Haus kommen, da er in Eile sei. «Und wenn ich richtig gesehen habe, wer eben aus Ihrem Haus kam, wissen Sie schon alles. Oder irre ich da?»

Clara errötete, nickte und schüttelte gleichzeitig den Kopf.

Der König lachte kurz auf. «Aha!», sagte er belustigt und wurde wieder ernst. «Bevor sich alle in Betriebsamkeit stürzen, um diese Sache aus der Welt zu schaffen, will ich nicht versäumen, Ihnen zu danken. Weit hätten diese Halunken ihr Spiel wohl nicht treiben können, aber ohne Sie hätten wir ihnen nicht so schnell das Handwerk gelegt.»

Er griff in seine Rocktasche, holte eine Uhr hervor und überreichte sie ihr. «Also vielen Dank. Und sollte Ihnen als Hebamme kein Glück beschieden sein, können Sie hier immer noch als Criminalin Ihr Brot verdienen.» Er zwinkerte ihr scherzhaft zu und wandte sich mit einem knappen Abschiedsgruß zum Gehen.

«Majestät!», rief Clara, die kostbare Taschenuhr in der Hand. «Roselius ...»

Der König blieb stehen. «Was ist mit ihm?»

Clara hätte einiges darum gegeben, wenn sie das gewusst hätte. Sie wusste noch nicht einmal genau, was sie vom König wollte. Ihn um Erlaubnis bitten, mit Roselius zu sprechen, wenn er gefasst würde? Ja, es drängte sie, diesem Mann von Angesicht zu Angesicht gegenüberzutreten, obwohl sie nicht wusste, was sie in seinem Gesicht erkennen würde und ob sie mit der Erkenntnis leben könnte. Doch für lange Erklärungen hatte der König keine Zeit, das könnte sie später noch nachholen – wenn sie das wirklich wollte. Also fragte sie nur lahm: «Ob er gefasst wird?»

Zweifelnd breitete der König die langen, kräftigen Arme aus, sodass sie fast die ganze Gasse blockierten. «Seine Beschreibung geht an Dutzende Schiffe, zusammen mit seinen bis dato bekannten Namen. Etliche Männer sind auf ihn angesetzt. Aber wir müssen abwarten. Und gnade ihm Gott, wenn er noch einmal Glückstädter Boden betritt oder sonst wo in Dänemark gefasst wird!»

Der anschließende Besuch bei Peltzer löste in Clara widersprüchliche Gefühle aus. Sein Zustand stabilisierte sich sichtlich, und Amalie versorgte ihn gut. Sie hatte sich schon fast häuslich bei ihm eingerichtet. Das war eine große Erleichterung. Aber als sich Clara wieder auf den Heimweg machte, merkte sie, wie beunruhigend die zunehmende Gewissheit war, dass er tatsächlich vergiftet worden war. Als sie Verdacht geschöpft hatte, war Eile geboten, und sie hatte sich darauf konzentriert, was zu tun war. Die Sorge um den Kranken und das Bemühen um Hilfe hatten alle anderen Empfindungen und Gedanken überlagert. Nun aber wurde ihr die Ungeheuerlichkeit des Geschehens bewusst, und das

Wissen um Roselius' Schuld gab ihr fast das Gefühl, mitschuldig zu sein. Als sie sich dessen bewusst wurde, schalt sie sich selbst. Menschen zu verurteilen, weil sich ihre Eltern oder Geschwister etwas hatten zuschulden kommen lassen, gehörte nun wirklich ins Reich des alten Denkens, sagte sie sich, und dennoch merkte sie, dass sie nicht frei davon war. Und sie fragte sich, ob sie je frei davon sein würde, solange sie nicht wusste, welches Blut in ihren Adern rann. Roselius' plötzliches Verschwinden wurde angesichts der jüngsten Ereignisse noch geheimnisvoller. War es möglich, dass er etwas von den Nachforschungen bemerkt hatte, die die Kommerzienräte des Königs bereits vorher aufgenommen hatten? Aber das war unwahrscheinlich, denn dann wäre er schwerlich hierher gekommen, um einen großen Coup vorzubereiten. Warum also verschwand er so sang- und klanglos – und zwar just in dem Moment, als er Clara sah? Konnte sie wirklich der Grund dafür sein? Das war doch absurd! Selbst wenn er ihr Vater war, hielt sie keinerlei Beweis dafür in den Händen, und vielleicht würde sie niemals Gewissheit erlangen, ob er ihr Vater war oder nicht.

Ohne auf ihre Umgebung zu achten, war Clara langsam über die Hafenbrücke und dann am Hafen entlanggegangen. Kurz vor der Flethbrücke blieb sie stehen und schaute sich verstört um. Durch nichts war der Stadt anzumerken, dass sich etwas verändert hatte. Hafen und Fleth wimmelten von Schiffen, Pferdewagen fuhren in alle Richtungen oder standen wartend am Straßenrand, das übliche Stimmengewirr, Lachen, Rufen, Fluchen, Geschrei erfüllte die Luft. Alle schienen mit sich und der Stadt eins zu sein. Nur sie fühlte sich entwurzelt, verwirrt und allein.

«Schluss jetzt!», murmelte sie vor sich hin und dann noch einmal: «Schluss jetzt!» Schon viel zu lange hatte sie – vor sich und anderen – verborgen, was sie quälte. Dabei wusste sie genau, dass niemand so unaufgeräumt leben konnte. Hatte ihr Henriette nicht genau deshalb von ihren leiblichen Eltern erzählt? Und hatte sie es nicht auch getan, weil sie darauf vertraute, dass Clara stark genug war, es zu verkraften? Jedem anderen hätte sie längst geraten, sich nahen Menschen anzuvertrauen und sich Erleichterung zu verschaffen. Diesen Weg musste sie nun auch gehen, jetzt endlich war sie dazu nicht nur bereit, sondern sehnte sich geradezu danach.

Deshalb wartete sie nicht ab, bis Lene das nächste Mal zu ihr kam, sondern ging entschlossen den ihr mittlerweile so vertrauten Weg zum Wirtshaus. Wie an einem Samstagmittag nicht anders zu erwarten, herrschte dort viel Betrieb. Clara genügte es für den Moment, Lene nur kurz zu sagen, was sie so bedrückte und warum sie mit ihr so dringend über Roselius sprechen wollte. Ausführlich könnte das später geschehen. Lene hatte schließlich viel zu tun.

Lene nickte ernst und wirkte fast erleichtert, als Clara ihr mitten im Schankraum leise und mit knappen Worten von ihrem Verdacht erzählte. Dann drückte sie Claras Arm und sagte: «Und ich dachte schon …»

Sie sprach nicht weiter, und Clara sah sie erschrocken an.

«Entschuldige bitte», fuhr sie dann fort. «Wie sollte ich mir dein merkwürdiges Interesse an diesem Widerling denn sonst erklären?»

Wieder brach sie ab, um sich sogleich erneut zu entschuldigen. «Ich konnte doch nicht wissen, dass er womöglich dein …»

«Psst!», machte Clara. «Natürlich konntest du das nicht wissen. Und ein Widerling ist er. Dafür brauchst du dich nicht zu entschuldigen.»

Sie schaute sich um und sah etliche Augenpaare neugierig

auf sie gerichtet. Hier konnten sie unmöglich weiterreden. Vielleicht hatten sie sogar schon zu viel gesagt.

«Wann kannst du zu mir kommen?», fragte sie.

«Nicht vor Sonntagabend», bedauerte Lene. «Wahrscheinlich sterbe ich bis dahin vor Ungeduld.»

«So schnell stirbt es sich nicht», sagte Clara mit einer neuen Leichtigkeit. «Ich kann es selbst kaum erwarten», fügte sie schnell hinzu.

«Behalte den Kopf oben», flüsterte Lene. «Du hast nichts falsch gemacht. Das Ganze ist doch nicht deine Schuld. Ich weiß es, Clara, und du weißt es auch. Nun geh! Mein Vater schaut schon streng zu uns herüber.»

Clara ging so beschwingt nach Haus, dass ihr selbst die vor ihr liegende Ratsdebatte keine Angst einjagen konnte. Auch wenn es elf Tage der Ungewissheit waren, an denen sie nicht wusste, ob und wie man sie arbeiten lassen würde und ob sie überhaupt hier bleiben durfte, so waren es doch elf Tage, an denen sie Zeit hatte, sich vorzubereiten.

Am nächsten Morgen machte Clara nach dem Kirchgang die Bekanntschaft Andreas Kochs. Allerlei Volk flanierte, wie immer sonntags um diese Zeit, über den Marktplatz. Clara wusste von den meisten Leuten noch nicht, wer zu den Kirchgängern zählte und wer anderen Religionen angehörte und nur den öffentlichen Platz zu einem Schwätzchen nutzte. An Lenes Rat, den Drucker für ihre beruflichen Anliegen zu nutzen, hatte sie gar nicht mehr gedacht. Nun stellte sich ihr ein kräftiger, bescheiden vor sie hintretender Mann nahe dem Brunnenhaus als eben jener Drucker vor.

«Ihre Zeit wird es womöglich gar nicht erlauben», sagte er und hüstelte, um nicht laut aussprechen zu müssen, was ihre Zeit seiner Meinung nach so sehr in Anspruch nahm. «Es ist nur so, wissen Sie, dass ich mehr Zeit habe, als mir lieb ist. Noch, wie ich hoffe, noch. Und ehe ich mich zurücklehne und abwarte, was alles Herrliches auf mich zukommt, suche ich Dinge zu drucken und unters Volk zu bringen, die das Interesse verschiedener Kreise treffen. Und da dachte ich …», er stockte.

Clara musste schmunzeln. «… dass mir, dem Zankapfel der Stadt, jedermanns – und sogar jeder Frau – Interesse gewiss ist?», vollendete sie seinen Satz.

Verlegen zuckte der Drucker mit der Schulter. «Ich will nicht leugnen, dass ich Sie auch deswegen anspreche. Aber bitte verstehen Sie mich nicht falsch. Ich denke nicht an eine Postille über anrüchige Frauenzimmer oder …»

«Ich verbitte mir solche Anzüglichkeiten!», fuhr Clara ihn an, drehte sich um und schickte sich an davonzueilen.

Doch dann hörte sie den Drucker hinter sich sagen: «Was ich eigentlich sagen wollte, Frau Cordes, war, dass ich Sie bewundere. Bitte verzeihen Sie meine Ausdrucksweise. Mit dem geschriebenen Wort tue ich mich leichter als mit dem gesprochenen.»

Clara wandte sich ihm wieder zu.

«Wenn Sie gestatten, erkläre ich Ihnen, was ich vorhabe», sagte er höflich. «Ich bin nach Glückstadt gekommen, weil hier ein freier Geist herrscht, der dem Verbreiten neuen Wissens und neuen Denkens förderlich ist. Genau das möchte ich tun. Allerdings bin ich dabei bloß das Vehikel. Die eigentlichen Wissensvermehrer sind Leute wie Sie. Ich dachte nämlich unter anderem an eine heilkundliche und geburtshilfliche Schriftenreihe.» Clara konnte ihr Erstaunen nicht verhehlen, ließ ihn aber zunächst ausreden.

«Das Hebammenlehrbuch der Louise Bourgeois beispielsweise ist ein verdienstvolles Werk, aber im Laufe der Jahre ist doch viel neues Wissen hinzugekommen, das nirgendwo dokumentiert ist, und ich …»

«Ein neues Hebammenlehrbuch?», rief Clara aus. «Wie soll gerade ich gerade jetzt ...?» Sie führte den Satz nicht zu Ende. Mit beiden Händen war sie sich an die Wangen gefahren und merkte, dass sie glühten.

«Kein neues Hebammenlehrbuch», sagte der Drucker beschwichtigend. «Ich dachte zunächst an einzelne Blätter zu ausgewählten Themen.»

«Ach!», sagte Clara. «Ach!» Diese Anregung und nicht zuletzt der Kenntnisreichtum des Druckers hatten ihr die Sprache verschlagen.

Über Kochs breites Gesicht zuckte ein zufriedenes Lächeln, wie immer, wenn er trotz seiner etwas unbeholfenen und verstörend direkten Art einen Gesprächspartner für sich gewonnen hatte. «Darüber hinaus haben wir gemeinsame Bekannte, Frau Cordes. Ich habe neulich mit der Tochter des Schankwirts gesprochen, und daher weiß ich, wie vertraut Sie mit dem Werk John Gerards sind. Auch hier, meine ich, gilt es, neuere Erkenntnisse über gewisse Substanzen und Rezepturen zu verbreiten, so wie es in anderen Ländern zum Teil schon geschehen ist. Was dabei vielleicht nur Sie leisten können, wäre eine Verbindung dieser beiden Themen. Verstehen Sie? Ich denke an allgemein verständliche Blätter über die Gesundheit von jedermann und eben auch jeder Frau, wie Sie sagen. Und Ihr Gebiet wäre spezifisch die Frauenheilkunde, und zwar auf dem neuesten Stand der Wissenschaft.»

Clara hatte das Bedürfnis, sich zu setzen. Aber sie sagte weder das noch sonst irgendetwas. Zu plötzlich war sie mit Kochs grandiosen Gedanken konfrontiert: eben noch das Gerede der ganzen Stadt und nun ein solcher Vorschlag.

Der Drucker war jedoch nicht mehr zu bremsen. Es war nicht das erste Mal, dass er jemanden mit einer Idee für eine neue Druckschrift verblüfft hatte, und wusste, was zu tun war.

«Kommen Sie», sagte er. «Ich zeige Ihnen meine Werkstatt und meine bisherigen Arbeiten. Ich lasse uns eine kleine Stärkung holen, und dann besprechen wir alles in Ruhe.»

Mittlerweile angenehm berührt und neugierig ließ sich Clara über Marktplatz und -brücke und dann am Fleth entlang zur Druckerei führen.

Koch ging mit ihr durch die weitläufigen Räume, zeigte ihr die große Druckmaschine, Lettern- und Satzkästen, die Lade mit Zierleisten und Illustrationsschablonen sowie einige besonders schmuckvolle frühere Arbeiten. Clara war beeindruckt, und nicht im Wenigsten von seinen tatsächlich erstaunlichen medizinischen Kenntnissen. Ihren Einwand, sie dürfe als Hebamme gewisse Grenzbereiche zur ärztlichen Medizin nicht überschreiten, begegnete er mit der Bemerkung, mit Olsen habe er bereits gesprochen, und der habe großes Interesse gezeigt. «Nicht nur an meiner Idee, sondern auch an der Zusammenarbeit mit Ihnen, wie mir schien», fügte er schmunzelnd hinzu. «Kurz bevor er zu dem bedauernswerten Kontoristen gerufen wurde, war ich bei ihm, das war ... richtig, am Freitag. Es ist nicht anzunehmen, dass er in der Zwischenzeit seine Meinung geändert hat. Seiner Mitwirkung können wir gewiss sein.»

«Deshalb also war er so erpicht auf meinen Besuch und ließ sich sogar zur Mittagszeit stören», murmelte Clara.

Der Drucker sah sie fragend an.

Clara machte eine ungeduldige Handbewegung. «Ach, das tut nichts zur Sache. Ich fürchte nur, wir könnten noch gehörig aneinander geraten, Olsen und ich», sagte sie düster.

Der Drucker strahlte und rieb sich die Hände. Offenbar war er ganz in seinem Element. «Umso besser», sagte er. «Es geht doch nichts über Streit unter Kollegen.»

«Aber fürchten Sie nicht, durch Parteinahme Ihre Stellung zu gefährden? Immerhin wird in der Stadt öffentlich über mich gestritten», sagte Clara, da sie Kochs Mut immer noch nicht recht fassen konnte.

«Wie ich schon sagte, habe ich nichts gegen Streit. Er beflügelt die Gedanken und oft sogar das Geschäft», sagte der Drucker unbekümmert. «Und wenn Sie Parteinahme in Bezug auf die Ratsdebatte meinen, so sehe ich nicht, was das eine mit dem anderen zu tun hat. Sie sind doch nicht gehalten, bis dahin zu schweigen, oder?»

Clara senkte den Kopf, weil sie sich über ihre Verzagtheit ärgerte.

«Na, sehen Sie! Und vielleicht knüpfen wir mit unserem ersten Blatt sogar direkt an das fragliche Unglück an. Diese Stadt gehört von derart überkommenem Humbug wie Schütteln und Rütteln und so weiter befreit. Meinen Sie nicht?»

«Das meine ich allerdings», sagte Clara. Dennoch scheute sie sich vor einer Publikation, die als unmittelbare Stellungnahme zu dem Geschehen gelten konnte.

Koch konnte das verstehen, aber er hielt an seiner Idee fest. «Nickels hat sich diese Maßnahme ja nicht ausgedacht», argumentierte er, «sondern lediglich getan, was Generationen vor ihm getan haben. Der Medicus hatte doch vorher die Diagnose gestellt.»

Koch hatte den wunden Punkt genau getroffen, stellte Clara beeindruckt fest.

«Und vielleicht sollten Sie zu Olsen gehen und die Sache direkt mit ihm besprechen. Ich weiß nicht, ob ich mich täusche, aber ich glaube, dass er geradezu darauf wartet. Ich kümmere mich inzwischen um die Illustrationen, wenn Sie mir sagen, welche. Falls es alte sein sollen, kläre ich, ob wir sie nachdrucken dürfen oder gar die Druckstöcke benutzen können. Und ich suche jemanden, der nach Ihren Anweisungen neue anfertigen kann …» Für Andreas Koch gab es kein

Halten und kein Zurück mehr, und mit seiner Einschätzung Olsens sollte er Recht behalten.

In den nächsten Tagen verbrachte Clara viele Stunden mit Olsen, teils wegen Peltzer und ihrer gemeinsamen Zeugenaussagen zu dem Fall, teils um die Koch'schen Publikationen zu besprechen.

Olsen brachte ihr so viel Wertschätzung entgegen, dass sie sich ein Herz fasste und ihn auf seine verheerende Aussage über das «falsch» liegende Kind der Mette Nickels ansprach. Zu ihrer Überraschung brauchte sie Olsen in dieser Frage nicht zu belehren.

«Ich weiß», sagte er, als er mit Clara an jenem Tisch vor seinem Bibliotheksfenster saß, das nun endlich als Kulisse für den wissenschaftlichen Disput diente, nach dem sie sich – genau wie Olsen – immer gesehnt hatte. «Ich weiß. Hätte ich nicht gesagt, das Kind liegt falsch, wäre Nickels nicht auf den Gedanken gekommen, es richtig zu schütteln. Dennoch habe ich nichts dergleichen auch nur angedeutet. Ein unheilvolles Missverständnis.»

Schnell verständigten sie sich darauf, ihre Publikationsreihe mit der Kindesentwicklung im Mutterleib zu beginnen, und ebenso schnell kamen sie überein, die publizierten Blätter, ganz im Sinne Kochs, so abzufassen, dass die geneigten Bürger und Bürgerinnen der Stadt sie lesen und verstehen konnten. Von Komplikationen und notwendigem Eingreifen von Ärzten, Chirurgen und Hebammen sollte nicht die Rede sein.

Als ihr Gespräch an diesen Punkt kam, wurde Clara ganz unruhig, und sie fragte sich, wann und wie sie Olsen von der Geburtszange erzählen sollte. Es war ihr sehr recht, dass er ihr nichts anmerkte und stattdessen laut zu überlegen begann.

«Wissen Sie», sagte er zögerlich, «Koch und Sie haben mich ... Wie soll ich sagen?» Er suchte nach den geeigneten Worten, und als er sie gefunden zu haben schien, scheute er sich noch einen Moment, sie auszusprechen. Dann fasste er sich ein Herz und sagte: «Sie haben mich wachgerüttelt. Ja, ich gebe es zu. Nicht dass Sie mehr wüssten als ich, aber Sie haben vollkommen Recht, wenn Sie Ihr Wissen nicht auf die Studierstube und das eigene Vorgehen beschränken wollen.»

Clara sah ihn überrascht an. Deutlicher hätte er ihr kaum sagen können, wie sehr er sie schätzte. Daraus schöpfte sie Mut, aber als sie gerade die Zange ansprechen wollte, war Olsen schon wieder gewohnt streng und abweisend.

«Nun werden Sie aber nicht übermütig. Ich werde Ihr Tun weiter beobachten. Aber ich werde auch dafür sorgen, dass Sie mit Ihrer Arbeit fortfahren können, so es in meiner Macht liegt.»

Clara schluckte und beschloss, die gerade erst beginnende Zusammenarbeit nicht zu belasten. Einstweilen würde sie nichts von der Zange sagen, sie natürlich auch nicht benutzen und sie weiterhin auf dem Boden einer Truhe versteckt halten.

In den folgenden Tagen arbeitete Clara vornehmlich an den «Blättern», wie alle Beteiligten die Schriftenreihe vorläufig nannten, und formulierte ihre Überlegungen zu den Unterweisungsstunden so um, dass man sie ohne fachliches Vorwissen verstehen konnte. Ihre eigentliche Arbeit als Hebamme beschränkte sich jedoch auf fast tägliche Besuche bei Lydia Meyer.

Lydia hatte sich gründlich mit Greetje Skipper überworfen. Greetje hatte ihr doch noch etliche Male vorgeschlagen, durch Sprengen der Fruchtblase, Dehnen des Muttermundes und die Einnahme von Gartenraute die Geburt einzuleiten und der Ungewissheit ein Ende zu bereiten. Auf Nachfrage hatte Clara ihr die Risiken einer solchen Vorgehensweise genannt. Daraufhin hatte sich Lydia endgültig für Clara als Hebamme entschieden. Damit aber war sie die Einzige.

Clara hatte zwar durchaus damit gerechnet, dass die Ereignisse den Besucherstrom durch ihr Haus abebben lassen würden, aber dass nun gar keine Rat suchenden Frauen mehr kamen, beunruhigte sie sehr. Je näher der Termin der Magistratsdebatte rückte, desto mehr bekam Clara den Eindruck, dass sie regelrecht gemieden wurde. Lene versicherte ihr, das habe nichts zu bedeuten, die Leute wollten lediglich dem amtlichen Ergebnis nicht vorgreifen, hinterher werde sie sich vor Hilfe Suchenden gar nicht mehr retten können. Clara würdigte den Versuch der Freundin, ihr Mut zu machen. Es gab tatsächlich hoffnungsvolle Momente, in denen ihr Frauen und Männer offen und freundlich gegenübertraten. Das mochte an Lenes Bemühungen liegen. Dass sie in Greetje Skipper eine Gegenspielerin hatte, die mindestens genauso viele Gespräche in Sachen Clara Cordes suchte wie Lene, kommentierte Lene gelassen: «Lass sie nur machen», sagte sie. «Wenn dieses zänkische Weib versucht, die Leute gegen dich aufzuhetzen, erreicht sie damit gar nichts oder höchstens das Gegenteil.»

Dein Wort in Gottes Ohr, Lene, dachte Clara bei sich.

Zwölf

GLÜCKSTADT
Donnerstag, 1. Juli 1632

In der Nacht vor der Ratsdebatte lag Clara hellwach im Bett, und als Mitternacht vorbei und an Schlaf nicht zu denken war, wollte sie gerade aufstehen, um einige Tropfen Baldrian zu nehmen, als sie ein so zaghaftes Klopfen an der Haustür hörte, dass sie es, hätte sie geschlafen, sicher nicht bemerkt hätte. So aber eilte sie wie erlöst die Treppe hinunter. Vor ihr stand vollkommen verschüchtert Jette, die Meyer'sche Magd.

«Die Frau sagt, jetzt wär's wirklich so weit», stammelte sie fast entschuldigend und wagte nicht, Clara dabei anzusehen.

«Wie schön, dann ist das Warten vorbei!», sagte Clara. Noch nie hatte sie sich so darüber gefreut, zu einer Geburt gerufen zu werden. «Warte einen Moment, ich bin gleich so weit.»

Als sie sich anzog, überlegte sie sich, dass sie zuerst die unglückliche Jette aufmuntern musste. Ein verängstigtes Wesen, das sich nichts zutraute und womöglich mehr störte als half, wollte sie in dieser Nacht nicht um sich haben. Amalie war noch bei Peltzer, Meyer auf See, und vielleicht verlief die Geburt so, dass sie Jette brauchen würde. Als sie wieder herunterkam, rief sie ihr alle möglichen Fragen über den Zustand ihrer Herrin zu, wichtige und unwichtige, und bat sie, den Gebärstuhl zu tragen. «Oder ist er zu schwer für dich?»

«Zu schwer für mich? Die Arbeit möcht ich sehen, die zu schwer für mich ist.»

Sehr gut, dachte Clara, das Mädchen kann anpacken, und klemmte ihm noch einen Stapel Tücher unter den freien Arm. «Das schaffst du auch noch, nicht wahr?»

Jette nickte eifrig.

«Dann los mit uns!»

Erst unterwegs kam Clara der Gedanke, dass es ihre erste richtige Geburt in Glückstadt sein würde – ohne Lizenz und so kurz vor der Ratsdebatte. Vielleicht würde diese Geburt über ihr Schicksal entscheiden. Sie zwang sich, jetzt nicht darüber nachzudenken. Sie musste Lydia helfen, wie sie jeder anderen Frau auch geholfen hätte.

Es erwies sich als überaus hilfreich, dass Clara gegenüber Jette den richtigen Ton getroffen und das Mädchen in die Arbeit einbezogen hatte, denn die Geburt entwickelte sich nur langsam und drohte am Ende ganz zum Stillstand zu kommen. Dabei hatte sie ganz leicht angefangen und war schon gut vorangeschritten, als Lydia nach Clara geschickt hatte. Die Wehen waren sehr stark und kamen in Abständen von wenigen Minuten, als Clara das Haus in der Namenlosestraße betrat. Sie hatte Lydia so gut auf die Geburt vorbereitet, dass sich die junge Frau einigermaßen sicher fühlte. Sie hörte auf Clara und arbeitete gut mit, atmete nach Claras Anweisungen schnell oder langsam, tief oder flach, entspannte sich zwischen den Wehen gut und geriet nicht in Panik, als die Fruchtblase platzte. Sie konnte klare Auskünfte darüber geben, was sie fühlte, und ließ sich bereitwillig von Clara untersuchen, als sie mit dem Fortgang der Geburt nicht mehr zufrieden war und die Dehnung des Muttermundes ertasten wollte. Dennoch zogen sich die Wehen Stunde um Stunde hin. Lydias Kräfte ließen langsam nach, und auch Clara spürte zunehmend die Erschöpfung einer durchwachten, arbeitsreichen Nacht. Je später es wurde, umso mehr machte sich Jette nützlich. Sie bereitete erfrischende Getränke und kleine stärkende Mahlzeiten. Verständig führte sie Claras Anweisungen aus und fettete ihr die Hände mit Rosenöl ein und bereitete in der Küche einen Leinsamentrunk, als Clara Lydias Gewebe geschmeidiger machen wollte. Sie hantierte geschickt mit Claras verschiedenen Hörrohren, reichte ihr auf knappste Stichworte hin das jeweils richtige und konnte selbst schon bald Auskunft über die Herztöne des Kindes geben. Sie feuerte den Herd nach, damit Clara durch heiße Güsse Lydias schmerzendem Kreuz Linderung verschaffen konnte, und immer wieder half sie, Lydia unter den Wehen zu halten und zu stützen.

Längst war es draußen hell geworden, als endlich das Köpfchen des Kindes zu sehen war. Clara wollte schon aufatmen und der jungen Frau Mut zusprechen, als sie plötzlich begriff, warum alles so lange gedauert hatte und warum Lydia so große Schmerzen litt: Selten hatte sie einen so großen Kopf gesehen. Kaum war ihr das klar geworden, als der Kopf auch schon zurückrutschte und Lydia mit einem schwachen Schrei in sich zusammensank. Unter äußerster Anspannung hatte sie, den Rücken an die Lehne gedrückt, mit letzter Kraft gepresst. Doch nun drohte sie das Bewusstsein zu verlieren, Jette hielt sie aber geistesgegenwärtig fest. Clara hockte vor der Gebärenden und konnte nur hilflos zusehen, wie das Kind wieder im Mutterleib verschwand.

«Halte sie gut fest», sagte sie leise zu Jette, die angestrengt nickte. Dann zwang sie sich zu einem aufmunternden Lächeln und überlegte, mit welchen Worten sie Lydia zu einem letzten Kraftakt anspornen sollte. Als sie aufblickte und Lydia ins Gesicht sah, begriff sie, dass das kaum noch möglich war. Seit über einer Stunde schon war Lydia Claras Anweisungen gefolgt und hatte die Presswehen mit Bravour unterstützt. Nun war sie am Ende ihrer Kräfte und einfach zu erschöpft. Clara vergewisserte sich, dass Lydia das Bewusstsein nicht ganz verloren hatte, zeigte auf die Schale mit kaltem Wasser, in dem Himbeer- und Melissenblätter schwammen, um Jette zu bedeuten, dass sie der matten Frau damit das Gesicht erfrischen und sie wach halten sollte, während sie selbst von einer leichten Panik ergriffen wurde und einen Moment lang ratlos war. Dann fühlte sie nach, ob die Scheide wirklich ganz aufgedehnt war. Das war sie, also war hier nichts zu tun. Gleichzeitig erfühlte sie den Kopfumfang des Kindes und schloss entsetzt die Augen. Das schaffen sie nicht allein, dachte Clara, die Mutter nicht und das Kind nicht. Aber es muss raus, und zwar jetzt!

Clara zeigte auf ein Hörrohr, Jette reichte es ihr, sie horchte nach den Herztönen und sah ihre Befürchtung bestätigt, dass auch das Kind am Ende seiner Kräfte war. Raus, es muss raus, dachte Clara nur noch. Plötzlich sah sie die Geburtszange vor sich. Das wäre jetzt so eine Situation, dachte sie dann. Nicht nur bei Beckenengstand, auch in einem Fall wie diesem wäre sie eine Erlösung. So schnell der Gedanke gekommen war, verscheuchte Clara ihn wieder. Jetzt war keine Zeit zum Nachdenken. Und sie durfte die Zange ja auch gar nicht benutzen.

«Lydia», sagte sie ruhig. «Sie haben ein wunderbar kräftiges Kind, und es ist fast da. Gleich können Sie es in die Arme schließen. Es braucht nur noch einen allerletzten Schwung. Mit der nächsten Wehe werden wir es gemeinsam schaffen. Ich helfe Ihnen dabei. Ich gehe jetzt mit Zeige- und Mittelfinger dahin, wo das Kinn Ihres Kindes sitzt, etwa hier.» Sie tastete hinter dem Schließmuskel nach der Stelle und hatte sie schnell gefunden. «So, ich drücke jetzt ein wenig, damit sich das Köpfchen vorstreckt und leichter austreten kann. Spüren Sie das?»

Clara wusste genau, dass Lydia viel zu viel Schmerzen hatte, um den leichten Druck wahrzunehmen, aber sie hoffte, dass Lydia sich nach ihren Worten vorstellen konnte, was geschah. Vielleicht würde das helfen. Lydia sollte glauben, der Rest sei nun einfach. Nur so würde sie noch einmal die nötige Kraft aufbringen können.

«Ganz ruhig. Und schön tief weiteratmen. Wir warten, bis die nächste Wehe kommt. Sie wird kommen. Und es wird die letzte sein. Dann sind Sie erlöst.»

Clara konnte selbst nicht glauben, was sie da sagte. Aber was sollte sie sonst tun?

Lydia nickte zu allem, was Clara sagte, nur matt mit dem Kopf, während Jette so ängstlich dreinblickte, dass Clara froh darüber war, dass die Magd hinter Lydias Rücken stand, wo sie der gequälten Frau nicht ins Gesicht sehen konnte.

Clara versuchte, sich jeden einzelnen Moment der hoffentlich bald einsetzenden letzten Presswehe vorzustellen, ihre eigenen Bewegungen dabei, wie sie möglicherweise Lydia noch ermutigen und wie sie Jette im Zaum halten konnte, die immer unruhiger und ängstlicher wurde. Jeden einzelnen Gedankenschritt begleitete sie mit einem stummen kurzen Bittgebet.

Und dann kündigte ein bebender Atemzug eine gewaltige, nicht enden wollenden Wehe an. Mit einer Hand drückte Clara gegen das Kinn des Kindes, mit der anderen umfasste sie den austretenden Hinterkopf und übte Gegendruck aus, um eine Überstreckung zu verhindern. Als doch noch eine Wehenpause einsetzte, hielt sie den Kopf vorne und hinten in Position, und dieses Mal rutschte der Kopf nicht wieder zurück. Mit der nächsten Wehe, die bald darauf einsetzte und kaum ihren Namen wert war, glitten das Kind und die Nachgeburt gleichzeitig heraus.

Wie immer bei Geburten, auch bei den schwersten, war schnell aller Schmerz, alle Anstrengung, alle Angst und Erschöpfung vergessen. So auch bei Lydia, als sie überglücklich ihr Kind in den Arm nahm, stutzte und lachte, als sie sah, dass es ein Mädchen war. «Clara», flüsterte sie. «Dann sollst du Clara heißen.»

Clara lächelte gerührt. «Lauf schnell zum Medicus und hole ihn», sagte sie leise zu Jette, die entrüstet auf Blut, Ei- und Schleimhäute unter dem Gebärstuhl zeigte, aber Clara bedeutete ihr, sich zu beeilen. «Um das Kind kümmere ich mich, und alles andere hat Zeit.» Dass Olsen gebraucht wurde, um den entstandenen Dammriss zu nähen, sagte sie nicht. Lydia spürte davon noch nichts, und Jette hätte am Ende womöglich doch noch die Nerven verloren.

Ruhig und konzentriert hatten Clara und Olsen ihre Arbeit im Hause Meyer getan, als sie gegen neun Uhr morgens durch die Deichstraße Richtung Markt nach Haus gingen. Wie selbstverständlich redeten sie über die Geburt, und wie selbstverständlich begann Clara von der Geburtszange zu erzählen. In allen Einzelheiten schilderte sie Olsen die dramatische letzte Phase und wie hilfreich diese Zange gewesen wäre, hätte Lydia am Ende die Kraft für die letzten Presswehen gefehlt. Sie verschwieg auch nicht, dass ein solches Gerät bereits gefertigt und in ihrem Besitz war. «Wenn Lydia es nicht geschafft hätte und die Zange die einzige Rettung für Mutter und Kind gewesen wäre ...» Clara sah Olsen verzweifelt an. «Ich hätte mir mein Leben lang Vorwürfe gemacht. Denn warum benutze ich die Zange nicht? Warum habe ich nie mit Ihnen darüber gesprochen? Aus Furcht. Furcht vor Ihnen, Furcht vor ...» Wieder brach sie ab und sagte dann kleinlaut: «Stattdessen habe ich auf einen Bericht aus London gewartet. Ich hatte gehofft, er wäre bereits eingetroffen. Denn dort ...»

«... arbeitet Dr. Chamberlen schon lange damit, und zwar mit größtem Erfolg. Dachten Sie, das wüsste ich nicht?»

Clara war zu erschöpft, um ihrer Verblüffung so lebhaft Ausdruck zu verleihen, wie sie es sonst sicher getan hätte. «Würden Sie sie denn auch anwenden, in Fällen wie diesem?», fragte sie nur.

Olsen ging schweigend neben ihr weiter. Sie hatten die Straßenecke zum Fleth erreicht, und Clara blieb einen Moment überrascht stehen. Wie immer, wenn sie nachts bei einer Geburt geholfen hatte, war ihr Zeitempfinden gestört, und obwohl sie wusste, wie spät es war, wunderte sie sich doch darüber, all die gewohnten Tagesgeschäfte in vollem Gange zu sehen, während sie sich nach ihrem Bett sehnte.

Als Clara wieder zu Olsen aufschloss, sah er sie fragend an und merkte, dass sie die Frage, die sie ihm gestellt hatte, vergessen hatte. Er lächelte und sagte: «Versuchen Sie, noch ein wenig Schlaf zu bekommen. Aber schlafen Sie nicht zu lange! Um zwei Uhr müssen Sie frisch und ganz auf der Höhe sein.»

Clara nickte und hätte zum Abschied beinahe *Gute Nacht* gesagt.

Merkwürdig, dachte sie, als sie auf ihr Haus zuging, wie die große Debatte plötzlich fast unwichtig geworden ist. Obwohl sie sich darüber klar war, dass sie nicht in der besten Verfassung war für ein so großes Ereignis, war sie froh, dass sie einem gesunden Kind auf die Welt geholfen hatte und dass die Mutter wohlauf war. Das war das Allerwichtigste. Es war gut, dass sich ihre Prognose bezüglich Lydias Entbindung als richtig erwiesen hatte, es war gut, dass sie Lydia *vor* der Debatte entbunden hatte, und es war gut, dass es eine schwierige Geburt gewesen war. All das hatte ihrem Selbstbewusstsein gut getan, und sie konnte im Moment keinen weiteren Gedanken an die bevorstehende Debatte verschwenden, obwohl – oder gerade weil – dabei so viel für sie auf dem Spiel stand.

Die Beine wurden ihr schwer bei den letzten Schritten auf ihr Haus zu. Auch der Anblick eines Jungen, der eingerollt vor ihrer Tür lag und schlief, konnte ihre Lebensgeister nicht wecken. Obwohl schon jetzt zu spüren war, dass es ein heißer Tag werden würde, trug er einen dicken Seemannspullover. Als Clara ihn sanft berührte, sprang er auf, entschuldigte sich auf Englisch, nestelte einen Brief aus seiner geräumigen Hosentasche, überreichte ihn und rannte, so schnell wie er aufgestanden war, Richtung Hafen davon.

Die Antwort aus London war also doch noch rechtzeitig gekommen. Clara nahm den Brief mit hoch in ihr Schlafzimmer. Sie hatte gerade den ersten Absatz gelesen, als sie auch schon einschlief.

Clara hatte sich sorgfältig angekleidet und sich regelrecht gezwungen, etwas zu essen. Jetzt, es war kurz nach ein Uhr, ging sie zwischen Arbeits- und Gartenzimmer auf und ab und sprach Sätze vor sich hin, die sie in der Debatte sagen könnte. Aber kaum hatte sie sie gesagt, erschienen sie ihr entweder zu provokant oder zu zurückhaltend, zu wissenschaftlich oder zu allgemein. Sie war schlichtweg nervös. Und dann klopfte es auch noch an der Tür. O nein, dachte sie, jetzt bloß kein Besuch! Ärgerlich machte sie auf.

«Machst dich schon ganz verrückt, was?» Lene hielt ihr einen Strauß Wicken vor die Nase. «Da, gib den Blumen Wasser. Das ist wenigstens etwas Nützliches.»

Hinter ihr kam Willem ins Haus.

«Merkwürdigerweise trafen wir uns auf dem Weg hierher», sagte Lene und lächelte viel sagend. «Oder hättest du diesen Gang lieber allein angetreten?»

Hatte sich Clara im ersten Moment durchaus gestört gefühlt, so merkte sie doch, wie gut es ihr tat, die vertrauten

Menschen um sich zu haben. «Nein», sagte sie. «Danke, dass ihr gekommen seid.»

«Über Einsamkeit brauchen Sie sich heute nicht zu beklagen», sagte Willem. «Vor dem Haus des neuen Bürgermeisters stehen schon eine Menge Leute. Bekommen Sie gleich bloß keinen Schreck!»

Lene bemerkte ganz praktisch, wie gut es in diesem Fall sei, dass man heute die Fenster öffnen könne. «Bestimmt kommen bis zwei Uhr noch mehr, und die finden beim besten Willen nicht alle drinnen Platz.»

Glücklicherweise war Clara vorher klar gewesen, wie viel öffentliches Interesse ihre Sache begleitete, und so schreckte sie die Menge nicht, als sie sich wenig später mit Lene und Willem auf den Weg zum Haus von Bürgermeister Carstens am Fleth machte.

Um die Leute nicht zu verprellen, wurden so viele wie möglich ins Bürgermeisterhaus hineingelassen. Dann jedoch vereitelte der Magistrat das Spektakel, das sich das Publikum wohl gewünscht hatte. Zuerst wurde kurz festgestellt, dass der Kaufmann Claas Nickels nach etlichen Zeugenbefragungen durch Konstablerei und Gericht seine Klage gegen die Hebamme Clara Cordes zurückgezogen habe. Eine Untersuchung der Todesumstände habe ergeben, dass es sich um einen Unglücksfall gehandelt habe.

Clara riss die Augen auf. War dies das Wirken von Olsen und von Pentz gewesen? Sie fühlte sich ungeheuer erleichtert, obwohl sie nach allen vorausgegangenen Gesprächen mit nichts anderem gerechnet hatte. Der erste Schritt war getan. Trotzdem fragte sie sich, ob das schon alles war. War wirklich schon alles vorbei? Es hatte doch noch gar nicht richtig angefangen! Auch durch die gedrängt stehende Menge in Amtsstube und Flur ging ein Raunen. Zwar klang es enttäuscht, aber nicht so, als sei man auf eine Verurteilung Claras erpicht.

Nickels saß mit gesenktem Kopf da, ein Bild des Jammers. Vielleicht, dachte Clara, als sie zu ihm hinübersah, war seine Wut auf sie nur ein erstes ungestümes Gefühl, das der Tod seiner Frau und seines Kindes ausgelöst hatte. Erst jetzt schien er richtig zu trauern, daher fühlte sich auch niemand bemüßigt, ihn für sein Verhalten zu tadeln.

«Nun könnten wir es damit bewenden lassen, doch ist ein allgemeines Interesse an der Arbeit der neuen Hebamme nicht zu leugnen», sagte der Bürgermeister und zeigte auf Clara, die sich erhob. «Auch wenn es nicht gerechtfertigt ist, sie mit den jüngsten Todesfällen in Verbindung zu bringen, so bedarf es doch einer eingehenden Erörterung, ob ihr Hiersein den Gesetzen und Gepflogenheiten der Stadt entspricht. Kaum jemand ist wohl entgangen, dass sie ... nun, wie soll ich es sagen? ... den allgemeinen Erwartungen an eine Hebamme nicht entspricht. Kein Gesetz schreibt uns vor, in dieser Form darüber zu beraten. Aber wenn es eine starke und mehrheitliche Überzeugung gibt, nach der diese Frau, so wie sie ist, hier leben und arbeiten sollte, tun wir gut daran, dieses festzustellen, genau wie wir feststellen sollten, ob es nicht eine starke Überzeugung gibt, nach der sie dieses nicht tun sollte. Denn wir wünschen nicht», er blickte auf seine Magistratskollegen, die ernst nickten, «dass diese Clara Cordes die Stadt entzweit. Die Frage ist also, soll diese Clara Cordes eine Lizenz als Hebamme von Glückstadt bekommen, oder soll sie es nicht?»

«Brauchen wir hier diese Hamburger Allüren?», ertönte eine weibliche Stimme, die Clara unschwer als die der Greetje Skipper erkannte.

«Die Debatte ist öffentlich, um den interessierten Bürgern und Bürgerinnen Gelegenheit zu geben, sich *sachgerecht* zur Sache zu äußern», sagte der Bürgermeister und sah ernst in Greetjes Richtung, «nicht um spitze Bemerkungen zu machen, die hier nicht von Bedeutung sind.»

Olsen räusperte sich und bat um das Wort. «Ich stehe wohl nicht in dem Ruf, ein Neuerer um jeden Preis zu sein», begann er, «und das ist vielleicht der Grund dafür, dass ich einige Neuerungen der letzten Jahre kaum oder gar nicht verfolgt habe. Das aber ist keinem Berufsstand auf Dauer zuträglich.» Er sah zu einigen wohl situierten Kaufleuten und Handwerkern hinüber, die zustimmend nickten. «Und so musste ich erleben», fuhr er fort, «wie mich diese junge Hebamme mit Wahrheiten und Tatsachen konfrontierte, die ich beinahe nur deshalb abgelehnt hätte, weil sie nicht aus meinem berufenen Munde kamen.»

Hier und da ertönte Gelächter, aber Olsen blieb ernst. Er sprach von ärztlichen Vorrechten in der Geburtshilfe, die kaum ein Arzt wahrnahm, sodass Dinge entweder ungetan blieben oder Hebammen gezwungen wurden, Unerlaubtes zu tun.

«Ich will Ihnen ein Beispiel nennen», sagte er. Und dann berichtete er von der Entbindung Lydia Meyers, von dem schmalen Grat zwischen Leben und Tod, auf dem sich nicht nur das Leben des Kindes, sondern auch das der Mutter bewegt hatte. «Wir Glückstädter», schloss er, «sind in der glücklichen Lage, eine Hebamme in unserer Mitte zu haben, die diese äußerst diffizile Situation mit Geschick und Erfahrung im Rahmen der erlaubten Mittel gemeistert hat. Lydia Meyer und ihrem Kind – es ist übrigens ein Mädchen und trägt zu Recht den Namen seiner Retterin – wäre aber viel Leid erspart geblieben, hätte sich Clara Cordes eines Hilfsmittels bedient, über das sie durchaus verfügt, dessen Handhabung ihr aber von Gesetzes wegen verboten ist und auf das sie deshalb verzichtet hat.»

Wieder ging ein Raunen durch die Menge, und alle Köpfe wandten sich Clara zu.

«Clara Cordes hat mir nach der Entbindung von alledem erzählt und mich gefragt, ob ich bereit sei, in ähnlichen Fällen Eingriffe mit dem Instrument vorzunehmen, das hier genauso hilfreich sein könnte, wie es schon seit vielen Jahren in London ist. Ich bin ihr die Antwort schuldig geblieben und möchte sie ihr jetzt geben: Nein. Nein, nein und nochmals nein! *Ich* wäre nicht dazu bereit gewesen, die Zange zu benutzen.»

Im ganzen Haus war es so still, als sei es menschenleer. Es war ein schockiertes, ein fast atemloses, erwartungsvolles Schweigen.

«Es käme einem Verbrechen gleich, wollte ich, der ich keinerlei Erfahrung in der Geburtshilfe habe, mich ausgerechnet in schwierige Geburtsverläufe einschalten.» Olsen drehte sich etwas, bis er Clara zugewandt war, und sprach sie direkt an. «Wenn eine Person hier in Glückstadt dieses Instrument führen kann, dann Sie. Im Gegenteil: Ich bitte Sie sogar ausdrücklich darum.» Dann wandte er sich dem Magistrat zu. «Um Ihnen die Entscheidung zu erleichtern, nehmen Sie bitte diesen Brief zur Kenntnis, den mir ein Londoner Kollege heute zukommen ließ.» Er holte einen Bogen Papier aus der Rocktasche, ging auf den Tisch des Bürgermeisters zu und legte ihm den Brief vor.

Allgemeines Gemurmel begleitete seinen Gang.

«Ich ersuche Sie hiermit in aller Form, den Berufsstatus dieser überaus befähigten Hebamme zu legalisieren und ihr zu erlauben, sich auf Dauer hier in Glückstadt niederzulassen», sagte Olsen. «Und darüber hinaus bitte ich Sie, die gesetzliche Grundlage dafür zu schaffen, dass sie im Rahmen ihrer unmittelbaren Berufsausübung keinen Restriktionen hinsichtlich geburtshilflicher Instrumente unterworfen wird.

Alles andere wäre ein Rückschritt, den zumindest ich nicht verantworten könnte. Geben Sie ihr die Lizenz! Es ist meine tiefste Überzeugung, dass es zum Wohle der Stadt wäre.»

Von der Eingangstür her hörte man jemanden klatschen, und das Klatschen kam näher, bis der König in die Amtsstube trat.

«Wohl gesprochen, Olsen. Hier, ein Traktat über den Wandel der professionellen Geburtshilfe, verfasst von meinen Kopenhagener Ärzten.» Auch er zog einige Papiere aus dem Rock und überreichte sie dem Bürgermeister. «Freilich kennen sie unsere Frau Cordes nicht, aber sonst sind es gute Leute.»

Gelächter quittierte diese Bemerkung, aber es wurde gleich wieder ruhig, als der König weitersprach. «Sie wollten eigentlich schon hier sein, werden nun aber erst in den nächsten Tagen eintreffen und die anstehenden Erörterungen bereichern. In ihren Schreiben nennen sie vier Merkmale einer guten Hebamme: eine gründliche Ausbildung, andauernde und möglichst ununterbrochene Berufserfahrung, gründliche Kenntnisse über Heilkräuter und ihre Anwendung sowie fortgesetzte Beschäftigung mit dem Stand der Wissenschaft.» Er war vor der Stuhlreihe der Magistratsmitglieder auf und ab gegangen. Jetzt blieb er vor ihnen stehen. «Der alte Magistrat wusste derlei Fragen gewissenhaft zu beurteilen, und ich habe keinerlei Veranlassung, Ihnen nicht die gleichen Fähigkeiten zuzutrauen. Guten Tag.» Er tippte mit der rechten Hand an seinen Federhut und bahnte sich einen Weg zurück durch die Menge.

Verhaltener Applaus und zustimmendes Geflüster begleiteten seinen Abschied.

Der Bürgermeister blickte in die Menge und fragte, ob sich noch jemand zur Sache äußern wolle.

«Sie hat keine Kinder», rief Gesine Pröll und fügte launig

hinzu: «Möchte man in ihrem Fall ja auch nicht direkt drum bitten, als Ledige! Und trotzdem: Was soll man von einer Hebamme halten, die selbst noch nie geboren hat?»

«Genau!», rief jemand.

Der Bürgermeister fragte Clara, ob sie sich dazu äußern wolle.

Clara stand auf und sagte: «Ich habe mich dazu bereits hier und da geäußert, aber ich tue es gern noch einmal.» Und dann sagte sie, was sie dazu zu sagen hatte.

«Eine erfahrene Hebamme ohne Kinder ist mir persönlich lieber als eine unerfahrene mit zehn Kindern», sagte Cornelia Thode leise, aber vernehmlich. Clara hatte sie beim Treffen der Handwerkerfrauen so beeindruckt, dass sie nun etwas zu ihrer Verteidigung sagen wollte. Und sie schien damit genau das zu treffen, was die meisten Anwesenden dachten: Von allen Seiten hörte man verhaltene Zustimmung.

Der Bürgermeister merkte an, dass über Claras Status als Ledige noch in nicht öffentlicher Runde beraten werden müsse.

«Sie hätte bei Mette die Ruhe bewahren müssen», rief Greetje Skipper, nach deren Dafürhalten die ganze Debatte in eine völlig falsche Richtung lief. Womit sie nicht gerechnet hatte, war, dass nun von mehreren Seiten her Bemerkungen kamen wie «Das musst gerade du sagen!» und «Wann hast du denn je die Ruhe bewahrt?»

Bevor die Sitzung in Tumult ausartete, griff der Bürgermeister ein und fragte, ob jemand noch etwas Ernsthaftes sagen wolle.

«Ja», sagte Clara. «Ich. Greetje hat Recht. Ich hätte bei Mette die Ruhe bewahren müssen.»

Alle sahen sie verblüfft an.

«Das hätte auch nichts geändert», unterbrach Claas Nickels die Stille. Dann wurde es wieder ruhig. Auf den Gesichtern der Anwesenden zeichnete sich nach und nach etwas ab, was so viel bedeutete wie: Respekt, Claas Nickels, Clara Cordes, Respekt vor euer beider Großmut!

Kurz darauf stellte der Bürgermeister fest, dass niemand mehr etwas zur Sache sagen wollte, und schloss den öffentlichen Teil der Sitzung mit der Bemerkung, der Rat habe nun genug Lesestoff, um sich ein Bild über den nicht eben einfachen Casus zu machen, und werde in Bälde seine Entscheidung kundtun.

Vereinzelte Proteste und allgemeine Enttäuschung wurden laut. Man sollte nach Hause gehen, ohne eine ehrenvolle Inthronisierung der Hebamme zu erleben? Denn niemand zweifelte mehr daran, dass Clara ihr Niederlassungsrecht bekommen würde. Aber alles Murren half nichts. Binnen kürzestem sorgte der Bürgermeister für die Räumung des Hauses, und da trotz des schönen Sommerwetters nicht das kleinste Fenster auch nur einen Spaltbreit geöffnet war, erfuhr man draußen fürs Erste nicht, wie die Ratsentscheidung drinnen ausfiel.

Die Leute wollten allerdings noch nicht nach Hause gehen. Sie standen in Grüppchen zusammen und sprachen über das soeben Gehörte. Hier und da äußerten sich einige verwundert darüber, dass Clara, die Betroffene, so wenig gesagt hatte. Clara selbst ging es nicht anders. Auch sie hatte sich die Debatte ganz anders vorgestellt. Aber was sollte sie sich beklagen? Lene und Willem nahmen sie in ihre Mitte und führten sie zum Wirtshaus. Mit einem üppigen Mahl und Dünnbier mussten sie ihren Sieg feiern. Clara schwirrte der Kopf: Sollte sie sich jetzt schon freuen? Was hätte Henriette in diesem Moment gesagt? «Gut gemacht, mein Deern!» Ja, genau das. Im Grunde hätte sie damit sogar Recht gehabt. Clara freute sich plötzlich unbändig. Ohne Lene und Willem hätte sie das nie geschafft. Sie stand kurz auf und drückte Lene und Willem einen Kuss auf die Wange. Dann setzte sie sich wieder, lachte über die Verdutztheit der beiden und hob ihren Becher: «Auf Glückstadt, und auf die Kinder dieser Stadt!»

Nach und nach füllte sich die Schänke, und kaum jemand versäumte es, an Claras Tisch zu kommen und ihr in mehr oder weniger wohlgesetzten Worten mitzuteilen, dass man allenthalben derselben Meinung sei wie Olsen und der König.

Als selbst der Medicus, sonst kein Wirtshausbesucher, hereinkam, bat Clara ihn, an ihrem Tisch Platz zu nehmen.

«Ich weiß gar nicht, wie ich Ihnen danken soll», sagte sie verlegen.

«Da geht es Ihnen wie mir», erwiderte Olsen und verbeugte sich leicht. «Der König ist ein kluger Mann. Er weiß schon, warum er diesen Ort Glückstadt genannt hat.»

Ehe Clara etwas darauf erwidern konnte, rief ein Lautenspieler, der, sein Instrument schwenkend, zur Tür hereinkam: «Hier gibt es etwas zu feiern, hört man. Ist es erlaubt aufzuspielen?»

Was weiter geschah

Die Untersuchung zur geplanten Plünderung des Arsenals verlief im Sande. Aus Thelonius war nicht mehr herauszubekommen als bei den ersten Verhören. Peltzer und Assmann wussten auch nichts. Die Unterschrift des Zeugoffiziers unter Assmanns Kündigung erwies sich als gefälscht. Vom Überbringer der Kündigung konnte Assmann zwar eine recht genaue Beschreibung geben, aber der Mann war unbekannt und wurde nie wieder gesehen.

Der Verdacht, ein Glückstädter Bürger sei in den Komplott verwickelt, ließ sich trotz intensiver Untersuchung nicht erhärten. Eine Zeit lang drohte das Klima in der Stadt von Misstrauen und gegenseitigen Verdächtigungen beeinträchtigt zu werden. Aber als monatelang nichts Irreguläres geschah, trat bald wieder Ruhe ein. Es musste wirklich Roselius gewesen sein, der hinter der Sache steckte, mit Thelonius als einzigem Komplizen – abgesehen von eben jenem ominösen Überbringer der Assmann'schen Kündigung. Roselius aber blieb verschwunden.

Weil man den Fall nicht abschließen wollte, ehe Thelonius Licht in die Sache brachte, verwahrte man Thelonius im Stockhaus in der Danneddelstraße, das eigentlich Militärarrestanten vorbehalten war. Manchmal wurde er an Hand- und Fußgelenken «krumm geschlossen», aber auch das förderte keine neuen Erkenntnisse zutage.

Die Frage, warum Roselius aus der Stadt verschwunden war, bevor Peltzers Vergiftung entdeckt und Thelonius verhaftet worden war, blieb bei alledem das größte Mysterium. Man neigte zu der Ansicht, er müsse wohl Wind davon bekommen haben, dass sich etwas gegen ihn zusammenbraute. Clara und Lene glaubten, dass er sich aus einem anderen Grund aus dem Staub gemacht habe. Aber das behielten sie für sich.

Je mehr Erleichterung Roselius' fortgesetzte Abwesenheit in der Stadt auslöste, umso schwerer tat sich Clara mit der Ungewissheit, ob er ihr Vater war. Erst Wochen nach der Magistratsdebatte bekam sie einen Brief aus London. Die neuen Wirtsleute des George Inn hatten ihre Bitte um Auskünfte über die Umstände ihrer Geburt an ihre Vorgänger weitergeleitet. Die ehemalige Wirtsfrau schrieb, sie sei erleichtert, kurz vor ihrem gewiss baldigen Lebensende noch einmal von dem Kind aus jener Gewitternacht zu hören. Sie habe sich all die Jahre gefragt, ob sie damals wohl richtig gehandelt habe. Nur leider könne sie nicht viel zu Claras Fragen sagen. Ihre Mutter sei namenlos außerhalb der Friedhofsmauern nahe der Holborner Kirche begraben worden, sie wisse nicht genau, wo. Auch über ihren Vater wisse sie nichts. Sie sei sich nicht einmal sicher, ob der Mann, der während ihrer Geburt auf Nimmerwiedersehen aus dem Wirtshaus floh, ihr Vater war. Allerdings fügte sie eine genaue Personenbeschreibung des «Baron von Stetten» hinzu, die durchaus auf Roselius passte. Aber das musste nichts bedeuten. Lene sagte dazu sehr treffend, wenn sie Beschreibungen von allen Gästen der Schänke liefern sollte, würde mindestens die Hälfte davon gleich klingen. Danach blieb für Clara die Vorstellung, die Tochter eines Schurken zu sein, ein Quell immer wiederkehrender Selbstzweifel. Im

Frühjahr 1633 machte sie sich nach London auf, um das Grab ihrer Mutter zu suchen. Im Gepäck hatte sie eine lange Liste mit Fragen und Bestellungen für den Holborner Kräutergarten, die sie zusammen mit Olsen erstellt hatte. Dabei ging es um neue Pflanzenlieferungen und Rezepturen, sowohl zum praktischen Gebrauch als auch für die Darstellung in den Koch'schen Publikationen, die mittlerweile in loser Folge erschienen und reges Interesse und Verbreitung fanden, auch über Glückstadt hinaus, und bald schon von den Groots in Hamburg gelesen werden konnten.

Claras Verbleib in der Stadt wurde bald durch die Schaffung einer Sonderregelung legalisiert. Darin war von den besonderen Berufsanforderungen einer Hebamme die Rede, die oftmals Ehelosigkeit zur Folge hätten und insofern eine Ausnahme nicht nur erlaubten, sondern geradezu erforderlich machten. Von der Pflicht zur Einquartierung von Soldaten wurde Clara entbunden. Aber ihr den Hauserwerb zu gestatten und sie ins Bürgerbuch einzuschreiben – so weit wollte man nicht gehen. Man zahlte ihr die Hälfte der Kaufsumme für das Haus zurück, verlieh ihr, obwohl sie ledig war, Wohnrecht und eine Hebammenlizenz und bat sie, nicht viel Aufhebens von ihrem Sonderstatus zu machen.

Als Johanna Groot Anfang Dezember nach Glückstadt kam, um Clara zu besuchen, war sie so beeindruckt von dem selbständigen Leben der Freundin und dem Respekt, den diese inzwischen genoss, dass sie sich ernsthaft überlegte, ob auch sie nach Glückstadt ziehen und eine Apotheke eröffnen sollte.

Clara und Willem blieben einander sehr zugetan und überraschten sich gegenseitig immer wieder mit neuen Ideen und lieben Gesten, dachten aber zunächst einmal nicht ans Heiraten. Willem blieb mit Leib und Seele Erfinder, genauso wie Clara mit Leib und Seele Hebamme war.

Nachwort

Im Jahr 1616 beschloss der dänische König Christian IV., den südlichsten Punkt seines Reiches, wo der Rhin in die Elbe mündet, mit einer Stadt zu befestigen. Dort gab es keine störende Vorbebauung, der Ort war hafentauglich und zur Kontrolle des Schiffsverkehrs von und nach Hamburg geeignet. Er hatte die Absicht, Hamburg als bedeutendster Hafenstadt der Region den Rang abzulaufen. Gleichzeitig ermöglichte der Standort einen Zugriff auf die linkselbischen Gebiete, an denen der König interessiert war. Namhafte Städtebauer wurden mit der Planung beauftragt, und so entstand mit Glückstadt das Ideal einer befestigten Renaissancestadt, zuerst auf Papier, dann per Abstich im Gelände und ab 1619 mit dem Hafenausbau und der beginnenden Bautätigkeit. Die Kühnheit bestand darin, diese Stadt zunächst nach allen Regeln der damaligen Kunst zu erbauen und sie dann auf so hohem Niveau zu besiedeln, dass militärischer, wirtschaftlicher und politischer Erfolg garantiert und gleichzeitig die ästhetischen Ansprüche des überaus kunstsinnigen Monarchen gewahrt waren.

Der Erfolg stellte sich schnell ein. 1644 wohnten bereits eintausend Familien in Glückstadt, das dann für einige Jahre Hamburg tatsächlich Konkurrenz machte. Schon um diese Zeit rächte sich jedoch, dass man bei der Bebauung den Marschboden nicht gründlich genug gerammt und die Gebäudefundamente nicht unterpfählt hatte. So begann die ganze Pracht bald zu bröckeln, und die Neubebauung fiel oftmals weniger repräsentativ und kunstvoll aus als das Original. Überdies verhinderte eine der Rhinmündung vorgelagerte Sandbank größeren Schiffsverkehr und die Inbetriebnahme eines großen Hafens. Sturmfluten mit teils verheerenden Schäden taten ein Übriges. So blieb die Stadt nach einer kurzen Blüte weit bedeutungsloser, als Christian IV. sie konzipiert und bis zu seinem Tode im Jahre 1648 erlebt hatte.

Wie sich das Leben in den Gründungsjahren dieser auf so ungewöhnliche Weise entstandenen Stadt abspielte, habe ich in diesem Roman nachzuzeichnen versucht, indem ich eine fiktive Geschichte in eine historisch reale Kulisse gesetzt habe, in der nicht nur die städtebaulichen Besonderheiten den Handlungsrahmen bilden, sondern auch die Anwerbung der zumeist hoch qualifizierten und gebildeten Stadtbevölkerung, die Rechte und Privilegien der Neubürger, das Neben- und Miteinander von Menschen verschiedener Nationalität und Konfession, das Procedere des Hauserwerbs sowie die Aufgaben von Bürgermeister, Magistrat und Stadtgericht. Besonders zu erwähnen sind auch die häufige – und dann sehr präsente – Anwesenheit des Königs und das kluge Agieren des Stadtgouverneurs Christian von Pentz sowie die Auswirkungen des damals noch andauernden Dreißigjährigen Krieges.

Die Idee Christians IV., eine in jeder Hinsicht perfekte Stadt auf der Höhe der Zeit aus dem Boden zu stampfen, findet nach meinem Dafürhalten eine interessante Parallele in der Umbruchsituation der Wissenschaften zu jener Zeit. Eine Fülle von Entdeckungen und Erkenntnissen sowie der technische Fortschritt hatten einen Punkt erreicht, der ein neues Denken, eine neue Weltsicht erforderte. An der Nahtstelle zwischen Wissenschaft und Mensch – in der Medizin also – löste diese Entwicklung geradezu turbulente Veränderungen aus, indem sich das Verständnis vom menschlichen Körper, von Krankheit und Gesundheit grundlegend änderten – und damit auch Behandlungsmethoden und medizinische Berufsbilder. Die klare Trennung der Zuständigkeitsbereiche von Praktikern wie Badern, Chirurgen und Hebammen auf der einen und akademischen Ärzten auf der anderen Seite konnte nicht länger aufrechterhalten werden. Es begann ein Prozess der Verwissenschaftlichung von medizinischen Berufen und eine zunehmende Praxisorientierung von Ärzten. Für die Hebammen bedeutete das eine Herabstufung ihres gerade erst mit einer dreijährigen Lehrzeit aufgewerteten Berufes. Nach und nach wurden ihre Kompetenzen beschnitten, bis sie sich für lange Zeit auf reine Handlangertätigkeiten beschränken mussten, um sich erst im 20. Jahrhundert wieder zu rehabilitieren.

Dieser Roman ist in der Periode angesiedelt, als die Hebammerei gerade erst und gerade noch ein anerkannter, qualifizierter Frauenberuf war: Im Spannungsfeld der Umbruchsituation und der besonderen Möglichkeiten des im Jahre 1632 so fortschrittsfreundlichen Glückstadt entspinnt sich eine Auseinandersetzung zwischen Ärzten und Hebammen, in der eine Hebamme so viel Kompetenz zugesprochen bekommt, wie ihr gebührt – ein Verlauf, der für diesen spezifischen Ort zu dieser spezifischen Zeit durchaus denkbar ist.

Danksagung

Die Recherche zur Stadtgeschichte Glückstadts wurde mir sehr erleichtert, als mir das Archiv des Glückstädter Detlefsen-Museums zugänglich gemacht wurde. Dafür danke ich der Museumsleiterin Tatjana Ceynowa und ihrer Mitarbeiterin Karin Kleinert sowie auch den früheren Museumsleitern Ruth und Hans-Reimer Möller für schier unerschöpfliche Zusatzinformationen. Ich hoffe, ihnen allen hinreichend klar gemacht zu haben, dass es mir nicht darum ging, ein reales historisches Geschehen nachzuzeichnen, sondern eine fiktive Romanhandlung in die Kulisse der noch im Entstehen befindlichen Stadt zu setzen.

Die pharmazeutisch-medizinische Recherche wurde mir durch die Hilfsbereitschaft von Renate Neuss und ihren Kolleginnen bei der Pharmazeutischen Zeitung erleichtert. Vielen Dank also auch nach Eschborn. Für Literaturhinweise zur Geschichte der Geburtshilfe danke ich Frau Thomas vom Deutschen Hebammenverband in Karlsruhe.

Für Hamburgensien danke ich Klaus Lorentzen-Schmidt vom Hamburger Staatsarchiv.

Die Illustrationen entstammen dem Glückstadt-Führer von Hans-Reimer Möller. Vielen Dank dem Verlag J. J. Augustin und dem Detlefsen-Museum für reprofähige Vorlagen und die freundliche Genehmigung zum Nachdruck.

Im geneigten privaten Umfeld danke ich dem Ideenschmiedekombinat Fritz (Fährklinikum Wischhafen-Glückstadt), Wulf (C IV-Kompendium), Tom (Roselius, Henriette), Marion (Kräuter) und Hanne (Hebammerei). Und am Ende dann auch noch Kalle und Jakob.

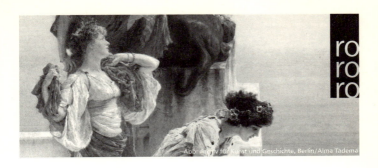

Historische Unterhaltung bei rororo:
Große Liebe, unvergleichliche Schicksale, fremde Welten

Charlotte Link
Wenn die Liebe nicht endet
Roman 3-499-23232-4
Bayern im Dreißigjährigen Krieg: Charlotte Links großer Roman einer Frau, die ihr Schicksal selbst in die Hand nimmt.

Charlotte Link
Cromwells Traum oder
Die schöne Helena
Roman 3-499-23015-1

Magdalena Lasala
Die Schmetterlinge von Córdoba
Roman 3-499-23257-X
Ein Schmöker inmitten der orientalischen Atmosphäre aus 1001 Nacht.

Fidelis Morgan
Die Alchemie der Wünsche
Roman 3-499-23337-1
Liebe, Verbrechen und die geheime Kunst der Magier im England des 17. Jahrhunderts.

Daniel Picouly
Der Leopardenjunge
Roman 3-499-23262-6
Das große Geheimnis der Marie Antoinette. Ein historischer Thriller voller Charme und Esprit.

Edith Beleites
Die Hebamme von Glückstadt
Roman
Das Schickal einer jungen Hebamme im Kampf gegen Angst und Vorurteile.

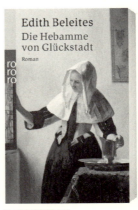

3-499-22674-X

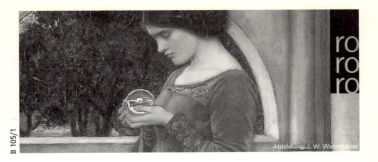

Historische Romane bei rororo

Zauber und Spannung vergangener Zeiten

Catherine Jinks
Der Tod des Inquisitors
3-499-23655-9
Südfrankreich im 14. Jahrhundert: Die Mühlen der Inquisition mahlen ohne Pause. In der Stadt Lazet ist Bruder Bernard Inquisitor, doch statt Fanatismus bestimmt Verständnis sein Handeln. Folter ist ihm zuwider, lieber wendet er in seinen Verhören Taktik und Raffinesse an. Doch dann wird sein Vorgesetzter grausam ermordet, und Bernard gerät selbst ins Visier der Inquisition ...

Franka Vilette
Die Frau des Wikingers
3-499-23708-3

Elke Loewe
Der Salzhändler
3-499-23683-4

Astrid Fritz
Die Hexe von Freiburg
3-499-23517-X

Elke Loewe
Simon, der Ziegler
3-499-23516-1

Ruth Berger
Die Druckerin
Liebe, Mord und Kabbala ...

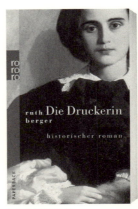

3-499-23303-7

Weitere Informationen in der Rowohlt Revue oder unter www.rororo.de